AF403618

GUIDE PRATIQUE

DES GOUTTEUX

ET

DES RHUMATISANTS

PAR LE DOCTEUR

J. H. RÉVEILLÉ-PARISE

MEMBRE DE L'ACADÉMIE DE MÉDECINE

ÉDITION ENTIÈREMENT REFONDUE

et mise au niveau des découvertes et des méthodes nouvelles concernant la nature
et le traitement de ces deux affections.

PAR

Le docteur ED. CARRIÈRE

Lauréat de l'Institut (Académie des sciences)

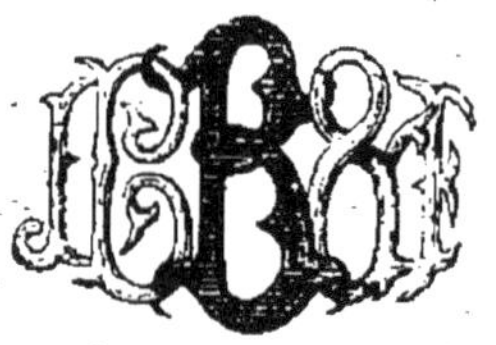

PARIS

LIBRAIRIE J.-B. BAILLIÈRE ET FILS

Rue Hautefeuille, 19, près du boulevard Saint-Germain

1878

GUIDE PRATIQUE

DES GOUTTEUX

ET

DES RHUMATISANTS

OUVRAGES DE RÉVEILLÉ-PARISE

CHEZ LES MÊMES LIBRAIRES.

Physiologie et hygiène des hommes livrés aux travaux de l'esprit. 3e édition, 2 vol. in-8.

> En préparation, une édition nouvelle. 1 vol. in-18º.

Études de l'homme dans l'état de santé et dans l'état de maladie. 2 vol. in-8º.

Traité de la vieillesse, hygiénique, médical et philosophique, ou Recherches sur l'état physiologique, les facultés morales, les maladies de l'âge avancé, et sur les moyens les plus sûrs, les mieux expérimentés de soutenir et de prolonger l'activité vitale à cette époque de l'existence. Paris, 1853, in-8º.

TRAVAUX DE M. ED. CARRIÈRE

Le climat de l'Italie et des stations du midi de l'Europe, sous le rapport hygiénique et médical. 2e édition augmentée, 1876. In-8º x-640 pages.

> Ouvrage couronné par l'Institut de France.

Du traitement rationnel de la congestion et de l'apoplexie par les alcalins et en particulier par le bicarbonate de soude. 1854, in-8º.

Les Hivers de Venise (*Union médicale*, 1858, t. X).

Recherches expérimentales sur l'atmosphère maritime (*Union médicale*, 1858, t. XII).

Les cures de petit lait et de raisins en Allemagne et en Suisse, dans le traitement des maladies chroniques et en particulier dans les névroses, les troubles fonctionnels des organes digestifs, les pléthores, etc. 1860, in-8º, viii-240 pages.

De l'intermittence dans la grippe et du traitement rationnel de cette affection épidémique (*Union médicale*, nouvelle série, 1864, t. XXI).

Fondements et organisation de climatologie médicale. 1869, in-8º.

Le climat de Pau sous le rapport hygiénique et médical. 1870, in-18.

GUIDE PRATIQUE

DES GOUTTEUX

ET

DES RHUMATISANTS

PAR LE DOCTEUR

H. RÉVEILLÉ-PARISE

MEMBRE DE L'ACADÉMIE DE MÉDECINE

ÉDITION ENTIÈREMENT REFONDUE

et mise au niveau des découvertes et des méthodes nouvelles concernant la nature
et le traitement de ces deux affections

PAR

Le Docteur ED. CARRIÈRE

Lauréat de l'Institut (Académie des sciences)

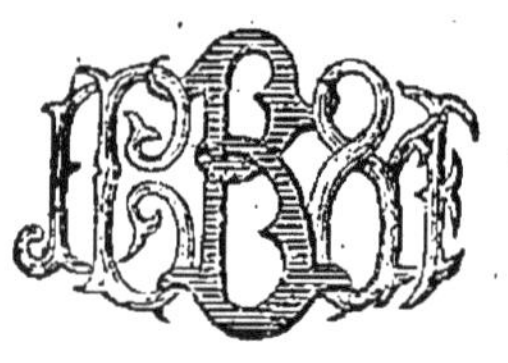

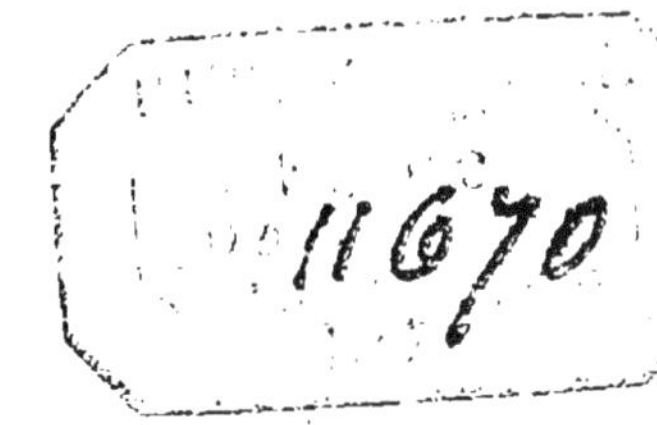

PARIS

LIBRAIRIE J.-B. BAILLIÈRE ET FILS

Rue Hautefeuille, 19, près du boulevard Saint-Germain

1878

AVANT-PROPOS

L'ouvrage que nous présentons au public, a eu son temps de succès et il en a été donné plusieurs éditions du vivant de l'auteur. Le *Guide des goutteux et des rhumatisants* a droit à une longue survivance. Il n'est pas de ceux qui, le moment de vogue passé, méritent d'être ensevelis dans l'oubli. Écrit en effet de manière à en faire aimer la lecture, il se distingue par le bon sens médical et les sages conseils qui en forment toute la substance et qui le rendent profitable aux malades comme aux médecins. Réveillé-Parise était un écrivain qui occupait les premiers rangs à une époque où les bons écrivains n'étaient pas rares. Ses écrits se faisaient remarquer par un jugement droit, un amour sincère de la vérité, une bonhomie un peu gauloise relevée par un esprit du meilleur aloi.

Ces qualités auraient suffi pour me faire contribuer par ma collaboration à la nouvelle publication de ce livre, si des souvenirs d'amitié et le désir de rendre hommage à la mémoire de Réveillé-Parise ne m'y eussent porté. Je place au-dessus de ces sentiments le désir d'être utile à la classe nombreuse des goutteux et des rhumatisants qui veulent être éclairés sur leur état pour apprendre à le rendre plus tolérable et à servir d'auxiliaire au médecin dans le but qu'ils poursuivent de concert. J'avais pour cela le devoir de m'inspirer des travaux les meilleurs qui ont été faits sur la goutte et le rhumatisme, de manière à placer le *Guide des goutteux et des rhumatisants* au niveau des connaissances acquises depuis sa première apparition. Je crois n'y avoir pas manqué, et j'ai l'espérance que les lecteurs me rendront cette justice.

Au nombre de ces connaissances acquises depuis la publication de l'œuvre de Réveillé-Parise, il faut comprendre la climatologie. Le parti qu'il était permis d'en tirer, dans son application au traitement de la goutte et du rhumatisme, ne pouvait naturellement être mentionné dans un livre écrit lorsque la climatologie médicale n'occupait pas encore les esprits.

Une telle lacune ne pouvait rester ouverte dans une nouvelle édition. J'ai fait mes efforts pour la combler à l'aide des enseignements et des ressources dont nous a dotés cette science. L'influence des climats dans les maladies n'est pas seulement un moyen hygiénique de premier ordre, c'est aussi un moyen thérapeutique et souvent un moyen assez actif, assez énergique pour se passer d'auxiliaires et se suffire pleinement à lui-même. J'ai voulu montrer dans quelle mesure les climats pouvaient exercer leur influence sur la goutte et le rhumatisme et signaler les effets salutaires qu'il était permis d'en espérer. J'espère avoir atteint mon but.

J'avais aussi à insister sur les différences qui séparent les diverses sortes de rhumatisme, afin d'assigner à chacune le traitement qui lui convient. Le traitement du rhumatisme noueux et les conditions dans lesquelles il se développe ont été l'objet de mon attention. Cette édition est survenue au moment de la brusque entrée du salicylate de soude dans la thérapeutique anti-goutteuse et anti-rhumatismale. J'en ai traité avec prudence et précaution, en attendant l'épreuve de l'expérience qui se poursuit largement en France. J'ai cru que cet état d'attente convenait mieux qu'un enthousiasme irréfléchi. Il était bon de se souvenir, à propos du médicament nouvellement intronisé, de cette phrase de Portal (1) qui convient aussi à notre temps :

« Aujourd'hui on ne parle plus que de remèdes nouveaux et on laisse tomber dans l'oubli plusieurs de ceux qui sont éprouvés par les plus grands médecins, souvent parce qu'on ne sait pas les employer comme eux. »

ED. CARRIÈRE.

Novembre 1877.

(1) Portal, *Mémoires sur les maladies héréditaires.*

GUIDE PRATIQUE
DES GOUTTEUX

ET

DES RHUMATISANTS

PREMIÈRE PARTIE

LA GOUTTE

CHAPITRE PREMIER

CONSIDÉRATIONS GÉNÉRALES SUR LES CAUSES ET LA NATURE
DE LA GOUTTE.

De l'origine du mot *goutte* et des hypothèses dont cette affection a été
l'objet. — Objections à l'opinion communément reçue sur la cause
de la goutte. — Du tempérament et des habitudes qui préparent à
la goutte. — Du rôle de l'acide urique dans la goutte. — Méthode
facile d'analyse pour constater la présence de l'acide urique dans
le sang des goutteux. — Curabilité des goutteux.

*De l'origine du mot goutte et des hypothèses dont
cette affection a été l'objet.* — « La *goutte*, mot admirable, dit Trousseau (1), parce que, quel que soit le
sens que lui aient primitivement attribué ceux qui
l'ont inventé, il n'en a plus d'autre aujourd'hui que
celui de la chose à laquelle on l'applique. » Qui ne
se rend un compte fidèle en entendant prononcer le.

(1) Trousseau, *Clinique médicale de l'Hôtel-Dieu*, 5e édit., 1877.

nom de goutte, des manifestations pathologiques qui la dénoncent à tous les yeux ? Dans l'antiquité grecque, le mot d'*arthritis* était employé pour désigner toutes les maladies articulaires, de telle sorte que ce qui plus tard fut dénommé la goutte, était confondu avec ce qui lui ressemblait peu et même ne lui ressemblait pas. Plus tard, cette dénomination trop générale fut subdivisée et les mots de *podagre*, de *chiragre*, etc., exprimèrent les siéges divers où se portait la maladie. Cette forme de l'arthritis, qui se manifeste par les difformités des pieds et des mains et qui était si commune dans la société romaine (Auguste était chiragre au point de ne pouvoir écrire qu'en armant sa main d'un doigt de métal), cette forme de l'arthritis ne prit le nom de goutte que vers le XIIIe siècle. Ce fut un certain Radulfe qui le lui donna. Ce mot goutte porte la marque du temps. On vivait alors en pleine doctrine de l'humorisme. Il était admis que la goutte était un fruit de l'âcreté des humeurs, et que cette humeur spéciale productrice de la maladie filtrait goutte à goutte à travers la trame des tissus pour aller se déposer finalement en des lieux d'élection qui étaient les articulations des phalanges. L'humorisme était pris sur le fait : on le voyait se traduire matériellement, sous la forme la plus grossière, dans ces concrétions tophacées d'où sortait une matière terreuse, comme on disait autrefois, dont la composition et même le rôle sont aujourd'hui connus.

Cependant, comme la vérité n'est pas absolue en médecine, la postérité médicale ne resta pas soumise aux interprétations des humoristes et la goutte devint pour les chercheurs, un sujet fécond d'hypothèses.

Il n'y a pas de question médicale, en effet, sur laquelle on ait essayé plus d'explications et fait plus de théories. Il serait trop long et trop fastidieux de donner même un court aperçu de ces hypothèses dont chacune aboutissait à une nouvelle méthode de traitement et le plus souvent, à ne servir que les intérêts du charlatanisme. Les médecins les plus sages de tous les temps ont évité de trop accorder aux théories et s'en sont tenus à la médecine des symptômes, médecine de surface qui court avec raison au plus pressé et qui de crainte de se tromper, laisse le plus à faire à la nature, méthode qui est souvent un bon calcul. L'opinion sur la cause la plus déterminante de la goutte, c'est celle qui la fait consister dans une nourriture trop succulente, surchargeant outre mesure les tissus, puisqu'elle leur fournit plus de substance qu'ils n'en ont besoin pour se réparer. On a dit en langage populaire que cette maladie provenait d'un excédant des recettes sur les dépenses. Il n'y aurait pas balance équitable dans les livres de comptes de l'économie. Loubet ne lui reconnaît pas d'autres causes. Selon lui, le chien n'est attaqué de la goutte que parce qu'il se nourrit uniquement de chair et qu'il ne transpire pas (1). Il

(1) Loubet, *Lettres sur la maladie de la goutte*, 1760.

ajoute enfin, sous forme de sentence, que le règne
animal est la source de cette maladie et le règne végétal le réparateur. Comme la goutte est réellement le
morbus dominorum, la maladie des seigneurs et des
maîtres, c'est-à-dire des riches; que dans le monde
romain de l'Empire c'était le patriciat qui en était
frappé, et de notre temps l'Angleterre en forme, en
quelque sorte, la terre classique, car la goutte s'y attaque presque sans partage à l'élite de la nation;
pour toutes ces raisons, il est admissible que le bien
vivre, le trop bien vivre dans les succulences de l'alimentation et les somptueuses commodités du confort,
doit avoir sa part dans le développement de la goutte.
C'est un vieux préjugé de la faire trop grande. « Il
consiste à admettre, dit le docteur Galtier-Boissière (1)
dans son excellente thèse sur ce sujet, que tous les
goutteux sans exception sont nécessairement ou des
goinfres, ou des gourmands, ou des ivrognes, ou des
débauchés ou bien de vrais fainéants. Cependant Aré-
tée de Cappadoce avait déjà reconnu que le repos du
corps, qu'entraînent de longs travaux d'esprit, pouvait occasionner cette affection chez les gens les plus
sobres et les plus laborieux. »

*Objections à l'opinion communément reçue sur la
production de la goutte.* — Réveillé-Parise, que nous
reproduisons en ce qui se trouve en accord avec ce

(1) Dr Galtier-Boissière, *De la goutte,* thèse pour le doctorat. Paris,
1859.

qui est admis désormais sur l'affection goutteuse, exprime ainsi les raisons pour lesquelles les habitudes précitées ne remplissent pas le rôle de cause essentielle :

Un des fondements de dogmatisme expérimental le plus positif, est qu'une même cause étant donnée, des effets identiques seront toujours produits; or c'est ce qui n'a pas lieu ici. On voit tous les jours des personnes qui font usage d'aliments hypernutritifs, dont l'embonpoint, le coloris vif de la peau, la force musculaire, annoncent un sang riche, éminemment plastique, une chilification active, substantielle, et qui pourtant sont exemptes de la goutte. Par contre, il se trouve des gens maigres, d'une chétive apparence, atteints de la maladie dont il s'agit, bien que ce soit beaucoup plus rare, ce qui doit être en effet.

Si un goutteux se maintient dans les bornes d'une stricte sobriété, mais se livre à d'autres excès, la goutte ne tarde pas à reparaître avec plus ou moins d'intensité. Van Swieten cite un mathématicien, goutteux par hérédité, vivant avec modération, et cependant qui accélérait ses accès comme à volonté; il lui suffisait de s'appliquer fortement à la solution d'un problème difficile. J'ai connu un homme de lettres dans le même cas; bien plus encore, s'il y joignait des excès vénériens. Beaucoup d'auteurs ont rapporté l'exemple du pape Grégoire le Grand, qui, bien constitué en apparence, d'une grande sobriété, mais livré à de laborieuses occupations mentales, eut la goutte pendant trente ans, et ne put écrire la plus grande partie de ses œuvres qu'avec deux doigts, les seuls que la *chiragre* eût laissés libres. J'ai connu moi-même, j'ai pu suivre pendant de longues années un goutteux chiragre et podagre tout à la fois, qui de sa vie n'avait fait aucun excès de régime et se distinguait, depuis son enfance, par la plus grande sobriété.

Si vous diminuez l'excès de la nourriture chez un goutteux plein de force, il est à peu près certain que les attaques seront moins vives et moins fréquentes ; mais la prédisposition constante, le fond de la maladie, pour ainsi dire, n'en existe pas moins.

Cette cause par excès de nutrition n'explique nullement pourquoi la goutte attaque de préférence les articulations, notamment les petites ; pourquoi sa première apparition a lieu dans le système fibreux, bien que les autres tissus n'en soient pas exempts. Sur cent cas de goutte, Scudamore l'a observée soixante-dix fois au gros orteil d'un seul pied, et huit fois aux orteils des deux pieds (1).

L'hérédité de la goutte ne peut enfin trouver sa raison dans cette hypothèse, il faut nécessairement qu'il y ait un principe transmis ; et ce principe, quand il existe, se manifeste toujours à une certaine époque

(1) Scudamore, *Traité sur la nature et le traitement de la goutte et du rhumatisme*, trad. de l'anglais.

de la vie, quelle que soit la sobriété du malade.

Il faut donc priver la goutte de cette spécificité d'origine qui lui avait été attribuée. Il faut le dire, malgré les apparences : non, la cause n'est pas dans cette hypernutrition, dans cet excès de vivre qui se fait remarquer chez le plus grand nombre des goutteux. Cependant, un tel mode d'existence paye une part largement contributive à l'ensemble des dispositions par lesquelles la goutte se prépare et se produit. Un fait qui ne fait l'objet d'aucun doute pour personne, c'est que l'état goutteux n'est pas seulement préparé par cette surabondance d'animalisation, entretenue par un régime trop nutritif, mais par une constitution puissante, par l'âge de la virilité et de la force, par une activité intellectuelle développée.

Du tempérament et des habitudes qui préparent à la goutte. — Une chose bien démontrée, c'est que la goutte épargne certaines constitutions, tandis qu'elle est inexorable pour d'autres. Une forte charpente, de gros os, une grosse tête, une large poitrine, une taille carrée, vigoureuse, le système sanguin-bilieux développé, un appareil digestif très-actif, une santé en général ferme et constante, prédisposent beaucoup à cette maladie. Mais si, à cette constitution se joignent, comme presque toujours, des penchants lascifs, une certaine odeur *hircine* dont parle Bordeu (1), il est bien rare qu'on échappe à cette mala-

(1) Bordeu, *Œuvres*. Paris, 1818.

die dans la force ou au déclin de l'âge et des passions. Tous les goutteux n'ont pas la constitution dont j'ai donné le type, mais ils en approchent plus ou moins. En second lieu, est-il une substance qui donne à l'économie plus de vigueur, plus d'énergie, plus d'action, plus de vie que la liqueur séminale? en est-il qui débilite davantage que cette liqueur imprudemment et forcément excrétée? Non, sans doute; aussi tous les observateurs, et à toutes les époques, ont-ils remarqué que ce n'est que lorsque le corps a acquis son complet développement, lorsqu'un besoin nouveau anime et aiguillonne l'économie, que la goutte se manifeste. Hippocrate a dit que les enfants étaient exempts de cette maladie (1), et l'expérience journalière confirme cette vérité dont on voit le point de départ. Bien plus, quand l'économie est affaiblie par l'âge, que l'aptitude à la génération est éteinte, la goutte n'a plus lieu. Aussi on a remarqué qu'après soixante ans, il est très-rare qu'on soit atteint d'une première attaque de goutte : c'est au moins là un privilége de la vieillesse. Scudamore, qui a très-bien étudié cette maladie (2), dit qu'il n'a vu qu'un seul exemple d'un premier accès de goutte avant vingt ans, et aucun après soixante-cinq ans. Ce médecin a dressé en outre une table qui

(1) Hippocrate, *Œuvres complètes*, traduction Littré. Paris, 1844, tome IV, p. 571, aphorisme 30.

(2) Scudamore, *Traité sur la nature et le traitement de la goutte et du rhumatisme*, trad. de l'anglais.

donne chez cent goutteux l'époque de la première attaque, d'où il résulte que le chiffre le plus élevé se trouve précisément à l'époque où l'économie a acquis son plus haut degré d'action. De plus, quel est le sexe le plus fréquemment affecté de la goutte? C'est assurément le nôtre : et ce que nous avons dit explique suffisamment cette triste préférence. Selon Hippocrate, une femme n'a pas la goutte avant que ses règles aient cessé (1). Il y a pourtant beaucoup d'exceptions; mais une chose certaine, c'est que les femmes atteintes de la goutte acquise, ont ordinairement quelque chose de viril dans la constitution. Plus d'une virago, à trogne masculine, est affectée de ce mal de notre sexe. Cela doit être, car les femmes ainsi constituées ont souvent des penchants et des habitudes très-propres à développer et aggraver cette maladie. A ce sujet, Sénèque s'élève contre les dames romaines, qui ont, dit-il, fait mentir Hippocrate par leur intempérance et leur déréglement (2). Quant aux eunuques, on sait que l'oracle de Cos les range, sous ce rapport, dans la catégorie des femmes et des enfants.

Un système nerveux trés-développé et éminemment actif, joue un rôle de premier ordre dans la production de la goutte. Je n'hésite donc pas à attribuer à cette condition organique, une valeur telle, qu'elle lui

(1) Hippocrate, *Œuvres*, trad. Littré. Paris, 1844, tome IV, page 571, aphorisme sect. VI, 2J
(2) Epist. 95.

donne, dans bien des cas, une prééminence sur les
autres. Ne voit-on pas, en effet, le peuple se livrer à
des excès de bonne chère et de boisson, ainsi qu'à
des excès vénériens; s'exposer à toutes les intempéries des saisons, et pourtant la goutte est très-rare
dans les classes inférieures. C'est que la condition
principale de cette maladie consiste dans un système
nerveux d'une grande énergie, dans une intelligence
active et exercée. Cette cause suffit dans certains cas,
car si elle manque, la maladie dont il s'agit peut ne
pas se manifester. La croupissante oisiveté de certains riches ne les condamne pas nécessairement à la
goutte, comme on le croit ordinairement; ils en sont
garantis par l'inertie et l'obésité morale. Il est d'ailleurs bien connu que la constitution des goutteux,
quoique en général bilioso-sanguine, s'accompagne
souvent de prédominance nerveuse. Ordinairement
très-irritables, très-impressionnables, ils ont presque
toujours un caractère vif, inégal, ce qui tient à leur
constitution originelle. Leurs passions acquièrent
promptement dans la force de l'âge un haut degré de
violence et d'impétuosité. Ils sont surtout impatients,
emportés, enclins à la colère, et cette disposition est
ensuite tellement augmentée par leurs souffrances
que, selon Sydenham, très-goutteux lui-même, chaque
paroxysme pourrait être aussi justement nommé un
accès de colère qu'un accès de goutte. Voilà pourquoi
les affections vives de l'âme, les contrariétés de la

vie, les travaux de l'esprit, l'étude opiniâtre, les méditations prolongées, l'application aux grandes affaires politiques et administratives, prédisposent à cette maladie et lui donnent beaucoup d'intensité. Le même Sydenham (1) rapporte que son travail immodéré pour la composition de l'ouvrage qu'il écrivit sur cette même maladie, lui occasionna l'accès de goutte le plus violent qu'il ait jamais eu. Cette observation sur l'élévation du niveau de l'intelligence et de l'activité de l'esprit chez les goutteux a fait dire à Sydenham que l'affection goutteuse tue plus de gens intelligents que d'imbéciles, *plures interemit sapientes quam fatuos*. C'est une consolation qui ne doit pas porter beaucoup de baume sur les tortures des accès.

La transpiration exerçant une très-grande influence sur la production de la goutte, il n'est pas étonnant que cette maladie soit rare dans les climats chauds et au contraire fort commune dans le Nord, les pays froids et humides. Ajoutons que le froid extérieur, frappant la surface du corps, semble par là concentrer la force vitale sur les organes intérieurs et en aviver l'action ; que le sang, chez les habitants des pays froids, est plus rouge, plus plastique, moins carbonisé que dans les régions du Midi ; enfin que, dans le Nord, le régime animal y est d'un usage très-fréquent,

____

(1) *Épître dédicatoire au docteur Short.*

très-soutenu, parce qu'il y est très-nécessaire ainsi que celui des boissons spiritueusss. L'été n'empêche pas cependant, sous ses ardeurs, la goutte d'avoir ses paroxysmes. Sauvage a fait la description de l'*arthritis æstiva*, et bien des médecins ont pu l'observer.

Du rôle de l'acide urique dans la goutte. — Il faut s'adresser à l'humorisme pour constater les influences par lesquelles la goutte s'établit, et après avoir produit originairement des troubles sans signification précise, fait apparaître la maladie. Dans l'état des connaissances actuelles, c'est la limite où s'arrête la connaissance de la cause. Il ne s'agit plus de s'égarer dans des hypothèses absolument dépourvues de faits, sur des apparences qui ne prennent figure qu'à l'aide de l'imagination. Le sang est une humeur qui se modifie suivant les influences qui troublent plus ou moins gravement le jeu de l'organisme. Si on connaissait toute la gamme de ces modifications, on aurait le secret de la plupart des maladies. L'analyse chimique a trouvé dans le sang des goutteux l'acide urique en excès; elle a constaté que les dépôts tophacés des articulations, sont formés par une accumulation d'urate de soude. Elle a constaté de plus des dépôts de la même substance dans les tissus voisins des articulations et dans la trame des organes. La goutte s'accompagne presque toujours de diathèse urique. Des précipités abondants de ce composé en décèlent la présence dans les urines, où il apparaît fréquemment sous des forme plus accusées, je veux dire à l'état de gravelle. J'en ai eu un exemple bien frappant en Allemagne. Dans une région très-froide et où l'hiver est très-rigoureux j'ai connu une femme affectée de goutte qui mourut dans un des paroxysmes de la maladie, et dont la fille présentait la diathèse urique au plus haut degré. Cette fille était sujette aux coliques néphrétiques et, pendant la durée de crises plus ou moins prolongées et même hors de ces crises, elle rendait abondamment du sable et des calculs de petite dimension. Or l'acide urique est un produit qui doit être éliminé à l'état d'urée. S'il reste à l'état d'acide, c'est qu'il n'a pas été complétement réduit. Une accumulation s'est faite dans l'organisme de ce produit dont il devait être déchargé ; ce n'est pas seulement un obstacle, c'est un impédiment qui représente l'élémenl principal d'une grave maladie. Qu'on suppose une alimentation trop active ou d'autres influences de la nature de celles qui ont été énumérées, en présence d'une élaboration insuffisante, l'équilibre sera rompu au bénéfice de l'acide urique, c'est-à-dire de l'élément par lequel la goutte se dénoncera. Telle est, non le principe de la goutte, mais la matière même de l'affection, comme on le disait dans le vieux langage des humoristes. Il n'est pas question d'un virus qui se communiquerait ou de quelque principe qui lui ressemble, mais d'une matière aisée à mettre en évidence et qui apparaît sous les yeux de l'observateur, même lorsque le sang ne la contient qu'en petite quantité.

Méthode d'analyse connue sous le nom d'expérience du fil, pour constater la présence de l'acide urique dans le sang des goutteux. — Nous ne croyons pas mieux faire que de citer le texte même de l'auteur de ce moyen d'analyse, le docteur Garrod, qui en fait un fréquent usage depuis plusieurs années.

« Le nouveau procédé que j'emploie depuis plus de dix ans dans ma pratique, dit le docteur Garrod dans son Traité de la goutte (1), m'a donné les résultats les plus satisfaisants. Il est à la portée de tous et il offre l'avantage de n'exiger qu'une faible émission sanguine. Je l'ai désigné sous le nom d'*expérience du fil* pour la recherche de l'aide urique. Voici en quoi il consiste : on verse de 4 à 8 grammes de sérum du sang dans une capsule de verre très-aplatie, on ajoute au sérum de l'acide acétique dans la proportion de 35 centigrammes par 3 grammes et demi de sérum et il se produit alors un dégagement de quelques bulles de gaz. Quand le mélange est bien fait, on y plonge un ou deux fils extraits d'un morceau de toile ouvrée, non encore lavée ou de tout autre tissu de lin. Ces fils, qui doivent avoir une longueur de 2 centimètres et demi environ, sont maintenus quelque

______

(1) Alfred Baring-Garrod, *la Goutte, sa nature, son traitement,* etc. Paris, 1867, traduit de l'anglais par Aug. Ollivier.

temps immergés à l'aide d'une baguette ou de la pointe d'un stylet ou d'un crayon. Après cela, le vase est mis à l'abri dans un endroit frais jusqu'à ce que le sérum soit coagulé et presque sec. Pour peu que l'acide urique existe dans le sérum, au-dessus de 0,0016 pour 65 grammes de liquide, il se déposera sous forme de cristaux le long des fils, de manière à rappeler la disposition bien connue du sucre candi. »

Curabilité de la goutte. — La valeur des signes chimiques étant donnée, de même que celle des autres signes qui les accompagnent ou les confirment, on peut en conclure ce qui suit : les diverses influences qui ont été considérées comme les causes productrices de la goutte, peuvent se rapporter à un défaut d'équilibre entre la recette et la dépense. On reçoit trop parce qu'il ne se dépense pas en raison de ce qui a été reçu. De là une altération du sang dont il est facile de s'assurer et que peuvent conjurer les soins d'une hygiène prévoyante. Il convient d'ajouter : les conditions par lesquelles la goutte s'établit et s'entretient dans l'économie étant connues, il devient possible d'en calmer les paroxysmes, d'en diminuer les douleurs et même, dans certains cas, d'en conjurer les dangers. Sydenham, malgré sa suprême compétence en matière de goutte, se serait donc trompé en disant que la douleur est le très-amer remède donné par la nature, *dolor in hoc morbo est amarissimum naturæ pharmacum ;* ce qui pourrait se traduire par le conseil de Scudamore : *patience et flanelle*. Grâce aux découvertes qui ont jeté la lumière sur les origines de la goutte, le malade ne doit plus considérer comme une illusion, l'espérance du rétablissement.

CHAPITRE II

LA GOUTTE AIGUË.

De la forme du paroxysme goutteux. — Des moyens de traitement. — Traitement interne. — Traitement topique.

De la forme des paroxysmes goutteux. — Il n'y a pas de théorie qui n'accorde que la goutte se manifeste, dans la grande majorité des cas, sous la forme inflammatoire. Toutefois cette manifestation comporte des degrés infiniment variés, depuis l'accès qui se distingue par sa violence et les douleurs souvent intolérables qu'il amène jusqu'à la goutte chronique, la *goutte froide*, suivant le langage des goutteux. La goutte comporte une infinité de nuances, dont quelques-unes sont à considérer, car elles donnent des règles pour la pratique. La forme inflammatoire offre un but visible au médecin et un but plus facile à atteindre par les moyens que l'art met dans ses mains. Aussi n'est-ce pas sans succès qu'il peut s'attaquer à la goutte, quand elle se manifeste sous l'état inflammatoire. Néanmoins, il s'est trouvé de nombreuses dissidences sur la question de savoir s'il fallait ou s'il ne fallait pas respecter la goutte dans la violence de ses attaques. Ce qu'il y a de mieux, c'est de dire ce qu'on a vu, ce qu'on a observé en se séparant le plus possible de toute théorie médicale. Le bon sens fait rarement fausse route, quand il se laisse guider par l'expérience.

Nous n'entrerons dans aucun détail descriptif sur un accès de goutte; il n'y a qu'à ouvrir un livre de médecine pour en connaître le tableau. Quant à ceux qui l'ont éprouvé, ils sont plus aptes que personne à en saisir le caractère. Nous remarquerons seulement qu'il est très-important de diviser le paroxysme arthritique en trois périodes, bien que dans certains cas les trois temps se succèdent d'une manière très-rapide. Le premier de ces temps comprend les prodromes, ou avant-coureurs; le second marque l'accès dans son *summum* d'acuïté; enfin, le troisième indique la fin de cet accès: Ainsi reconnaître, comme faisaient les anciens, dans un paroxysme de goutte l'*imminence*, puis l'*incrément* et le *déclin*, n'est nullement une distinction frivole et scolastique. En effet, ces trois périodes exigent beaucoup d'attention de la part du malade et du médecin, non-seulement parce que le mode de traitement doit se modifier selon ces trois phases de la maladie, mais parce que la conduite plus ou moins rationnelle dans ce cas influera beaucoup sur le caractère à venir de la goutte et des accidents qui peuvent avoir lieu dans la suite.

Il est une observation pratique, faite depuis longtemps, c'est qu'à la veille d'un accès de goutte, à l'instant où la foudre arthritique va éclater, jamais la santé n'a été en apparence plus brillante et plus ferme; jamais l'équilibre des fonctions n'a paru plus assuré. Cependant, dans le plus grand nombre des cas, il y a des signes particuliers qui annoncent la maladie, signes que ne méconnaissent point beaucoup de goutteux habitués à s'observer. Ces signes consistent dans une constipation plus prononcée qu'elle n'était, dans les flatuosités, un sentiment de pesanteur à la région épigastrique; il y a une sorte de malaise, quelque chose d'insolite dans l'économie : le système nerveux est dans un état d'excitation plus élevé qu'à l'ordinaire; une espèce de frémissement a quelquefois lieu dans les nerfs des parties où la goutte s'est déjà portée, symptôme connu sous le nom d'*aura arthritica*, nouvelle preuve que les nerfs jouent dans cette maladie un rôle important. Souvent encore, l'intelligence semble acquérir un degré d'excitation particulier, et jamais le grand Condé n'avait tant d'esprit que quand la goutte le menaçait. L'essentiel, quand ces prodromes se produisent, est de tâcher de diminuer l'intensité de l'accès qui marche à son plein développement. Réveillé-Parise dit y être parvenu en faisant coucher le malade et lui prescrivant d'observer le repos le plus complet, ces priscriptions ayant pour but de le faire transpirer, en le soumettant de plus à un régime peu substantiel et en administrant un ou deux purgatifs légers. Mais si l'immobilité dans le lit au moment de la menace de l'attaque peut quelquefois être utile, le mouvement a ses avantages ne fût-ce que pour provoquer et entretenir plus efficacemment la sueur. « Quand quelques-uns des symptômes prodromiques énumérés dans la symptomatologie, dit le docteur Galtier-Boissière (1), me font craindre l'arrivée de la goutte, je supprime immédiatement les trois quarts de ma nourriture habituelle, je double la quantité de ma boisson aqueuse et je quadruple au moins mon exercice ordinaire, jusqu'à ce que j'aie vu disparaître les phénomènes précurseurs du mal dont je me sens menacé. »

Des moyens de traitement. — Supposons le paroxysme dans son plein développement. Si l'accès est léger et la douleur tolérable, il ne faut employer que les moyens les plus simples. Le repos du corps, une chaleur modérée, un régime ténu, quelques remèdes doux appliqués sur la partie souffrante, l'éloignement de tout travail mental suffisent ordinairement. Mais il n'en est pas de même quand l'accès est aigu, très-intense et avec réaction fébrile, bien plus encore s'il y a des spasmes, des crampes et une douleur extrême, accompagnés d'un indéfinissable malaise général. L'indication se présente d'elle-même, indication formelle et positive : combattre l'inflammation, et calmer la douleur le plus tôt possible. Tout

(1) Galtier-Boissière, ouvr. cité.

le monde est d'accord sur le but; mais, quant aux moyens, les opinions sont divergentes. Notons que ces opinions diffèrent sur les trois points de médication les plus importants : la saignée, les purgatifs et l'emploi de l'opium. Jetons un coup d'œil sur ces moyens fondamentaux du traitement.

La *saignée*, nous pouvons l'affirmer, est dans la thérapeutique antigoutteuse une question de pratique des plus délicates. Certains médecins n'hésitent pas le moins du monde : il y a une forme inflammatoire, donc il faut saigner, et saigner largement; mais l'expérience ayant surabondamment appris que cette forme n'était que secondaire, il arrive de graves accidents si on saigne irrationnellement pendant un accès de goutte; non-seulement on diminue ainsi, et trop brusquement, la force de réaction, ce qui peut entraver le travail éliminatoire, prolonger la convalescence, prédisposer à la goutte chronique, mais occasionner parfois de funestes métastases, augmenter, en affaiblissant l'économie, la mobilité, l'excitabilité du système nerveux. En France, les fastes de la médecine et même les traditions du monde, ont conservé le souvenir de deux cas remarquables sur cet important sujet. Le célèbre Turgot était depuis long-temps tourmenté par la goutte. Dans un accès des plus violents, il consulta Bouvart, qui prescrivit une forte saignée, et le malade guérit. Dans la suite on inspira des préventions à Turgot contre la saignée

dans la goutte, et contre le médecin qui l'avait prescrite. Il refusa donc formellement de se laisser saigner dans un autre accès, et il succomba. Le bailli de
Suffren, une des gloires de notre marine, était fortement goutteux. Se trouvant à Versailles, il eut un
paroxysme des plus aigus. On le saigna, et presque
immédiatement après la saignée, le malade éprouva
des accidents auxquels il ne put résister. Cette mort
fit grand bruit à cette époque, et l'anathème fut uni-
versel contre la saignée dans la goutte. En Angleterre,
Sydenham avait fini par renoncer aux évacuations de
sang dans cette maladie. Scudamore dit positivement
que la saignée ne doit pas être aussi illimitée que
dans les autres phlegmasies; car, chez les goutteux,
l'excitation morbide affecte bien davantage le système nerveux que le cœur et les artères. Il ajoute
que la pléthore sanguine, qui existe alors, est plus
favorablement et plus efficacement combattue par les
purgatifs et les diurétiques, que par la soustraction
directe du sang. A notre avis, le vrai point de vue pratique, ici comme ailleurs, est de se diriger selon le
cas présent et instant : *in medium tutissimus ibis*.
Si l'individu est jeune, s'il est robuste, si la réaction
fébrile est très-prononcée, si la goutte n'est pas ordinairement mobile chez le sujet, la saignée doit être
employée, il convient même d'y revenir. Le malade
est-il robuste, mais déjà d'un *certain âge*, on peut
recourir à la saignée, quand la fièvre est forte, mais

ne pas insister sur ce moyen. Au contraire, si l'individu est faible, nerveux, éminemment irritable, la saignée est tout à fait contre-indiquée. Nous ne nous sommes jamais repenti d'être resté fidèle à ces principes. D'ailleurs, il est une chose qui séduit toujours dans l'emploi de la saignée, c'est qu'elle est suivie d'un soulagement presque immédiat, et cela doit être puisqu'elle diminue l'excitation vitale; mais on apprend dans la suite combien ce moyen offre de danger chez certains goutteux. L'application réitérée des sangsues sur la partie douloureuse, méthode vantée autrefois par Paulmier, Barthez, n'offre pas des avantages.

On a conseillé et l'on conseille encore les *purgatifs* dans la goutte, et c'est avec raison; presque toujours ils abrégent les accès. Mais à quels purgatifs faut-il recourir? On ne peut nier que les plus actifs aient quelquefois eu des succès, surtout dans le nord de l'Europe. Cette méthode hardie n'est pas sans inconvénient, bien qu'aujourd'hui on regarde comme exagérées les craintes qu'on avait précédemment sur cette puissante médication. Ce qu'il y a de certain, c'est que les laxatifs plus ou moins répétés, produisent les meilleurs effets dans un accès de goutte. L'huile de ricin, sous forme d'émulsion, la limonade tartarisée, le bouillon de veau avec la manne, l'eau de Sedlitz sont les plus convenables. Le calomel, ce purgatif, *aussi certain que délicat*, selon l'expression d'un médecin anglais, ne paraît pas avoir des effets plus

marqués que les autres purgatifs. Quand aux purgatifs violents, ils irritent la muqueuse intestinale;
la constipation est bien plus difficile à vaincre après
qu'avant leur emploi. On ne peut disconvenir qu'ils
aient eu, dans certains cas, des avantages marqués;
mais il faut les manier avec un art, une expérience,
une habileté peu communes.

Quoi qu'on ait dit de l'opium, surtout Stahl, dans
sa célèbre thèse *de imposturâ opii*, ce n'est pas moins
un des puissants moyens connus contre la goutte
pour calmer l'acuïté des douleurs. Cette question de
l'opium dans les paroxysmes de l'affection goutteuse
est ainsi résolue par Cullen. Les opiacés procurent
certainement selon lui, un amendement, mais ils ont
pour effet, lorsqu'ils sont administrés au commencement de l'accès de faire revenir ceux-ci avec plus de
violence. Il faut que l'accès se fasse et c'est en procé-
dant avec prudence qu'on doit chercher à en rac-
courcir la durée. C'est l'opinion du docteur Garrod
qui dit dans son livre (1) : « J'ai été conduit de mon
côté à adopter une opinion tout à fait semblable,
(l'opinion de Cullen et celle de Sydenham) ; à moins
que les douleurs ne soient excessives ou qu'il n'y ait
lieu de craindre quelque complication du côté du
système nerveux, je me sens toujours disposé à rejeter
l'emploi des opiacés et à recourir de préférence à
d'autres moyens. » Cette pratique est d'autant plus

(1) Garrod, ouvr. cité.

rationnelle que l'usage de l'opium a pour effet de
diminuer le travail des sécrétions et de congestionner
le système de la veine porte, ce qui conduit à des
congestions d'organe, inconvénient qu'il faut à tout
prix éviter dans l'affection goutteuse, soit que celle-ci
se manifeste sous la forme aiguë, soit qu'elle se présente sous forme chronique. Les préparations de jusquiame sont mieux appropriées au but qu'on se propose d'atteindre, calmer la douleur sans provoquer
de complication. La belladone peut aussi rendre des
services. Néanmoins malgré les avantages qui doivent
faire préférer ces agents périgoriques, l'opium ne doit
pas être proscrit. Administré conjointement avec
l'ipécacuanha, il ne favorise pas les stases, les congestions, parce que sous ce rapport, ce dernier médicament agit comme antagoniste, car il décongestionne
lui-même et emmène la sueur. La poudre de Dower,
qui dans sa première origine n'était composée que
d'ipécacuanha et d'opium, suivant la formule qu'on
suit toujours en Allemagne et dans d'autres pays,
devrait être plus fréquemment mise en usage. Je recommande la poudre de Dower trop négligée en
France, dit Réveillé-Parise, j'ai quelquefois singulièrement augmenté son action sudorifique par l'addition d'une faible dose de carbonate d'ammoniaque. »
Des boissons douces et calmantes sont également
utiles. Boerhaave dans ses accès de goutte se gorgeait
de petit lait pendant plusieurs jours. Il est peu de

boissons aussi convenables que celle-ci et elle mérite d'être tout particulièrement recommandée. En Angleterre, on coupe le petit lait au tiers ou à moitié avec du vin de Champagne et l'expérience a prouvé que cette médication est salutaire. Il se produit un double effet purgatif et diurétique qui influe d'une manière avantageuse sur l'accès.

Traitement topique. — En ce qui concerne les topiques ou applications extérieures, que n'a-t-on pas vanté pour arrêter et guérir le plus promptement possible, les paroxysmes de cette maladie ! Il existe une telle liste de moyens jugés aptes à remplir ce but et souvent par des propriétés absolument contradictoires, que le praticien le plus perspicace reste indécis sur le choix auquel il doit s'arrêter. Il serait plus qu'inutile de faire l'inventaire de toutes les armes de cet arsenal et d'en discuter la valeur. Avant de signaler quelques-uns de ces moyens pris comme on le verra dans les plus simples, il est bon de poser les règles suivantes : Il faut tendre à calmer l'irritation locale et à avoir raison des effets qu'elle entraîne; il faut se garder de trop brusquement supprimer la douleur. Si la douleur est l'amer remède de la goutte c'est que la longueur de l'accès diminue en raison de sa violence. Il faut veiller sur l'état des organes intérieurs, être attentif aux complications afin de se trouver en mesure de les combattre; il faut consulter enfin la prédisposition individuelle pour accommoder l'instrument au malade et pour en changer si celui-ci ne l'accepte pas. Ces règles posées, ou pour mieux dire, ces précautions prises, voici à quoi on peut réduire le traitement local : l'application de la chaleur au moyen de cataplasmes a été recommandée ; mais l'emploi prolongé de ce moyen peut produire dans les tissus un état de relâchement moins favorable que nuisible, car il rend plus facile la formation d'ulcérations toujours longues à cicatriser. Scudamore avait une certaine confiance aux fomentations composées de liquide volatil, comme un mélange de mixture camphrée et d'alcool. L'articulation fomentée devait être recouverte de compresses et d'une enveloppe de taffetas huilé, pour s'opposer à l'évaporation. Scudamore qui les avait expérimentées bien des fois, dit qu'on peut les employer hardiment et même très-largement sans craindre de provoquer une rétrocession. Le docteur Garrod ne se prononce pas sur ce moyen, non plus que des analogues mis en faveur contre les douleurs articulaires des goutteux ; mais il déclare qu'il incline à considérer l'application des agents locaux comme inutile dans la majorité des cas. Cependant, il est des états qui comportent une douleur tellement vive qu'il importe de la calmer promptement. Dans ce cas, il faut avoir recours aux substances narcotiques, opium, belladone et même aconit, les deux premières avec leurs alcaloïdes en dissolution dans l'alcool et l'eau et portées sur l'articulation enflammée sur des compresses ou des plumasseaux de charpie. Le docteur Garrod donne la préférence à une solution d'atropine, sur les autres moyens calmants. En général du reste, quand l'excès de la douleur ne le commande pas, le même médecin qui fait autorité en matière de goutte, se borne pour tout topique à envelopper l'articulation dans une plaque d'ouate recouverte elle-même de taffetas ciré. Le même auteur conseille aussi d'employer de petits vésicatoires sur le lieu affecté. Dans le plus grand nombre des cas, ces moyens tout simples seraient suffisants. Je crois que dans ces tuméfactions douloureuses on pourrait employer avec avantage l'huile de jusquiame. Peu usitée en France, mais très en honneur en Allemagne, je l'ai vue dans ce dernier pays, réussir le plus souvent à amener cette détente de la partie douloureuse qui signale le déclin de l'état inflammatoire.

Les affusions d'eau froide sur les parties douloureuses ont aussi été employées, ainsi que le *stillicidium frigidum*, ou l'eau froide tombant goutte à goutte sur le point gonflé et irrité. Je sais qu'on a vanté les succès obtenus au moyen d'un pareil traitement; quant à moi, je partage l'opinion de celui qui a dit que, par cette méthode, le soulagement n'est jamais aussi certain que le danger. On assure pourtant que le célèbre Harvey, pour guérir son accès de goutte, plaçait ses jambes au grand air, même par la gelée, sur les plombs de Cockainhouse, où il habita;

ou bien il les plongeait dans un seau d'eau froide, puis il regagnait son poêle pour les réchauffer immédiatement. Au reste, quelle que soit la médication qu'on emploie pendant un paroxysme de goutte, il y a des pratiques dont il ne faut pas se départir; la position inclinée du membre, le talon étant plus élevé que le genou, son immobilité, le repos du corps et de l'esprit, une sage diète, etc., contribuent pour leur part à diminuer et la longueur et l'intensité de l'accès.

Aussitôt que celui-ci est à son déclin, il y a des praticiens qui tombent dans une erreur qu'il convient de signaler : c'est d'abandonner le malade à lui-même, en lui recommandant seulement de continuer quelque temps encore, les moyens qui ont eu le plus de succès. Eh bien, cette marche est plus préjudiciable qu'on ne croit aux malades toujours enclins à deux excès opposés, ou se servir trop tôt du membre endolori, ou employer outre mesure les adoucissants, les calmants, le repos, comme si l'état aigu n'était pas à sa fin. En effet, quand l'accès est calmé, et tout à fait à son déclin, que remarque-t-on dans la partie qui en est le siége? Une sorte d'engourdissement, un reste de sensibilité plus ou moins vive, le sentiment d'une faiblesse prononcée du membre : il n'y a pas un goutteux qui n'accuse la réalité de cette sensation. La conduite à tenir est ici toute tracée : essayez de mouvoir le membre graduellement, mais ne le forcez pas, la sensibilité excitée de nouveau reproduirait une partie des symptômes qui ont disparu. D'autre part, et ce qui arrive le plus souvent, si le malade redoutant un peu de douleur ou de gêne, s'obstine à garder le repos, à continuer les remèdes émollients, à entretenir sur la partie douloureuse une chaleur artificielle, qui finit toujours par devenir morbide, il est certain que la débilité consécutive, l'œdème, le malaise de la partie, peuvent se manifester et persister. Il faut donc recourir d'assez bonne heure aux légers fortifiants, pour rendre de la tonicité à la peau, au tissu cellulaire, à l'appareil fibreux articulaire et aux *pénicilles* des vaisseaux capillaires injectés plus ou moins longtemps. Les lotions un peu résolutives, comme l'eau savonneuse aiguisée d'un peu d'eau-de-vie, mieux encore des frictions sèches sur la partie, avec la main, la flanelle ou une brosse douce, jusqu'à produire un peu de chaleur, conviennent parfaitement. Mais le meilleur moyen peut-être, est la compression de la partie, au moyen d'une bande de toile, de calicot ou de flanelle, selon la saison, compression qu'il faut continuer pendant un certain temps. Il est également important que le malade s'essaie à marcher, chaque jour, selon ses forces, et sans s'arrêter, surtout dans le commencement, à une sorte de douleur ou plutôt de gêne qui se produit nécessairement dans l'articulation. Un médecin, goutteux lui-même, sortait aussitôt après la presque cessation de l'action

inflammatoire. Selon lui, sur dix goutteux, neuf res-
taient perclus, plutôt par indolence et crainte de la
douleur que par les véritables effets de la goutte.
Sans tomber dans l'excès opposé, il est très-vrai que
dans la goutte articulaire, il faut savoir mépriser un
peu de douleur, lorsqu'on craint de perdre l'usage
du membre exposé aux attaques réitérées de cette
maladie. Enfin, si, malgré tous ces moyens, la faiblesse et l'œdème de l'articulation persistent, les
douches d'eaux sulfureuses, d'abord légères, puis
plus actives, ont des résultats presque toujours avantageux. On pourra donc les essayer, toutefois avec
les précautions recommandées dans ce cas, lorsqu'il
y a un état pléthorique prononcé, ou une tendance
manifeste aux congestions cérébrales.

Nous supposons maintenant que le paroxysme a
complétement disparu ; le malade ne ressent plus de
douleur, il marche et se livre à l'espoir d'un complet rétablissement. Il n'en est rien pourtant, et le but
n'est qu'imparfaitement atteint. En effet, dans cette
bizarre maladie, quand on a émoussé l'épine inflammatoire, dompté la douleur, tout n'est pas fait : vou
avez calmé, mais vous n'avez pas guéri ; la racine
du mal est profondément cachée dans l'organisme.
Cela est si vrai, que la goutte reparaît avec une
extrême facilité sous l'influence des causes les plus légères. Par cela seul qu'on a subi l'épreuve d'un accès,
on reste exposé à une infinité d'autres, plus ou moins

violents, plus ou moins rapprochés. Tous pourtant se lient entre eux par la cause qui les reproduit ; c'est là, selon l'expression de Sydenham, la véritable *chaîne* des accès de la goutte. Or, quand cette maladie est parvenue à ce point, c'est-à-dire que les paroxysmes se sont multipliés sous des formes variées, elle prend le nom de goutte *chronique* ou *constitutionnelle*. C'est le plus ordinairement dans cet état de constitution ou de diathèse goutteuse qu'on a fait les plus grands efforts pour obtenir la cure radicale. Médecins éclairés, bons observateurs, praticiens exercés, charlatans éhontés, empiriques à vue courte, systématiques hardis, ces semeurs de bon grain et d'ivraie, tous, à diverses époques, ont sur ce sujet important étalé leur savoir, prôné leurs méthodes et vanté leurs remèdes. Voyons donc les résultats obtenus, les acquêts positifs : il est toujours profitable d'examiner ce large fond d'expérience, d'essais et d'observations, sur lequel en définitive repose la verité médicale.

CHAPITRE III

LA GOUTTE CHRONIQUE.

Les préjugés des malades et les ressources du charlatanisme. — Les sudorifiques. — Les narcotiques. — Les purgatifs. — Les diurétiques. — Le sulfate de quinine et ses analogues. — Les alcalins et les eaux de Vichy. — Le colchique et ses préparations. — Nécessité des pratiques hygiéniques.

Les préjugés des malades et les ressources du charlatanisme. — La goutte est dite chronique, lorsque se distinguant par des accès de faible intensité et de courte durée, elle se porte tantôt sur une jointure et tantôt sur une autre, en continuant le travail de déformation qui constitue un des principaux caractères ou du moins le caractère le plus visible de la maladie. Quand la diathèse a saisi un organisme, que l'hérédité a fixé cette disposition dans tous les tissus de l'économie, il est difficile, en d'autres temps on jugeait impossible, de guérir une goutte qui tient au corps par d'aussi vigoureuses racines. Cependant il ne faut pas se décourager. De ce qu'on ne guérit que rarement la vieille goutte, on ne doit pas en conclure que la médecine soit impuissante contre cette maladie. Ce serait un autre excès. Il y a tel traitement basé sur des notions dont la valeur est démontrée, qui s'attaque avec succès à cette affection redoutable par les souffrances qu'elle amène comme pour les complications et les catastrophes que, si souvent, elle détermine. Si les moyens hygiéniques secondent le traitement et s'ils sont employés avec esprit de suite, on peut avec une sorte de certitude, la vaincre ou du moins la réduire à son minimum d'action. En vérité, on ne s'attaque pas aux causes profondes à celles qui font le mystère de la maladie, mais aux causes secondaires et prochaines, à celles qu'il est permis de voir. Or ces dernières sont assez puissantes pour communiquer au principe arthritique sa virulence et son activité. L'essentiel pour le but poursuivi, c'est d'être secondé par les malades eux-mêmes, ce qui n'arrive pas toujours.

Il est des goutteux qui veulent guérir à tout prix et par toutes voies, quel que soit le degré de leur maladie : ceux-là sont toujours prêts à consulter, non-seulement leur médecin, mais malheureusement aussi à tomber dans le servile engouement des drogueurs empiriques. Trop souvent ils accordent la plus intrépide confiance à quiconque prétend avoir d'infaillibles moyens pour guérir cette maladie, sauf ensuite à apprendre à leurs dépens ce que vaut une pareille assertion. On trouve au contraire des martyrs de la goutte qui, bien persuadés que cette maladie est une crise salutaire, un travail épuratoire, et par conséquent un brevet de santé, comme ils disent, ne font rien ou presque rien pour la combattre. Ils imiteraient volontiers cet auteur qui a écrit la dissertation intitulée *De deâ podagrâ* (1); sa-

(1) Feltman, Brême, 1693.

tisfaits de leur état et de leurs souffrances articulaires, ils les regarderaient comme un exutoire spontané, un bienfait de la nature. Varron comptait, dit-on, trois cents espèces de bonhéur, mais je ne pense pas qu'il ait jamais rangé parmi ces espèces la béatitude goutteuse. L'erreur vient de ce que les goutteux ont rarement d'autres maladies que la leur, ce qui lui fit donner jadis le nom de *dominus morborum*. Mais outre que le contraire est souvent démontré, on doit savoir que la goutte ne préserve d'autres maladies que par la sobriété et le régime auxquels elle contraint. Quoi qu'il en soit, le plus grand nombre de ces malades, regardant la goutte comme une affection grave de sa nature, intolérable dans ses effets, ses récidives, sa persistance, dangereuse dans ses résultats, consent à suivre un traitement et un régime rationnels, quand ce ne serait que pour maintenir la maladie dans le cercle le plus étroit possible. C'est pour cette classe de malades que les vrais médecins ont fait tant de recherches si multipliées et proposé tant de remèdes. Je me garderai bien de dresser la fastidieuse énumération de tous ces moyens thérapeutiques. Il suffit de signaler ceux dont on peut retirer des services, ou dont les avantages ont été éprouvés par une longue expérience.

Les sudorifiques. — Dès l'antiquité la plus reculée, on a eu recours aux sudorifiques dans la goutte, mais avec des résultats très-variables. Tel médecin s'en félicite hautement, tel autre paraît presque s'en plaindre. A bien comparer ces résultats, on peut assurer que les sudorifiques sont un moyen parfaitement approprié aux besoins du traitement. Ils ouvrent une voie aux déchets de l'organisme. Or, on connaît déjà ce qui forme précisément la matière de la goutte, ce sont ces déchets qui surchargent les tissus et dont l'économie est impuissante à se débarrasser. Ce n'est pas à dire que la sueur du goutteux contienne de l'acide urique. Malgré l'affirmation de Swediaur, de Mayer (de Madras) et de Petit (de Vichy), qui prétendent en avoir trouvé, ce point reste douteux. Ce qui ne l'est pas, c'est que la sueur du goutteux ne présente pas la constitution chimique de la sueur normale. Y a-t-il réellement de l'urate de soude ou de l'oxalate de chaux, comme l'aurait constaté une expérience du docteur Garrod? Quoi qu'il en soit, cette sueur entraîne des déchets et il ne peut être qu'utile d'en activer l'élimination. Dans le nombre de moyens producteurs de la sudation, les bains de vapeur occupent un rang important. Réveillé-Parise les avait recommandés à un vieux général affecté de la diathèse goutteuse la plus prononcée; aucune attaque sérieuse de la maladie ne fut ressentie pendant plus de trois années. Le seul inconvénient de ces bains est de rendre la peau très-impressionnable aux intempéries atmosphériques; il est donc indispensable de se préserver avec un soin particulier, pendant leur emploi, du froid, de l'humidité et du brouillard. Il est encore d'autres précautions qui ne sont pas à négliger, pour l'administration de ces bains : s'en abstenir absolument, sous le règne des températures extrêmes, les grandes chaleurs de l'été comme les grands froids de l'hiver; s'en abstenir à plus forte raison, s'il y a imminence de congestion dans l'un des principaux organes, le cerveau, les poumons ou le cœur, et surtout si ce dernier est affecté de quelque lésion qui impose des devoirs de prudence. On peut obtenir par une méthode bien simple, une sudation peut être plus abondante. Il s'agit tout simplement de placer une lampe à esprit de vin dans une baignoire recouverte d'une épaisse étoffe de laine. Ces bains de calorique sont d'une grande énergie (1).

Nous plaçons aussi parmi les sudorifiques anti-goutteux sur lesquels on peut compter, quand la goutte ne présente pas un caractère d'acuïté trop prononcé, la *solution de résine de gaïac par l'alcool*, donnée à des doses variées dans une décoction de chiendent légèrement nitrée et édulcorée. Réveillé-Parise a vu s'amender la goutte au moyen d'une préparation consistant dans une émulsion de 4 grammes de résine de gaïac à laquelle on joint 70 centigrammes de sel volatil de corne de cerf. Cette po-

(1) F. Ribes, *Traité d'hygiène thérapeutique ou application des moyens de l'hygiène au traitement des maladies* (Paris, 1860); livre II, sect. 1re.

tion s'administre le soir en deux ou trois doses.

Le docteur Garrod donne son suffrage à l'emploi du gaïac. « Le gaïac peut être recommandé, dit-il (1), dans la goutte chronique, en raison de l'action particulière qu'il exerce sur les tissus fibreux. On le prescrira dans les cas où la circulation est languissante et lente et où l'on aura remarqué que l'application du chaud soulage les douleurs. » On peut remplir les indications du gaïac, avec la serpentaire et la salsepareille données en décoction. Le soufre peut être placé à leur suite.

Les narcotiques. — Il reste peu à dire sur les *narcotiques*, après ce qui a été dit dans le chapitre sur la goutte aiguë. A quelque opinion qu'on appartienne sur les avantages ou les inconvénients de ce groupe de médicaments, il est telle circonstance où il est impossible de n'y pas recourir. Le point essentiel, c'est de ne pas porter trop haut les doses, d'éviter le narcotisme et de veiller à la liberté du ventre afin que la constipation ne s'établisse pas. L'aconit a été vanté comme calmant, par quelques médecins. « Un long usage de pilules d'extrait de ciguë et d'aconit, dit Barthez (2), a guéri parfaitement M. l'abbé Manu d'une goutte invétérée et cruelle. » Une telle autorité s'appuyant sur un tel exemple devait donner de la

(1) Garrod, *la Goutte, sa nature, son traitement.*
(2) Barthez, *Traité des maladies goutteuses.*

confiance dans un médicament dont les préparations ont une grande valeur thérapeutique.

Les purgatifs. — Cette sorte de médicaments a toujours été employée dans la goutte. On s'est même demandé si dans leur nombre, il y en a qui possèdent de véritables propriétés anti-goutteuses. Les purgatifs quels qu'ils soient, n'ont en ce qui concerne cette maladie que des propriétés purgatives depuis le laxatif le plus innocent jusqu'au dangereux remède Leroi. Ce dernier remède dont la réputation a long-temps duré, a produit des résultats très-heureux surtout en Angleterre et dans d'autres pays du Nord; mais en compensation, que de catastrophes on peut lui attribuer! néanmoins quelque service que puissent rendre les purgatifs aux goutteux, il ne faut pas oublier que si on s'habitue à leur usage, ils ne remédient pas à la constipation si commune dans la goutte et la font même résister parfois aux moyens les plus actifs. Il y en a un cependant, qui ne manque pas de faire cesser les constipations opiniâtres, c'est le changement de régime, la substitution du régime végétal au régime animal. Le mélange dans l'aliment de matériaux réfractaires à la digestion peut produire aussi de bons effets. Une femme très-avancée en âge, écrivait après avoir passé sa quatre-vingtième année que son meilleur moyen pour remédier aux constipations opiniâtres qui la tourmentaient, consistait dans un copieux régal de gâteau de plomb, lequel était toujours suivi d'un grand tapage d'éructations *per ascen-sum et per descensum* jusqu'à la crise finale, c'est-à-dire jusqu'à la libération absolue. C'est un moyen qui n'est pas à conseiller. On a vanté le colchique contre la goutte à cause de ses propriétés purgatives, lorsqu'on l'élève à une certaine dose; on verra plus loin que c'est par d'autres qualités qu'il agit.

Les diurétiques. — Il est très-utile d'avoir recours aux *diurétiques* pour faciliter l'écoulement des urines. Dans ce but et en présence d'une insuffisance qui se refuse à une élimination indispensable au succès du traitement, c'est aux alcalins de potasse qu'il faut recourir. La raison de ce choix, c'est qu'ils ont la propriété de rendre soluble l'urate de soude qui est la matière à éliminer. A leur tête se placent le citrate et l'acétate de potasse. Le docteur Garrod conseille de les prendre à jeun à dose modérée, et très-étendue d'eau. L'eau par elle seule peut être considérée comme un excellent diurétique. Dans les traitements par l'eau minérale, la diurèse s'établit moins par la qualité du liquide que par les grandes quantités d'eau qu'on y prend. La preuve en est dans les différences et même les oppositions que présentent ces eaux minérales sous le rapport de leur composition chimique, bien qu'elles déterminent un même effet. Cet effet de l'eau prise en quantité notable, explique la fortune du remède préconisé par Cadet de Vaux qui consiste dans une énorme consommation quotidienne de verrées d'eau chaude. Ce moyen de traitement s'exerçait par deux voies, la peau et le système urinaire, et certes la décharge de la matière morbifique, j'entends par là les composés solubles d'acide urique, pouvait se faire abondamment. Ceci est de l'humorisme, traduit en langage chimique, c'est-à-dire que ce langage exprime clairement aujourd'hui, ce qui s'enseignait autrefois comme un dogme. M. Littré a eu bien raison de dire dans son introduction aux œuvres du médecin de Cos, « il n'est pas un développement le plus avancé de la médecine contemporaine, qui ne se trouve en embryon dans la médecine antérieure (1). » J'ai suivi un goutteux qui avait l'habitude de poursuivre les menaces d'accès qui lui survenaient dans l'année, à coups de verrées d'eau chaude, autant qu'il était possible d'en supporter la température, et ce n'était pas, me disait-il, sans résultat, ou l'accès était court ou il avortait après quelques légères souffrances.

Le carbonate de lithine paraît être le diurétique le plus puissant de tous les agents qui sont employés. « Le carbonate de lithine aujourd'hui, dit le docteur Garrod, qui est en même temps un agent alcalisant très-énergique, augmente la sécrétion urinaire d'une manière incommode. J'ai observé plusieurs cas dans lesquels une seule bouteille d'eau de lithine prise au moment où le malade se couchait, obligeait celui-ci à rester debout toute la nuit, tandis que la même

____

(1) Hippocrate, *Œuvres complètes*, introduction par Littré.

dose d'une solution de soude n'avait aucun effet de ce genre. » Il y a à remarquer que c'est moins dans la goutte aiguë que dans la goutte chronique que la lithine est utile. Dans ces conditions, elle rend de véritables services. Mais ces services sont attachés aux manifestations seules de l'affection goutteuse. Ainsi son influence est nulle ou à peu près nulle dans ce qui était appelé autrefois goutte rhumatismale ou rhumatisme goutteux. A la suite de ce moyen pharmaceutique, il n'est pas sans utilité de signaler les moyens simples et qui sont sous la main de chacun. Je dois rappeler le petit lait coupé avec le vin de Champagne dont il a été déjà parlé à l'occasion de l'état aigu de la maladie. Il est encore un autre diurétique qui n'est pas sans effet, c'est la décoction peu chargée de graines de lin, édulcorée et légèrement nitrée, qui se prend à jeun le matin, à la dose de deux ou trois tasses. On pourrait sourire de ce remède, qui tient en effet une modeste place dans la thérapeutique anti-goutteuse ; mais il agit réellement, dit Réveillé-Parise, sur la sécrétion urinaire, d'une manière notable et même assez constante, comme il assure l'avoir fréquemment constaté. S'il faut faire sa part d'action à chaque élément de ce mélange, certes la plus grande n'appartiendra pas au nitre représenté d'ailleurs par une faible dose, mais à l'eau recommandée en abondance par les auteurs tant anciens que modernes qui ont écrit sur la goutte, parce qu'à titre de véhicule elle aide à l'élimination de tous les déchets dont il importe à l'organisme de se libérer.

Nous voilà en face des agents qui s'attaquent avec le plus d'efficacité à l'affection goutteuse et qui sont reconnus pour tels par la généralité des médecins, les *anti-périodiques*, les *alcalins* et en particulier les *eaux* de Vichy et les préparations de *colchique*. Les médicaments qui sont renfermés dans ce groupe représentent, à quelques exceptions près, les agents de la thérapeutique rationnelle de la maladie. A ce titre, ils méritent une sérieuse attention.

Le sulfate de quinine et ses analogues. — Les anti-périodiques, c'est-à-dire le *sulfate de quinine* et à sa suite le frêne (*Fraxinus excelsior*) dont l'écorce était employée dans le traitement de la fièvre intermittente, avant la connaissance des effets du quinquina, ces médicaments ont un effet réel, longuement expérimenté sur la goutte. Il ne leur est pas toujours donné de produire à eux seuls, des changements profonds dans la maladie, mais, en lui prêtant l'appui d'auxiliaires, ils font obtenir des résultats remarquables. Le physiologisme de Broussais ayant fait régner pendant un temps, la croyance singulière que la goutte n'était qu'une gastrite chronique, il ne fut pas tenu compte du parti qu'on pouvait en tirer. Malgré l'opinion de Held, d'Haygarth, de Small et de quelques autres dont le nom ne manquait pas d'autorité, malgré le Portugais Tavarès qui, ne pouvant guérir son malade, en fut quitté pour un petit chirurgien qui guérit radicalement son client à l'aide du quinquina, l'indifférence et même l'oubli pesèrent longuement sur ce remède. Cependant Held avait écrit : *Uno verbo cortex peruvianus, in podagrâ, divinum est remedium.* Cette affirmation n'a pas été perdue chez les contemporains. Becquerel a mis en honneur le sulfate de quinine, en le prescrivant uni au colchique dans une formule familière à tous les praticiens. Cette formule est composée de la manière suivante :

Sulfate de quinine 1ᵍ,50
Extrait de digitale........................ 0ᵍ,25
Extrait de semence de colchique.......... 0ᵍ,50
Pour une masse pilulaire qu'on divise en dix parties.

Déjà, Debout, qui dirigeait avec tant de distinction le *Bulletin de thérapeutique*, avait donné une formule analogue pour combattre les accès de migraine goutteuse. L'une et l'autre obtenaient du succès. Trousseau, qui professait l'opinion que ce qu'il y avait de mieux à faire dans la goutte, c'était de la livrer à elle-même, déclare dans son livre qui consacre un chapitre à cette affection, qu'au bout de quelques heures, toute douleur avait cessé sous l'influence de ces médicaments (1). Il n'y a pas de praticien qui depuis Becquerel et même à partir d'une plus ancienne date, n'ait expérimenté le sulfate de quinine

(1) Trousseau, *Clinique médicale de l'Hôtel-Dieu*, 5ᵉ édit., Paris, 1877, t. III, p. 384.

contre les accès goutteux, ou seul ou uni au colchique ; l'expérience a toujours répondu victorieusement. Il est donc acquis, que l'anti-périodique représenté par le sulfate de quinine est doué d'une activité spéciale contre les retours irréguliers des douleurs goutteuses et que le moyen le plus sûr d'obtenir des résultats, c'est de l'administrer non seul, mais en union avec la substance qui depuis l'antiquité, comme on le verra bientôt, a joui contre la goutte d'une grande faveur.

Les feuilles de frêne, s'il faut en croire les médecins qui en ont préconisé les avantages, mériteraient à leur tour d'être recommandées. MM. Pouget et Peyraud, les considèrent comme le véritable spécifique de la goutte. Le premier assure que les paysans de l'Auvergne l'emploient depuis plus de quarante ans, dans le même but. Ils assurent que ces feuilles présentent des propriétés curatives d'une grande valeur, puisque non-seulement elles guérissent, mais leur usage n'entraîne aucun inconvénient. Administrées en infusion pendant l'accès, elles en diminuent la violence et la longueur ; avant l'accès elles le préviennent, au point d'en reculer indéfiniment l'invasion et même de le supprimer. C'est beaucoup dire et même trop dire. Garrod a voulu les expérimenter, en présence d'éloges qui lui paraissent passer la mesure et voici ce qu'il a constaté. Pas de résultat pendant la durée des accès de goutte aiguë. Mais, dans la goutte chronique, les effets sont remarquables et concluants.

« Il s'agit d'un sujet goutteux, dit Garrod, qui présentait sur les oreilles et sur les mains des dépôts d'urate de soude ; les jointures étaient rigides et à demi enkylosées, depuis longtemps ; les accès aigus se manifestaient chaque année à cinq ou six reprises. Sous l'influence du traitement, ce malade resta pendant plus de douze mois à l'abri de ces attaques ; il recouvra même la faculté de marcher et put reprendre ses occupations ordinaires. » Ce fait appuyé sur une suite d'autres, porte avec lui sa conclusion. La manière de prendre ce médicament, c'est l'infusion, ou plutôt la décoction. Garrod fait bouillir dans un litre d'eau pendant un quart d'heure environ, une once de feuilles, telles qu'on les trouve chez les herboristes. Cette préparation est donnée dans la journée, par doses fractionnées, une heure avant chaque repas. Malgré son goût d'amertume, cette boisson n'est pas désagréable à prendre. Elle augmente l'appétit et améliore les fonctions digestives ; en cela elle reproduit les qualités des amers et celles du quinquina. Une autre observation à faire, relativement à ce médicament et qui n'est pas la moins importante, c'est que dans l'état aigu, il faut veiller au malade et ne pas lui infliger des médicaments qui troublent la maladie dans sa marche et la font dévier de son caractère. Dans l'état diathésique, durant la chronicité, c'est différent : les médicaments reprennent l'avantage qu'ils perdraient s'ils étaient mis aux prises avec la maladie pendant son acuïté. C'est alors principalement qu'on peut les employer avec succès.

Je ne complèterais pas tout ce qu'il y a à dire sur les anti-périodiques ou les amers, si je ne parlais de médicaments dont les qualités se confondent avec les leurs, c'est-à-dire les toniques et les stomachiques. Débarrasser l'organisme de l'acide urique dont il est surchargé est d'une excellente pratique, mais il n'est pas peu important de l'empêcher de se former. L'hygiène avec tous ses moyens d'action tend à produire ces résultats et les circonstances ne sont pas rares où elle les produit. Parmi les causes qui amènent la formation de l'acide urique on compte certaines dyspepsies et quelques états congestifs du foie. C'est dans ces cas qu'après avoir décongestionné l'organe malade, au moyen de légers purgatifs, on peut recourir avec modération et méthode aux toniques ou aux amers. Relever les forces gastriques quand elles ont baissé rétablir la facilité des digestions, lorsqu'elles font défaut, sont des lois qui s'imposent dans le traitement de la goutte chronique. Y manquer, c'est rappeler le paroxysme et à la suite de plus graves accidents. Les médicaments en usage dans ces circonstances sont la camomille, le colombo, la quassia amara, la serpentaire, la cascarille, etc. On peut mêler à ces infusions, quand les indications le demandent, des alcalins, comme le bicarbonate de potasse, le carbonate d'ammoniaque, le bicarbonate de soude. Les indications qui réclament l'emploi des alcalins, consistent dans la plénitude générale et dans l'engorgement hépatique ; ils dégagent en facilitant la circulation.

La médication antigoutteuse a été l'objet de longues controverses, à tel point qu'il n'y a pas d'agent employé contre cette maladie qui n'ait eu ses partisans enthousiastes et ses violents détracteurs. Ainsi les amers aromatiques, qui ont été condamnés par Cullen et Cadogan, sont soutenus par d'autres, comme rendant des services dans des cas déterminés. Les convenances du remède étant acceptées, toute la question est dans les doses. Une dose trop forte entraîne des perturbations; une dose faible ou modérée introduit des éléments d'ordre dans l'économie. Par les premières, on peut provoquer des douleurs et reproduire des paroxysmes, par les secondes, au contraire, on ramène l'état des viscères abdominaux à de meilleures conditions, puisque les troubles les plus graves commencent fréquemment par l'estomac et ses annexes. Donc, ce qu'il y a de mieux à faire, c'est de ne jamais procéder que par de faibles doses, moyen qui ne peut conduire à des déceptions, en aucun cas.

Les alcalins et les eaux de Vichy. — Les alcalins ont été employés dans tous les temps contre la goutte. Galien et Alexandre de Tralles préparaient pour dissoudre les tophus un onguent dans la composition duquel entrait la lessive provenant du lavage de la laine. Tous les onguents proposés dans la même intention, ont une composition analogue quant aux qualités des substances. Van Swieten donnant la formule d'un autre propre à dissoudre aussi les tumeurs goutteuses, ne s'éloigne pas non plus de la règle. Il était connu que les alcalins avaient une propriété dissolvante quand on les appliquait sous des formes variées sur les tophus articulaires. A l'intérieur, la question est plus complexe. Les alcalins agissent. Comment agissent-ils? Le bicarbonate de soude, par exemple, agit-il par une opération de chimie semblable à celle de nos laboratoires, la soude s'emparant de l'acide urique libre, pour en former de l'urate de soude? C'est à l'état d'urate de soude que l'acide urique se trouve représenté précisément dans le sang du goutteux. Ne serait-ce pas par des qualités dissolvantes et désobstruantes, le bicarbonate sodique rendant le sang plus alcalin et en facilitant la circulation, à tel point qu'à haute dose il occasionne des hémorrhagies? La plupart des médecins se rangent à cette opinion. Il est impossible en effet d'être trop exclusivement chimiste dans les questions qui tiennent à la physiologie. Seulement pour ne pas tomber dans l'excès, il faut veiller aux doses. Ce ne serait pas indispensable, si on en juge d'après une observation du professeur Piorry, qui vit cesser en quelques heures les symptômes d'une attaque commençante, après la prise de quelques grammes de bicarbonate de soude, lorsqu'il n'en avait prescrit lui-même qu'un petit nombre de centigrammes (1). Il y a des faits qui sortent de la règle et échappent à toute explication. Mais, ce qui est absolument certain, ce sont les événements graves qui ont suivi l'administration à haute dose. C'est en général une mauvaise méthode d'élever les doses en raison de la résistance de la maladie. Quand on procède avec cette témérité, il est indispensable de savoir sur quel tempérament on agit et, avant tout, quel est l'état des organes qui vont être soumis à l'influence d'un moyen aussi profondément perturbateur que le sel de soude. Les eaux de Vichy, comme ses analogues sont administrées à des doses extrêmement élevées. Or il est arrivé, à la suite d'un pareil traitement, que la goutte fixe qui n'occasionnait aucune inquiétude se changeait en goutte vague et en goutte viscérale, c'est-à-dire en cet état pathologique qui donne carrière aux plus graves accidents et peut même aboutir à une suprême catastrophe.

Le prôneur le plus zélé des propriétés curatives des eaux de Vichy, le médecin Petit, eut pour antagoniste Prunelle et Durand-Fardel, qui ont fait assez de disciples l'un et l'autre pour que le plus grand nombre fût de leur côté. Ces deux médecins avaient pour eux une expérience que ne pouvaient pas contrebalancer les applications de la médecine chimique. Il fallait admettre que, portées aux doses auxquelles on les prescrit, les eaux alcalines de Vichy étaient à

(1) Piorry, *Traité de médecine pratique*, tome III.

redouter ; qu'à petites doses, c'est-à-dire à la dose de quelques centigrammes par verrée, elles pouvaient rendre, comme toutes les eaux de même nature, de grands services dans la goutte chronique et même dans certains moments de la goutte aiguë, à la condition de ne pas en prolonger l'administration au delà de quelques jours. Telle est la règle à laquelle il convient de se soumettre, si on veut tirer parti de la médication alcaline et se mettre à couvert de ses dangers (1).

Le colchique et ses préparations. — Le colchique était connu de toute antiquité et considéré comme le meilleur remède pour calmer les douleurs. Aëtius disait : *Hermodactylon confestim minuit dolores.* C'est cet hermodactylon, dont on ne savait pas à quelle désignation le rapporter, qui n'est autre chose, comme l'a établi M. Planchon (2), que le *colchicum variegatum* dont les propriétés sont identiques à celles du colchique d'automne ou *colchicum automnale.* Les anciens n'ont pas trop exagéré les qualités du colchique, il est bien le médicament le meilleur des affections articulaires, *theriaca articulorum*, comme le dit Avicenne. Pour les médecins qui craignent d'intervenir dans la goutte, qui professent qu'il faut s'abstenir devant ses manifestations, le colchique est le médicament auquel ils recourent dans

(1) Durand-Fardel et Lebret, *Dictionnaire général des eaux minérales*, Paris, 1860, art. GOUTTE ET VICHY.

(2) J. E. Planchon, *Des hermodactes au point de vue botanique et pharmaceutique.* Paris, 1855.

l'occasion. Ils ne l'emploient pas seul, mais uni au quinquina. Trousseau, quand il se décidait à médicamenter un goutteux, pensait d'abord au colchique, et il ne l'employait jamais sans lui donner le quinquina pour correctif ou pour auxiliaire. Un médicament actif parmi ceux qui le sont le plus, est ordinairement exploité par les inventeurs de ces remèdes secrets qui promettent une prompte guérison en échange de la confiance et de l'argent des malades. Aussi cette substance forme-t-elle la base de ces solutions et de ces pilules qui portent les noms de Husson, de Regnold, de Waut, de Lartigue et de tant d'autres qui se pourraient citer. Mais, sagement administré, il produit des effets remarquables. J'ai pu l'expérimenter bien des fois, dans une région où la goutte est une maladie commune, tant est grand le nombre des personnes qui en sont affligées. Jamais le colchique n'a manqué d'avoir un résultat favorable. Dans la goutte chronique, il était véritablement le *thériaque* des douleurs, car lorsqu'elles commencaient à paraître, le remède administré en avait bientôt raison. L'expérience qui se poursuit, de nos jours, sur le colchique, a confirmé de tout point, l'expérience des anciens.

Le colchique étant le médicament le plus efficace qui se puisse donner, contre la goutte, peut-il être considéré comme le spécifique de cette affection ? Beaucoup de médecins le croient, surtout en Angleterre.

Il ne faut pas porter la confiance trop loin. Le colchique est un puissant remède, d'une influence favorable dans la goutte aiguë, comme dans la goutte chronique; mais il a ses inconvénients et ses inconvénients graves. Ce n'est pas sans effroi qu'on lit dans Bouchardat (1) la phrase suivante : « Le colchique peut être rapproché de la digitale et de la strychnine, et il n'est guère douteux que plusieurs cas cités comme des exemples de goutte remontée ou rétrocédée ne doivent être rapportés à un empoisonnement par le colchique. » On peut régler là-dessus les précautions qu'il faut prendre dans l'administration d'un tel médicament. En tout cas, il n'est pas douteux qu'il n'exerce une action puissante et des effets notablement favorables sur l'évolution de l'inflammation goutteuse. Il fait tomber l'inflammation en même temps qu'il diminue la douleur. Il n'est pas douteux non plus que le colchique n'exerce pas son action à cause des propriétés purgatives qu'il manifeste à des doses supérieures à celles qui se prescrivent habituellement. Les effets calmants qu'il amène sont indépendants de toute purgation qui peut être le resultat de l'imprudence du malade se traitant lui-même, ou du médecin auquel il s'est confié.

On a dit que le colchique agissait comme diurétique et qu'il éliminait l'urée en plus grande quantité que par d'autres moyens. Les expériences sont nombreuses et

(1) *Annuaire de thérapeutique.* Paris, 1853.

faites par des hommes qui méritent confiance. Cependant voici les conclusions du docteur Garrod : « Nous ne pouvons affirmer que le colchique ait quelque influence sur l'excrétion, soit de l'urée, soit des principes solubles de l'urine (1). » Nous avons cru que c'était par les sueurs que cette substance parvenait à produire les effets que justement on lui attribue. Nous avons remarqué, en effet, qu'une sudation légère se manifestait après quelque jours de traitement par le colchique, même sur ces peaux dures et imperméables qui semblent réfractaires à cette fonction. Il est possible que cette sudation soit la conséquence de la détente produite dans l'organisme tout entier, par la diminution de l'inflammation et de la douleur; elle serait trop faible, pour déterminer une diminution suffisante ou même appréciable des principes que la sueur peut entraîner.

D'où provient cependant l'influence du colchique, l'influence curative, on peut le dire, d'après le témoignage des médecins qui ont eu le plus de goutteux à traiter? Son action paraît se porter spécialement sur les cartilages et les ligaments articulaires. Il y a, parmi les médicaments, les sédatifs de la circulation par l'action qu'ils portent sur le cœur, des excitateurs de la sécrétion urinaire par l'action qu'ils portent sur les reins. Pourquoi le colchique ne pos-

____

(1) Garrod, *ouvr. cit.*, page 445.

séderait-il pas des qualités électives, qu'il montre sur certains tissus, tandis qu'il ne les montrerait pas sur d'autres? Il sort de cette spécialité d'action un signe différentiel qui sert à distinguer la goutte du rhumatisme. Ce fait a été établi entre autres par Monneret, en ce qui concerne le rhumatisme aigu (1), ce qui fait dire au docteur Charcot, le savant annotateur du docteur Garrod : « Cette affection se sépare donc encore profondément de la goutte, à ce nouveau point de vue. Je puis ajouter, d'après mes propres observations, que dans le rhumatisme articulaire chronique, généralisé ou partiel, le colchique administré à l'époque des exacerbations, se montre à peu près toujours impuissant (2). » Cette opinion est très-explicite; sous quelque rapport, le docteur Garrod va peut-être plus loin encore (3). « J'irai même jusqu'à affirmer, dit-il, que les seuls effets du colchique sur la marche de l'inflammation goutteuse permettent quelquefois de distinguer la goutte de toutes les affections qui s'en rapprochent. »

La partie active du colchique d'automne, celle à qui appartiennent les effets thérapeutiques de la plante, est un alcaloïde auquel MM. Geiger et Hesse ont donné le nom de colchicine. Ce principe se trouve dans les fleurs, les graines et les bulbes. Pour plus

(1) *Archives générales de méd.*, t. IV, an. 1844.
(2) Docteur Charcot dans le livre de Garrod.
(3) *Ouvr. cit.*

de sûreté, car, suivant la saison où on le récolte, chacun de ses éléments est plus ou moins chargé du principe actif, on s'adresse de préférence aux graines pour en faire la préparation qui trompe le moins la confiance. Le docteur Galtier-Boissière se sert, avec succès, d'une teinture préparée avec une partie de graines concassées et huit parties d'alcool à 33 degrés; du reste, les semences sont maintenant considérées comme la seule partie de la plante qui puisse donner le médicament le plus apte à être conservé et, ce qui est essentiel, le plus identique à lui-même. « Je commence, dit M. Galtier-Boissière, par la dose de 1 gramme ou 32 gouttes par jour, je la divise en quatre parties de 8 gouttes chaque et je ne l'administre qu'à deux heures au moins d'intervalle. En la donnant ainsi en plusieurs fois et dans un espace de temps assez éloigné, je veux pouvoir m'arrêter aussitôt que je lui vois produire l'effet que je recherche, à savoir : l'apaisement des douleurs. Afin d'éviter l'action topique du colchique sur le canal alimentaire, j'étends 8 gouttes de teinture dans une petite tasse de thé ou mieux de café faible et que l'on peut édulcorer avec du sucre. Le lendemain, je ne continue pas le colchique, quel qu'ait été le résultat que j'en ai obtenu, et je fais prendre au malade qui n'a pas été soulagé par cette première dose de teinture de semences, une préparation de quinquina. Celle qui m'a le mieux réussi, c'est

1 gramme de sulfate de quinine rendu soluble par
une quantité suffisante d'eau de Rabel. Je partage
cette dose également en quatre parties de 25 centigrammes chaque et je les fais prendre aussi à deux
heures d'intervalle dans une tasse de café léger. »
Le docteur Galtier-Boissière fait suivre les détails de
la règle qu'il s'est tracée, en disant que, pour ménager les forces gastriques, le colchique et le quinquina
doivent être administrés de temps en temps par la
voie anale, et en tout état de cause que le traitement
doit commencer par un nettoiement aussi complet
que possible de l'intestin à l'aide d'un laxatif préférable, à mon avis, au cortége des lavements simples.
Quand les douleurs persistent, il augmente d'un
quart la dose de teinture, en gardant toujours la
même dose pour le sulfate de quinine. Quelle que fût
la résistance des symptômes, le docteur Galtier-Boissière ne dépassait jamais la dose de 6 grammes par
jour, tandis que Monneret l'avait portée jusqu'à
16 grammes. C'est beaucoup, on peut même ajouter
c'est trop; dans ces conditions, on est fort heureux
de ne pas avoir produit une perturbation dans l'organisme. Gairdner, plus prudent et peut-être plus
observateur, dit, avec raison, que le moyen de mettre en action l'efficacité du colchique, c'est de le
donner à petites doses (1). Les expériences que j'ai

(1) Gairdner, *On Gout, its History, Cause, and Cure.* London, 1849.

suivies me font partager entièrement cette opinion. Je préparais une solution de 2 grammes de teinture de semences dans 3 onces de véhicule dont je faisais prendre de une à deux cuillerées à café par jour. Un goutteux qui avait recours à mes soins, toutes les fois qu'il sentait s'éveiller sa goutte chronique, était toujours calmé après quelques jours de traitement. Mais, la méthode du docteur Galtier-Boissière me semble préférable, à toutes les méthodes connues par la prudence dont elle s'accompagne. C'est avec ces précautions, et en ne sortant pas des limites posées pour les doses, qu'on peut avoir la certitude d'obtenir des résultats satisfaisants.

Nécessité des soins hygiéniques. — Les soins hygiéniques ont une telle importance dans le traitement de la goutte, qu'ils en forment une partie essentielle. Sans eux, aucun traitement ne peut réussir. Sans une réforme quelquefois radicale dans les habitudes et, dans tous les cas, sans une surveillance attentive dans ce qui constitue les soins et la pratique de chaque jour, tous les efforts restent impuissants. D'autre part, il arrive que les seuls moyens hygiéniques ont des effets remarquables, que par eux seuls on peut réduire la goutte à l'état d'une maladie tolérable qui ne se manifestant que par de rares paroxysmes, ou des paroxysmes insignifiants, paraît toucher à la guérison. Cela est incontestable, et si les opinions sont divisées sur bien des questions afférentes à cette affection, elles sont unanimes sur celles qui ont pour objet l'influence des moyens hygiéniques. Le principe consiste à tenir l'organisme à l'abri de toute surexcitation physique et morale. Les anciens exprimaient l'équilibre des fonctions organiques dans un tempérament, par les mots de *tempéramentum temρératum*. C'est cet état tempéré qui convient le mieux au rétablissement de la santé des goutteux, c'est celui que le goutteux lui-même doit rechercher par tous les moyens, s'il veut favoriser l'action d'un traitement médical et surtout s'il veut se soustraire à ces catastrophes qui emportent tant de malades de cette catégorie.

CHAPITRE IV

FORMES IRRÉGULIÈRES DE LA GOUTTE.

Goutte abarticulaire, viscérale ou remontée. — Goutte larvée.
Moyens thérapeutiques.

Goutte abarticulaire viscérale ou remontée. — Jusqu'à présent, il n'a été question que de la goutte régulière ; dans la forme irrégulière que prend la goutte, elle se comporte comme un véritable protée et réclame plus que toute autre maladie, un jugement mûri par l'expérience, pour en conjurer tous les dangers. A l'état de goutte *viscérale* ou *remontée*, elle peut s'établir dans les organes profonds de l'économie ou troubler les fonctions, en altérer gravement les tissus; elle est alors une des plus cruelles, des plus dangereuses affections qui puissent affliger l'humanité. Musgrave, qui a écrit un bon traité sur ce sujet il y a près de deux siècles (1), pose ce principe avec raison : « que la goutte régulière est celle dont on est malade, et la goutte anomale ou viscérale, celle dont on meurt. »

L'histoire détaillée de ces formes de maladie serait trop longue à dire dans une œuvre qui se propose le traitement pour principal but. Je me bornerai donc à faire tout d'abord les deux remarques suivantes : la première, c'est que la goutte viscérale prouve que l'affection goutteuse ne reste pas fixée spécialement sur le système fibreux; il n'y a pas un système, pas un organe, pas une fibre du corps humain qui lui soient interdits. C'est une raison qui doit faire accorder la préférence au mot goutte, dans la désignation de la maladie, sur le mot arthrite qui ne pourrait s'appliquer qu'aux articulations malades. L'expression d'arthrite est en effet insignifiante dans les cas très-fréquents des formes irrégulières de l'affection goutteuse. Que serait, en effet, une arthrite au péricarde, à l'estomac, etc.? La seconde remarque, c'est que la goutte anomale se classe en deux divisions très-importantes à connaître. Dans la première,

---

(1) Musgrave, *Dissert. de arthritide anomala* (Oxford, 1707), reproduit *in* Sydenham, *Opera*, Genevæ.

cette affection a souvent son point de départ dans une articulation, d'où elle s'élance ensuite sur les organes intérieurs. Voilà, à proprement parler, la goutte *articulaire*, devenue goutte *viscérale* ou goutte *remontée*. Dans la seconde, la maladie est tout à fait irrégulière, mobile, fugace, aussi insaisissable dans son caractère que difficile à fixer et à guérir; c'est ce qu'on nomme goutte cachée ou *larvée*. Il ne faut pas croire que ces divisions soient de simples entités scolastiques; elles servent au contraire de guide au praticien.

La goutte viscérale rétrocédée, présente au moins cet avantage, c'est que la nature du mal est en général facile à reconnaître, on sait à quoi s'en tenir. Mais, ceci accordé, la maladie n'en est pas moins suivie des plus graves accidents, quelquefois même d'une mort instantanée.

Quoique tous les organes internes puissent être atteints par la goutte, le plus exposé pourtant à cette maladie est sans contredit l'estomac. Ce viscère est, pour ainsi dire, le milieu où elle naît, et le centre où elle aboutit sans cesse. Sur vingt cas de goutte remontée, nous en avons compté seize qui avaient lieu sur l'estomac, à la tête, aux poumons, au cœur, etc. Qu'on se garde de penser néanmoins, que la goutte établisse toujours et régulièrement son siége sur une articulation, puisqu'elle se propage de là sur un viscère quelconque. Quelquefois les choses se passent de cette manière, mais aussi très-souvent la goutte *glisse*, pour ainsi dire, sur une articulation et finit par concentrer sa funeste activité sur un organe intérieur. C'est au point qu'on a souvent besoin de se rappeler que le malade était goutteux, que récemment il a senti les atteintes de cette maladie, pour saisir l'origine des accidents qui se développent. Ces accidents, nous l'avons déjà dit, sont ordinairement rapides et graves, parce que l'organe lésé est toujours essentiel à la vie. On voit également la goutte rétrocédée se maintenir à la tête, dans les parties extérieures, avec une inconcevable ténacité et les plus vives douleurs. Il s'observe aussi des apoplexies par métastase goutteuse, qui, si elles ne tuent pas promptement le malade, impriment une profonde hébétation au système sensitif, pour peu qu'elles se prolongent. Quand la métastase est forte et rapide sur le cœur, le péricarde ou les poumons, le malade ne tarde pas à succomber; mais, si la maladie prend un caractère chronique, presque toujours il se fait un épanchement séreux ordinairement mortel. C'est à la suite d'une hydropisie de poitrine par la goutte que périt le grand Frédéric, au rapport de Selle et de Zimmermann, ses médecins. Mais, ainsi qu'il a été précédemment remarqué, c'est sur l'estomac, les intestins, la vessie, que la goutte se porte de préférence. Lorsque dans ce cas la métastase est funeste, que la goutte a *étouffé* le malade, comme on dit vulgairement, c'est parce que le diaphragme était le point convergent de la fluxion goutteuse. En effet, l'extrême difficulté de respirer, l'asphyxie et la mort, ces trois périodes dont la succession est aussi rapide que funeste, indiquent clairement le siége précis de la maladie.

La goutte larvée. — Quoi qu'il en soit, le diagnostic est encore facile; mais il n'en est pas de même de la goutte anomale *larvée*. C'est ici où il faut une rare perspicacité, une grande expérience et la connaissance parfaite de la constitution du malade et des antécédents, pour bien saisir le principe déterminant des accidents. L'obscurité redouble encore s'il n'y a eu aucun précédent qui puisse mettre sur la voie, comme il y en a des exemples. A ce sujet on a souvent cité, et avec raison, l'observation que Morgagni fit sur lui-même. Atteint d'une ophthalmie assez opiniâtre, il n'en guérit que par une première attaque de goutte. *Oculorum inflammationem statim minuit, ac diebus insequentibus, sustulit* (1). « L'inflammation des yeux diminua aussitôt, et elle disparut les jours suivants. » Réveillé-Parise a vu un cas semblable pour une affection oculaire plus grave. Le malade finit par se rappeler qu'il avait eu jadis quelques douleurs vagues dans les articulations du pied droit, mais cette fois la goutte s'y prononça fortement, et la maladie des yeux disparut en peu de

(1) Morgagni, *de Sedibus et Causis morb.* Epist. 56.

temps. Baillie cite l'histoire d'un gentilhomme anglais qui, depuis six mois, était en proie à de violentes palpitations de cœur, qu'aucun moyen n'avait pu soulager; elles disparurent entièrement par la manifestation subite d'un accès de goutte. Le prince Berthier, dans la désastreuse campagne de Russie, éprouva tout à coup de très-vives douleurs à l'épigastre, accompagnées d'ictère, de fièvre et d'une insupportable angoisse que rien ne pouvait calmer. Enfin, d'après quelques antécédents, on appliqua des révulsifs aux extrémités, une attaque de goutte eut lieu, et les accidents se dissipèrent. Un habile praticien de Nevers, le docteur Arloing, a rapporté, dans un journal de médecine, une observation très-curieuse de goutte larvée. Il s'agit, dans ce cas, de différents accidents inflammatoires et névralgiques très-graves qui se manifestèrent pendant assez longtemps dans la poitrine et l'estomac, et dont la disparition n'eut lieu qu'après une attaque de goutte très-prononcée à l'une des extrémités inférieures. « Cette observation, dit l'auteur avec raison, m'a bien servi depuis, toutes les fois que j'ai eu affaire à des goutteux. Elle m'a constamment rappelé le précepte si sage de penser toujours à la goutte dans toutes les maladies qui leur surviennent. » Au reste, ces exemples seraient infinis. Toujours est-il que la goutte anomale, rétrocédée ou larvée, est une maladie des plus singulières, des plus difficiles à saisir, et partant des plus dangereuses. Dans son extrême mobilité, elle parcourt pour ainsi dire toute l'économie ; tantôt elle se porte sur un organe, tantôt sur un autre ; aujourd'hui, c'est une pesanteur, un malaise insolite, l'existence est pénible ; le lendemain, une douleur aiguë se fait sentir sur un point quelconque du corps, de la tête, ou des extrémités ; tout à l'heure, le malade était vif, allègre, content, plein d'espérance ; dans un instant, il est menacé de perdre la vie, et son état exige les plus prompts secours. La scène varie sans cesse, parce que le siége du mal varie lui-même, sans que la cause ait changé de nature. Il arrive encore que cette cause après avoir erré plus ou moins longtemps, se fixe opiniâtrément sur un organe qu'elle altère et détruit avec plus ou moins de rapidité, d'après l'intensité de son action, d'après l'âge, les forces du malade et le régime qu'il a observé (1).

Moyens thérapeutiques. — Supposons que, soit par un refroidissement subit, soit par une émotion vive, enfin soit par une cause inconnue, la métastase

______

(1) *Nam pedem, genu, acetabulum, talos, coxendices, femora, manus, scapulas, brachia, rostra, carpos, adedit, depascitur, urit, tenet, inflammat, coquit.* (Lucien, *Tragopodagra.*) « Car c'est le pied, le genou, l'articulation, les hanches, les talons, les cuisses, les mains, les épaules, les bras, les poignets, les parties de la face, qu'elle attaque, qu'elle ronge, qu'elle brûle, qu'elle envahit, qu'elle enflamme, qu'elle macère. » Si d'aussi cruels effets ont lieu sur les parties extérieures, qu'on juge de ces effets quand la goutte attaque un organe intérieur, éminemment sensible, irritable, et dont les fonctions tiennent aux racines mêmes de la vie?

goutteuse ait lieu; supposons encore qu'on ait reconnu sa nature et par conséquent l'origine des accidents qui se manifestent, on demande ce qu'il faut faire. Avouons-le franchement, la thérapeutique est assez bornée. La goutte ne se manifeste à nous que sous la forme inflammatoire plus ou moins intense et développée; qu'en résulte-t-il? Que le contingent, le phénoménal nous est connu, mais non l'absolu, pour me servir du langage philosophique, qui rend parfaitement ma pensée. Aussi sommes-nous obligés, dans la grande majorité des cas, de combattre la goutte anomale ou viscérale, quels qu'en soient la forme et le siége, comme une simple inflammation : nous attaquons les effets. Ce traitement a plus ou moins de succès dans certains cas; mais quand le sujet est faible, épuisé par l'âge, la souffrance, l'opiniâtreté de la maladie devenue atonique, lorsque la nature, selon la judicieuse remarque de Sydenham, manque de *puissance réactive* pour porter aux extrémités le principe goutteux, est-il quelque moyen de guérison assez énergique, assez puissant pour attaquer directement le mal? Nous ne le pensons pas. Nos devanciers, qui avaient d'autres idées que les nôtres, n'hésitaient pas à employer une foule de remèdes contre la goutte anomale, et leurs livres sont remplis de magnifiques formules à ce sujet. Malheureusement l'impuissance de ces médicaments n'est que trop démontrée par le profond

oubli où ils sont maintenant : l'expérience et le temps
ont fait leur œuvre. Aujourd'hui, on ne peut s'attacher qu'aux trois indications suivantes : combattre
l'inflammation, selon son degré, détruire les spasmes,
et rappeler le plus promptement possible la goutte
aux extrémités.

Si le malade est jeune et fort, si le pouls bat avec
violence, si tout indique qu'il y a excès et précipitation vicieuse de l'action vitale, on doit recourir à
la méthode antiphlogistique ; mais que ce soit avec
cette prudente hardiesse, ce tact exquis du praticien
qui sait agir et s'arrêter selon l'état présent et à
venir de la maladie. Il faut se rappeler que de la
saignée faite ou refusée à propos, dépendent le salut
du malade et la réputation du médecin. Il y a, à
cet égard, un préjugé tellement enraciné dans le
public, qu'il n'est pas donné à tout médecin de le
braver impunément. D'ailleurs, le siége du mal et la
violence des symptômes serviront de guide.

Lorsque le malade est plus nerveux que sanguin,
on doit recourir aux antispasmodiques, parmi lesquels je mets au premier rang le *musc* et l'*assa-fœ-
tida*, dont on augmente rapidement les doses. Nous
avons vu plusieurs fois obtenir un plein succès avec
l'*ammoniaque liquide* ou l'*acétate d'ammoniaque* donnés à la dose : le premier, de quelques
gouttes, le second, d'un gramme et au-dessus ;
dans une tasse d'infusion de tilleul, médication qui

peut-être suivie d'une sédation assez prompte.

Dans le cas de métastase goutteuse sur l'estomac, les médecins anglais prescrivent jusqu'à cinquante, quatre-vingts ou cent gouttes de laudanum. Nous avouons n'avoir jamais osé donner l'opium à d'aussi fortes doses : peut-être à tort, car il y a des exemples bien constatés que cette médication a réussi, surtout quand le malade tombe à ce point de prostration physique et morale qui impose le devoir de tout essayer pour le sauver.

Les révulsifs aux extrémités et sur différents points de la surface du corps, sont des moyens très-recommandés et ordinairement les plus employés. Un des principaux est le bain de pieds si connu de Gondran. On sait que ce médicastre fit une fortune considérable avec ce moyen assez ordinaire, mais qui acquit une immense vogue, pour avoir soulagé d'une goutte anomale le duc d'Orléans, père de celui qui prit tant de part au grand mouvement politique de 89. Ce bain ne manque pas d'une certaine activité. Il se compose de 100 grammes d'acide hydrochlorique et de 4 grammes d'huile de pétrole blanche qu'on agite fortement ensemble dans une bouteille et qu'on jette dans l'eau préparée pour le bain du pied. On mêle quelquefois l'acide hydro-chlorique et l'acide nitrique à la dose d'une cuillerée à bouche chacun, pour un bain de pied préparé dans un vase de bois. Barthez recommande de composer tout

simplement les pédiluves avec 2 grammes de sublimé
corrosif préalablement dissous dans l'alcool avant de
verser la solution dans l'eau chaude. Pourquoi ne
pas préférer le plus simple et non le moins actif de
ces moyens, la farine de moutarde délayée dans l'eau
et enfermée dans une serviette qu'on tord dans le
bain de manière a en faire un pédiluve fortement
sinapisé? Les cataplasmes de farine de moutarde sont
très-usités et méritent d'avoir ici leur place. Nous
avons mieux maintenant dans les états qui exigent des
secours prompts et suffisamment énergiques. Avec le
sinapisme Rigollot, on peut obtenir une dérivation
dont on gradue la puissance à volonté; pour en tirer
le plus d'effet possible, on n'a qu'à augmenter la
surface du topique, jusqu'à entourer l'articulation
où on veut appeler la fluxion goutteuse et même
porter le topique au delà. Les ventouses sèches et
scarifiées, aux extrémités, autour des articulations,
notamment dans les endroits où la goutte s'est mani-
festée, produisent de bons effets. La vaste ventouse
employée d'après le procédé de M. Junod, pourrait
être utile, si elle était d'une plus facile application.
Le moxa, tant recommandé avec raison par quelques
auteurs, est assurément un puissant révulsif, mais
il inspire tant de frayeur à certains malades, la
douleur qu'il occasionne est parfois si vive, si aiguë,
le retentissement qu'elle a souvent dans l'économie
en général est si prononcé, si fâcheux, qu'il faut ap-

porter dans l'emploi de ce moyen une excessive réserve. Pourtant on peut y recourir dans ces cas extrêmes où il faut agir promptement, fortement, et le succès ne se fait pas attendre. Au reste, il arrive quelquefois que des moyens assez doux réussissent complétement, pourvu que leur emploi soit méthodique. Ainsi, des frictions répétées avec le liniment ammoniacal ordinaire, sur les extrémités, produisent de bons effets, et y rappellent la goutte d'une manière assez prompte.

On peut encore envelopper les articulations précédemment affectées par la goutte, d'un emplâtre de poix de Bourgogne stibié; frotter ces mêmes articulations avec l'huile de croton tiglium, et recouvrir ensuite la partie d'un large morceau de sparadrap, qu'on laisse appliqué pendant plusieurs jours. Quelquefois on dirige avec succès, sur ces mêmes articulations, de fortes douches de vapeur assez chaude pour exciter et rubéfier la peau. Ce dernier moyen est assez énergique; on doit le préférer de beaucoup au bain chaud, dans lequel le malade est toujours mal à l'aise, et qu'on ne peut même employer dans certains cas.

Ce n'est pas sans dessein que je multiplie ici les moyens de révulsion capables de faire cesser la métastase goutteuse. Ces moyens, en effet, doivent être variés, et la pratique démontre que si l'un ne remplit pas l'indication qui se présente, on peut y arriver par

un autre moyen d'une efficacité plus décidée. A ce précepte de varier les moyens révulsifs dans la goutte viscérale, j'ajouterai celui de persister dans leur emploi.
Quelquefois, au moment qu'on s'y attend le moins,
une douleur sourde, puis aiguë, se fait sentir dans
une articulation, et les accidents se dissipent assez
rapidement. Il faut, surtout dans certaines gouttes
essentiellement mobiles et erratiques, revenir et insister sur les révulsifs qui ont eu le plus de succès,
même quand il n'y a pas de métastase dangereuse
imminente. *Encourager la goutte aux pieds*, est un
dicton admis chez les goutteux, et qui n'est point à
mépriser. C'est donc à l'art de seconder sur ce point
les tutélaires efforts de la nature, car celle-ci tend
constamment à repousser au dehors le principe de la
maladie; mais ces efforts ne sont que trop souvent
impuissants, irréguliers et dangereux.

Quant aux remèdes intérieurs à administrer dans
la goutte anomale rétrocédée, ils ne peuvent être
que généraux et administrés selon les symptômes les
plus menaçants; le médecin est ici livré à sa propre
sagacité. Les médicaments anti-goutteux proprement
dits, sont aujourd'hui à peu près abandonnés; une
critique médicale, élevée, conséquente et conscien-
cieuse, a démontré, en effet, que ces moyens n'ont
aucune efficacité. Aux empiriques seuls appartieut le
droit de moissonner dans ce champ de mensonges et
de déceptions. Il est seulement un point important à

ne pas perdre de vue dans le traitement de la goutte anomale, c'est que les accidents variant d'après l'organe atteint, il faut agir en conséquence. Ainsi, dans la goutte rétrocédée qui se porte à la tête, s'il y a menace d'apoplexie, on doit se hâter de saigner le malade et opérer une forte révulsion aux extrémités. Si la métastase goutteuse a lieu sur les poumons, il est également urgent de saigner le malade dans l'exacte proportion de ses forces, d'appliquer ensuite de larges vésicatoires, des ventouses scarifiées, multipliées à la base de la poitrine, en même temps qu'on relâche le ventre et qu'on agit sur les extrémités. S'il y a des coliques violentes, des vomissements, il faut recourir aux émollients, aux adoucissants, puis aux légers narcotiques, tant intérieurement qu'extérieurement. L'essentiel est de persévérer dans l'emploi des moyens qui semblent les plus efficaces, et de les seconder par un régime convenable et méthodique. Sans attacher trop d'importance aux remèdes contre la maladie dont il s'agit, quels que soient sa forme et son degré, il ne faut pas non plus les négliger. Ce serait fermer les yeux aux indications, et manquer aux règles enseignées par une expérience constante.

CHAPITRE V

MOYENS HYGIÉNIQUES OU PRÉVENTIFS.

Haute utilité des moyens hygiéniques; — le goutteux doit se bien connaître; — inconstance ou indifférence dans le régime; — les climats comme moyen hygiénique de premier ordre.

Haute utilité des moyens hygiéniques. — Les moyens hygiéniques sont d'autant plus importants à connaître qu'on peut les considérer à la fois comme prévenant les attaques et comme préparant la guérison. Seuls, sans l'intervention d'un moyen thérapeutique actif, ils peuvent suffire à diminuer beaucoup le mal, et même à le guérir comme il s'en montre des exemples, tandis que, sans eux, aucun remède ne peut avoir toute son efficacité. L'histoire de la goutte montre surabondamment combien les causes occasionnelles ont de l'importance. Celles-ci se comportent même, vis-à-vis de certains tempéraments, comme si elles étaient la cause première de la maladie, le principe goutteux lui-même *qui n'est connu que des dieux*, comme le disait un médecin de l'antiquité. Le principe une fois constitué dans l'organisme, qu'on juge quelle sera son activité, son énergie, si les causes qui l'ont produit continuent à s'exercer. Quand le sol est ensemencé, rien ne favorise mieux sa fécondité que la culture. Il en résulte la nécessité d'écarter toutes ces influences qui dans la goutte acquise, ont pu être des causes génératrices de la maladie et il importe pour cela, de l'étudier avec soin pour apprendre à se connaître et à savoir se diriger.

Le goutteux doit se bien connaître. — Il faut donc que tout individu atteint de la goutte acquise ou héréditaire s'attache avec attention et persévérance à connaître la mesure physiologique de ses forces et de son tempérament, à apprécier le régime le plus convenable à son état, ce qui lui est bon ou nuisible, le climat où il vit, c'est-à-dire l'influence des eaux, de l'air et des lieux, les habitudes qu'il a contractées, les maladies qui ont pu l'affaiblir, etc. Bien plus, il est nécessaire que cette connaissance s'étende jusqu'à sa place dans la société, les occupations comme les obligations qu'elle entraîne afin de pouvoir régler ce qu'il doit faire et ce qu'il doit se refuser. Toutes ces données méritent d'autant mieux d'être étudiées, que les influences qui en proviennent agissent puissamment sur la goutte et sont pour beaucoup dans la fréquence, les retours, l'intensité et la terminaison des paroxysmes comme de la maladie elle-même, et que lorsqu'on les possède, ces données, il devient facile de se tracer une direction et de se préparer un mode d'existence conforme aux besoins de l'organisme. Il n'y a rien de bien exagéré dans cet adage qui porte la marque du vrai : *La goutte est la maladie de ceux qui veulent l'avoir.*

Inconstance ou indifférence dans le régime. — Il est des goutteux qui savent arranger leur vie, suivant les exigences de leur état, ils savent se soumettre, combien d'autres résistent-ils à l'impérieuse nécessité! Ils font des concessions, il est vrai; ils s'observent sur quelques points, ils obéissent en cela, aux conseils, aux recommandations, ils réservent leur indépendance sur tous les autres. Il faut qu'ils sachent qu'il est nécessaire de garder dans l'application des mesures hygiéniques et des réformes qu'il convient de s'imposer, un esprit de suite sans lequel on ne peut obtenir des résultats soutenus et favorables. Assurément l'œuvre n'est pas toujóurs facile. Il y a des goutteux qui n'y parviennent pas sans violence et d'autres qui malgré leurs efforts n'arrivent pas à se priver ou à se régler, tant la force de l'habitude et les exigences du tempérament sont grandes. Mais, qui veut la fin, veut les moyens. La goutte est un ennemi redoutable qui exige qu'on dirige contre elle tous les moyens d'action, toutes les forces qui peuvent en avoir raison. Il existe une autre classe de goutteux, peut-être la plus nombreuse; elle est formée par les insouciants qui ne veulent rien prévoir, sans doute parce qu'ils ont tout à craindre ou qui se contentent tout au plus de quelques légères précautions, laissant à la fortune, le soin de les protéger pour le reste : *la flanelle et la patience,* voilà toute leur hygiène et même n'en suivent-ils que la moitié, car pour la patience, c'est la qualité, dont ils usent le moins. On peut bien à la rigueur ne pas succomber après quelques précautions qui se réduisent à si peu de chose. Une telle méthode consiste à commuer la peine de mort qui pèse sur les goutteux en une souffrance continuelle, qui n'est pas exempte elle-même, des craintes et des angoisses d'une brusque et fatale terminaison. Mieux vaut cent fois combattre la goutte avec des moyens éprouvés, qui sont à notre disposition et dont la plupart n'exigent pour être employés, que l'avance d'une volonté forte et opiniâtre. Si, par l'effet qu'ils produisent, ces moyens n'amènent pas les changements qu'on pouvait en attendre, ils aideront au moins à rendre l'existence supportable, à maintenir le goutteux en bon accord avec son ennemi.

Les climats comme moyen hygiénique de premier ordre. — Pour obtenir même les résultats les plus incomplets quand on les demande aux mesures d'hygiène, il est beaucoup de choses essentielles à connaître et dont la plupart sont ignorées ou mal sues des goutteux. C'est l'objet de l'étude hygiénique qui va suivre et que nous avons divisée en deux grandes sections, la première se rapportant aux climats qui sont dans la convenance de la maladie, la seconde exposant avec tous les développements nécessaires les règles tirées de l'hygiène qui s'appliquent à notre sujet. On s'étonnera peut-être de la grande part que nous faisons à la climatologie. C'est, comme on va

le voir, d'ordre logique. Il n'y a pas de moyen hygiénique qui puisse avoir toute son utilité, s'il n'est secondé par cette influence de premier ordre qui consiste dans l'atmosphère qui nous environne. Sans une
atmosphère appropriée aux nécessités du tempérament et de la maladie, il ne peut se produire de modification persistante. Or, quand on est empêché d'aller à une atmosphère bienfaisante, il faut autant que
possible, que le malade la fasse autour de lui. D'autre
part, la climatologie est une science. Il est permis
aujourd'hui d'en tirer des applications dont l'expérience d'accord avec la théorie montre clairement les
rares avantages.

PREMIÈRE SECTION.

CLIMATS PROPRES AUX GOUTTEUX.

Immunité relative des climats chauds ; — fréquence de la goutte dans
les climats humides et froids ; — l'Angleterre et l'Allemagne ; —
règles à suivre pour le choix d'un climat ; — stations favorables ou
contraires ; — les saisons ; — les climats de chambre.

Immunité relative des climats chauds. — Mühry
dit dans un de ses ouvrages. dont un chapitre est consacré à la géographie de *l'absence* de la goutte dans
les diverses régions du globe (1), qu'il est démontré
que la grande rareté de la goutte non-seulement sur
les habitants, mais sur les émigrants étrangers, est

(1) A. Mühry, *Climatologische Untersuchungen*, cap. *die Gicht.*
Leipsig und Heidelberg.

l'apanage des pays chauds. Il cite à l'appui de sa thèse, les rapports des voyageurs et des médecins qui ont vécu au Pérou, au Brésil, dans les Indes orientales, dans la Nouvelle-Galles, en Algérie, en Égypte et en Syrie. Cependant, les régions chaudes ne se ressemblent pas, sous le rapport de données du climat, de manière à pouvoir retirer de toutes indistinctement des effets analogues. Elles ont de commun l'élévation de la température. Mais, les unes présentent une atmosphère sèche, les autres une atmosphère humide. Ces deux dernières conditions fournissent une influence qui a sa valeur thérapeutique; mais le rôle principal, l'action par laquelle les grandes modifications se produisent, appartient à la chaleur. Le fondement de la rareté de l'affection goutteuse (*der Grund der Seltenheit*), c'est la fonction de la sudation entretenue par l'élévation de la température, fonction qui aide énergiquement à la séparation des sels uriques ou de la matière peccante, dit Mühry qui ne recule pas devant une interprétation humorale, exprimant à son avis la vérité. Il est évident que la température remplit le principal rôle dans cette sorte d'immunité dont jouissent les régions chaudes. Quelque accessoires que soient les autres qualités, ne peuvent-elles pas avoir et n'ont-elles pas réellement leurs avantages suivant les moments ou les divers états par lesquels passe la maladie? Dans l'état de grande susceptibilité nerveuse où la plus faible cause

éveille la douleur et fait craindre la menace d'un paroxysme, lorsque la chaîne des accès est formée par
des chaînons très-rapprochés, c'est bien les atmosphères humides et chaudes qui conviennent. D'autre
part, la goutte chronique détermine une cachexie
goutteuse qui se manifeste par l'affaiblissement de
l'organisme à la suite du mauvais fonctionnement de
l'estomac; c'est alors une autre influence qui convient,
c'est celle des atmosphères chaudes et sèches.

Cependant, l'influence de la température dans les
régions chaudes n'est pas telle que le privilége de
l'immunité ne dépende pas, en partie, d'autres causes.
Les habitants de ces pays n'ont pas un régime alimentaire comme le nôtre, ne font pas ou font peu d'usage
de boissons fermentées; ils ont, de plus, une vie qui
ne se distingue pas par le confortable qui est dans les
habitudes de la société européenne. C'est un ordre
de causes qui peut modérer la maladie et même aider
à sa guérison. Il faut l'admettre en faveur des habitants qui ont hérité du privilége d'immunité et
qui continuent les mêmes pratiques que celles des
indigènes dont ils proviennent. Mais les résidents
étrangers qui viennent avec la goutte et qui se sentent
améliorés sous l'influence du climat, ont-ils changé de
manière de vivre et se sont-ils mis en harmonie avec
les coutumes des habitants? Ce n'est pas probable
dans le sens absolu; mais, obéissant à la nécessité, ils
se sont soumis en ce qui n'était pas en leur pouvoir,

au mode d'existence des indigènes. Lancisi disait que
pour vivre dans l'air romain, il fallait suivre la coutume romaine. On ne profite, en effet, des avantages
d'un climat qu'en y vivant, comme l'expérience a
enseigné aux habitants d'y vivre. Quand, au contraire,
on veut y garder ses propres habitudes, la santé ne
tarde pas à y expier cette témérité. Il faut donc admettre que, par nécessité ou par raison, les étrangers
se sont faits aux exigences de leur nouveau séjour,
c'est-à-dire à celles qu'impose le climat; il ne reste-
rait alors pour expliquer le bénéfice qui en sortirait
pour la goutte, que l'influence de la température. On
peut donc conclure que la température est l'agent
principal, l'agent prédominant et quelquefois le seul
de l'immunité des pays chauds dans l'affection goutteuse. S'il y a moins de goutteux dans ces pays que
partout ailleurs, si la goutte contractée sous d'autres
régions peut y trouver des influences favorables, c'est
que la peau y prend et y conserve toute son activité
fonctionnelle, en exonérant l'organisme d'éléments
qui peuvent être considérés comme la matière de la
maladie.

*Fréquence de la goutte dans les climats humides
et froids.* — D'autre part, les régions qui favorisent
le plus le développement de la goutte sont celles
dont le climat a une constitution froide et humide.
Ces régions sont représentées en Europe, par l'Allemagne, l'Autriche, l'Angleterre et même la France,

dont le climat est infiniment plus doux et en quelques
parties, moins humide que l'Allemagne et principalement la Grande-Bretagne. La goutte est peu ré-
pandue, selon Garrod, en Écosse, en Irlande, en Po-
logne et en Russie. Comme ces divers pays tous septentrionaux participent plus ou moins aux conditions
climatologiques de ceux qui leur sont limitrophes et
où l'affection goutteuse est en pleine prospérité, le
même auteur attribue cette exception au peu d'usage
qu'on y fait des boissons fermentées. Il est probable
que cette diète, qui tient aux mœurs, n'est pas sans
produire une influence antagoniste. Mais la grande
part reste au climat dans ses conditions exceptionnelles
de température et d'humidité. La peau est sidérée par
le froid humide. Elle n'est plus qu'un émonctoire
insuffisant et presque nul au service de la santé. Les
déchets de l'organisme, qui remplissent un rôle étio-
logique si marqué dans la goutte, n'ont pas d'issue
pour en sortir.

L'Angleterre et l'Allemagne. — L'Angleterre est
un exemple non-seulement de l'influence du climat
sur le développement de la goutte, mais d'influences
accessoires qui ont pour effet de l'aggraver. Le ciel
anglais est froid et constamment humide. Il est froid
par sa latitude, il est humide à cause de la constitution de la région arrosée par de grands cours d'eau,
et en première ligne portant le caractère insulaire. Il
s'y joint une condition qu'il est important de noter.

Le ciel est brumeux, la lumière solaire n'y brille pas comme dans les parties méridionales de l'Europe. Or l'action solaire, soit directe, soit indirecte est indispensable au maintien des qualités physiologiques de la peau. Elle y entretient une activité qui, sans son intervention descendrait bientôt au-dessous de son degré normal et pourrait même finir par s'éteindre. Il y a de plus, en Angleterre, un régime de vie qui doit seconder l'action du climat, en tant que favorisant le développement de la goutte. On y consomme beaucoup de viande et de viande saignante, ce qui amène une consommation exagérée de boissons fermentées. Il est à remarquer encore que les hommes les plus distingués, les plus laborieux, sont martyrisés par l'affection goutteuse et qu'ils partagent cette triste destinée avec cette société d'élite qui vit dans le luxe en même temps qu'elle se livre au travail de la pensée. « Feu M. Pitt ainsi que son père, dit Scudamore (1), avaient été tous deux atteints de la goutte à un âge peu avancé. Le père n'était pas un adorateur de Bacchus; on ne saurait en dire exactement autant du fils, mais tous deux étaient d'ardents travailleurs. » Les influences accessoires peuvent dans certains cas, monter au rang de premier ordre; mais l'influence qui garde la prédominance la moins incontestable, c'est le climat. Aussi, l'émigration est-elle très-favorable aux goutteux an-

______

(1) Scudamore, *Traité sur la nature et le traitement de la goutte.*

glais, quoique, partout où ils vont ils se montrent ja-
loux de conserver leurs habitudes.

Une démonstration de l'influence du climat sur le
développement de la maladie, se tire de ce qui s'observe en Allemagne et surtout en Autriche. La goutte
y est commune, elle ne s'attaque pas à une classe
d'élite, comme en Angleterre, elle s'observe sur
toutes les classes de la société et même sur les paysans, qui jouissent des avantages de la vie active et en
plein air. Le mot *Gicht*, la goutte, est vulgaire chez
eux et ils s'en servent pour désigner des douleurs et
des difformités qui ne sont pas l'effet de la goutte.
Quel est le régime alimentaire du paysan? Il mange
peu de viande et boit peu de vin, non pas parce qu'il
s'en prive par raison, mais parce que ses ressources
l'empêchent d'en boire ce qu'il en voudrait. En compensation, il a la bière, cette boisson nationale, mais
il n'en prend que dans les tavernes ou les cafés. Chez
lui, sous son toit, c'est l'eau seule qui se consomme.
Les hivers sont très-rigoureux en Autriche. La peau
n'y fonctionne pas pendant cette saison, malgré l'habitude de s'y bien couvrir. Au début de chacun de ces
hivers, j'avais toujours à traiter des dyspepsies avec le
goût acide et un état vertigineux très-prononcé. Les
symptômes ne disparaissaient qu'avec l'emploi assez
prolongé du bicarbonate de soude. Je l'ai observé
pendant bien des années sur de nombreux clients et
je suis sûr de ne pas me tromper sur le caractère

comme sur la cause de la maladie. J'écrivais, à la date de 1854 (1) : « Tout le monde connaît le climat de l'Angleterre ; il est froid, relativement à la France ; il est humide, il est nébuleux. Une telle influence s'exerce naturellement sur la peau et met obstacle au régulier exercice de ses fonctions. De là une source d'acidité pour l'économie, une cause qui doit affaiblir l'alcalinité du sang et des humeurs qui portent ce caractère. Le régime pourrait peut-être entretenir l'équilibre en combattant les influences du climat. » Ce que je dis pour l'Angleterre, peut s'appliquer exactement à l'Autriche. C'est la température hivernale et la difficulté de s'en défendre qui y déterminent ces dyspepsies que j'ai pu observer. Pour la goutte qui se manifeste chez le paysan, il n'y a pas non plus d'autres influences que la rigueur du climat. Dans ce cas, qui ne s'applique il est vrai qu'à un seul pays, il ne se joint, du moins autant qu'on peut le constater, aucun modificateur accessoire. C'est le climat seul qui agit. Il faut en conclure que de tous les agents qui forment la matière de l'hygiène, c'est le plus puissant et celui qu'il importe le plus de connaître pour le faire servir à corriger les vices de l'organisme.

Règles à suivre pour le choix d'un climat. — Pour

(1) D^r Ed. Carrière, *Du traitement rationnel de la congestion et de l'apoplexie par les alcalins et en particulier par le bicarbonate de soude.* Paris, 1854.

ne pas faire fausse route dans le choix d'un climat
approprié, il ne faut pas perdre de vue que la goutte
se présente sous deux aspects différents et même en
opposition l'un vis-à-vis de l'autre. Dans le premier,
la goutte est jeune, elle se manifeste par des paroxysmes violents, elle sévit dans un corps que les souffrances n'ont pas encore épuisé et qui d'ailleurs
porte souvent lui-même les marques d'une constitution pleine et vigoureuse. Dans le second, la cachexie a pénétré tout l'organisme et le délabrement
de l'estomac n'est pas le moindre des accidents qui
compliquent cette période pleine de crainte et de
dangers. Évidemment, les mêmes influences ne conviennent pas à ces deux états de maladie. Il faut à
l'une des modifications qui ne conviendraient pas à
l'autre et qui lui deviendraient infailliblement un
sujet d'aggravation. Au premier de ces états, à celui
qui est dominé par une disposition inflammatoire et
par une susceptibilité grande du système nerveux, il
faut un climat chaud et humide. Pour le second, qui
se dénonce par une diminution marquée de la force
de réaction et même par les signes les mieux carac-
térisés de la cachexie goutteuse, il est nécessaire de
relever le ton des organes, de travailler à la recon-
stitution de l'économie, ce qui se fait déjà par les
agents thérapeutiques. Or le climat qui peut donner
à ces moyens d'action le concours le plus efficace
tout au moins le plus utile, c'est le climat chaud et sec.

L'élévation de la température produit de grands effets par elle-même. Dans les climats où elle règne, elle implique la durée des belles journées. Dans ces conditions, le goutteux est sollicité à user d'un moyen d'hygiène qui lui est indispensable. Ce moyen, c'est l'exercice quotidien, la promenade prolongée, qui servent à combattre l'embarras du jeu des articulations et à prévenir les ankyloses qui sont une fréquente conséquence de la maladie. La température exerce sur la périphérie du corps une action très-puissante qui sert à dégager les viscères, à porter au dehors, la vie ou l'activité qui était concentrée au dedans. De plus, le goutteux présente une plénitude veineuse de la peau, qui montre que le sang n'y circule pas à l'aise. La température ramène les veines à leurs fonctions légitimes, et une fois l'impulsion donnée pour une part, le reste suit. La circulation ramenée à son état normal est complétée par le rétablissement de la sudation. Quand il se joint à l'élévation de la température un état marqué d'humidité ou de sécheresse, les effets se modifient d'une manière sensible. Les atmosphères chaudes et humides produisent dans l'économie une détente qui ne peut se comparer qu'à celle qui résulte de l'emploi des calmants et des antiphlogistiques. Les atmosphères chaudes et sèches remplissent le rôle opposé, avec cette réserve que la susceptibilité des goutteux mise en éveil, même lorsqu'il n'y a pas d'état inflammatoire, doit être toujours ménagée. Il faut de la surveillance dans les climats chauds et humides, pour les goutteux qui vont les habiter; car, à côté du bien qu'ils produisent, il y a le mal qu'ils peuvent amener. Ces climats, en effet, favorisent les congestions. De tels effets s'observent aussi dans les climats chauds et secs. Le système nerveux du goutteux est toujours en éveil dans l'état diathésique comme dans l'état aigu. La thérapeutique calmante a bien des moyens à opposer à ces petits orages. On ne doit pas hésiter à y recourir.

Une question se présente qui ne doit pas être passée sous silence, celle des tempéraments. Tantôt la goutte s'établit sur un tempérament formé par une nutrition exagérée et éminemment sanguin, tantôt sur un autre qui se traduit par la maigreur et la sécheresse de la fibre. Je ne parle pas des nuances qui constituent des états mixtes auxquels il faut être attentif. On ne peut guère accommoder ces états différents à un climat qui soit à leur entière convenance. Dans ces conditions, il faut remplacer par l'ordre de la vie et des moyens thérapeutiques appropriés, ce qui peut faire défaut dans les influences du climat. On comprend qu'à ce compte, il n'est pas permis au malade de se diriger lui-même. Un médecin qui sera familiarisé avec les inconvénients de la station et qui saura les interpréter dans leurs rapports avec le tempérament du client, sera seul apte à décider en pareille matière.

Les climats favorables ou contraires. — Les climals chauds, humides ou secs devraient être compris dans les stations d'une température relativement élevée, avec une moyenne annuelle voisine de 17 degrés et même supérieure à ce nombre. Mais, au-dessous de ce chiffre, il y a des stations propres aux goutteux où la disposition du sol favorise assez la température pour entretenir la peau dans un état de vitalité qui en excite et maintient la fonction. Tous ces climats sont situés non loin de la Méditerranée ou sur ses bords. Quelques-uns sont des climats insulaires et ceux de cette classe n'appartiennent pas seulement à la Méditerranée. On peut les diviser en deux classes correspondant aux effets que les goutteux vont leur demander. On sait à quelle espèce de malades conviennent soit les climats chauds et humides, soit les climats chauds et secs. Les goutteux qui sont dans la jeunesse et dans la vigueur de leur affection et qui ont de plus un tempérament de plénitude sanguine avec exaltation de la douleur, réclament des climats chauds et humides. Ceux qui sont dans la cachexie goutteuse, qui les a déjà épuisés et amaigris réclament les climats chauds et secs.

D'abord, les climats de chaleur et d'humidité appartiennent principalement à la zone méridionale de la Méditerranée ; ils font moins partie du littoral européen que de celui de l'Afrique. C'est dans cette région africaine, en effet, que sont situés les climats véritablement chauds. Le thermomètre y marque une moyenne annuelle de plus de 17 degrés, et celte qualité se complète par une prépondérance marquée des vents méridionaux sur les septentrionaux. Les climats de chaleur et de sécheresse appartiennent, au contraire, à la zone opposée, celle du littoral de l'Europe. En voici la raison. Cette région septentrionale est moins échauffée que la région méridionale, la zone à laquelle appartient celle-ci, portant une moyenne annuelle qui en diffère de près de 2 degrés. Mais, de plus, la ventilation s'y exerce de manière à imprimer à ces atmosphères, un caractère qui se retrouve sur toutes les régions du littoral. Les vents prépondérants sont des vents d'aspiration qui descendent bruyamment des régions polaires pour combler les vides opérés par la puissance de la température sur la zone de l'équateur. Si nous en faisions l'énumération, nous les retrouverions marqués du même signe d'origine jusqu'à l'extrême orient de la Méditerranée. Pour la France, c'est le nord-ouest, le cers du Languedoc, ou le mistral de Marseille. Or ces vents pénétrant dans les stations du littoral, non pas avec leurs ailes mouillées, mais dans un état de grande sécheresse communiquent leurs qualités aux bassins dans lesquels ils entrent en maîtres. De là, cette sécheresse de l'air dans les régions maritimes, ces influences toniques et même excitantes qui ont été l'objet de tant d'interprétations.

En tête des stations appartenant aux climats chauds

et humides que nous avons à signaler, nous place-
rons Alger. Dans un livre judicieusement pensé et
qui a été publié l'année dernière (1), je lis cette
phrase : « J'ai toujours essayé d'attirer l'attention
sur cette question et je répète qu'Alger est un climat
chaud et humide, convenant spécialement à la
phthisie érétique et *arthritique*, venant avec Madère
en première ligne et n'ayant d'équivalent en France
que la région sud-ouest de notre pays. » Ainsi, le
climat algérien serait favorable à l'arthritisme dans sa
période aiguë, c'est-à-dire en ce temps qui n'est pas
encore le règne de la diathèse et de ses complications. Il ne s'agit ici que du rhumatisme dans ses
rapports avec la phthisie. Mais, pour les convenances de climat, on peut dire qu'elles sont les
mêmes pour la goutte comme pour le rhumatisme.
L'île de Madère, placée dans une autre mer, a fait
dire au même auteur, sur la ville qui porte ce nom,
qu'elle est à peu près identique à Alger, au point de
vue thermométrique comme au point de vue hygrométrique. Causes analogues, effets semblables. Les
indications de l'une de ces stations dictent les indications de l'autre. Les mêmes analogies moins étroites
mais non moins décisives se trouveraient dans quelques-unes des stations insulaires de la Méditerranée.
Palma de Mayorque n'est pas sans ressemblance avec

______

(1) *Trois Mois à Alger*, par le docteur X.

le climat algérien, sinon dans la distribution annuelle de ses éléments météorologiques, au moins dans les plus importants de ses effets sur l'organisme. Palerme mérite aussi un rang dans le groupe des stations à constitution chaude et humide. On me permettra de rapporter ce que j'en disais récemment (1). « Le climat de Palerme peut être considéré comme un des climats marins les plus modérés, les plus doux et non pas les moins humides. En comparant les météorologies d'autres bassins maritimes, on pourrait peut-être montrer que le climat palermitain mérite moins de faveur. Mais, comme le dit le docteur Vivenet lui-même (un auteur qui a publié à Erlangen en 1861 une bonne monographie de Palerme et de quelques autres stations de la Sicile) (2), ce sont moins les chiffres que les effets sur les malades atteints d'affection de poitrine qui sont à considérer. L'expérience montre que cet air est vraiment doux, vraiment calmant au point de ne pas peut-être en trouver un qui l'égale au moins en Europe. » Enfin, je concluais de la manière suivante, après avoir analysé avec soin la météorologie du bassin : « Il résulte finalement, de la manière dont agissent les uns sur les autres les éléments essentiels du climat, la *douceur*, puisque cette impression est ainsi désignée, la *pérennité dans*

(1) Ed. Carrière, *le Climat de l'Italie et des stations du midi de l'Europe*, 2ᵉ édition. Paris, 1876.
(2) Vivenet, *Palermo und seine Bedeutung als climatischer Curort.*

la douceur, qui constitue la qualité dominante de l'atmosphère palermitaine. » Cette qualité dominante qui, par sa durée, doit produire nécessairement des effets analgésiques, est importante dans le traitement de la goutte. Ne fût-ce que pour cette influence, la station de Palerme devait être recommandée.

Dans le midi de la France et dans les zones où les températures surpassent à peine 16 degrés de moyenne annuelle, si même elles y parviennent, sont signalées deux stations dont l'atmosphère est très-sédative et propre conséquemment au traitement de la goutte, lorsque la diathèse n'a pas encore usé les forces du goutteux. Ces deux stations sont Pau et Dax, la seconde de ces deux villes, située à peu de distance de la première. Je disais moi-même dans un travail, publié il y a peu d'années sur la cité béarnaise, que son climat était bon pour les prédispositions inflam-matoires et tous les états d'éréthisme sanguin qui ré-clament le concours d'influences tempérantes (1). A ce titre, la goutte rentre dans les indications de ce climat. La ville de Dax a un climat sédatif qui peut rendre des services au rhumatisme comme à la goutte, mais ce climat est quelque peu artificiel, car c'est moins la météorologie que la chaleur humide de ses thermes et de ses eaux minérales, qui élève la tem-

(1) D^r Ed. Carrière, *le Climat de Pau sous le rapport hygiénique et médical*. Paris, 1868.

pérature et imprime à l'atmosphère les qualités qu'on lui reconnaît. Une particularité observée par un médecin dont j'ai déjà cité le consciencieux travail, c'est qu'à Pau, l'arthritique souffre de la différence marquée qui existe entre le soleil et l'ombre, tandis qu'à Dax, où la température moyenne est plus basse au soleil, se montre cependant plus élevée de 2 degrés à l'ombre, ce qui est pour l'arthritique d'un grand avantage et ce qui n'est pas moins avantageux au goutteux. Quels que soient les bons effets de ce rapprochement des extrêmes entre l'ombre et le plein soleil, il y a quelque chose de préférable, c'est la température non renfermée dans des limites modérées, mais portée à un degré supérieur, comme sur le Nil, à Alger, ou à Madère. Le goutteux doit craindre les transitions et tout faire pour les éviter. Si, après une promenade sous un soleil assez chaud il passe à l'ombre, sans prendre de précautions, il souffrira de ce changement subit d'influence. Plus même il aura fait choix d'une station méridionale, plus cette différence se fera sentir sur lui. Mais cet inconvénient de la transition qui se peut éviter, car il n'est pas difficile de se protéger contre elle, ne doit pas éloigner d'un avantage qu'il importe de chercher avant tout, celui de la chaleur. L'entretien de la vitalité et du fonctionnement de la peau en dépendent de la manière la plus étroite. Ai-je besoin de dire que c'est pour cela, en première ligne, que les goutteux sont appelés à participer aux bénéfices des climats?

A la région septentrionale de la Méditerranée appartiennent les climats chauds et secs, chauds relativement aux zones plus septentrionales mais qui participent trop fréquemment aux hivers du continent. Ces climats ont de la sécheresse, malgré leur voisinage de la mer; ils la tiennent de la prépondérance des vents du nord sur ceux qui soufflent de la Méditerranée ou de l'Afrique. Or nous savons que ce sont ces climats qui conviennent aux goutteux frappés de diathèse ou affaiblis par les complications et les épuisements résultant de la durée de la maladie. Le premier de ces climats, celui qui est le plus adopté par la vogue, je préfère croire par la confiance, c'est celui de Nice. Il est adopté surtout par les Anglais, chez qui la goutte est très-fréquente et frappe surtout la classe d'habitants à qui la fortune facilite l'émigration. Les qualités de cette atmosphère sont la sécheresse avec la longue durée des jours sereins pendant l'hiver et un éclat de soleil qui ne se voit pas dans les régions plus septentrionales. C'est précisément l'atmosphère qui convient aux goutteux diathésiques, surtout à ces goutteux anglais qui ont toujours vécu sous un ciel humide et sombre et qui, malgré leur belle apparence, présentent un fond de lymphatisme qui ne peut se corriger que par des influences contraires. Un Anglais s'exprime ainsi touchant ce climat et les favorables effets que ses compatriotes pouvaient en recevoir (1). « La goutte et le rhumatisme sont peut-être les maladies dans lesquelles l'influence bienfaisante d'un climat approprié est le mieux sentie. Dans la première, il y a presque toujours une tendance à la stase veineuse, à la congestion viscérale et à la surexcitation rénale, tandis que, de l'autre côté, l'action de la peau est diminuée. Beaucoup de personnes sujettes à la goutte échappent à leurs attaques périodiques en passant l'hiver dans une position qui favorise l'exercice de la promenade et où l'air, échauffé par le soleil, provoque une circulation et une sécrétion plus énergique des vaisseaux capillaires de la peau, au grand soulagement des organes internes... Nice est un des meilleurs endroits (à habiter) dans un grand nombre de ces cas. » Nice est, en effet, un séjour d'hiver excellent pour la sérénité des jours qui invite à la promenade, pour la chaleur solaire qui rappelle la vie à cette surface cutanée dont les fonctions sont si indispensables au malade, pour les qualités toniques de l'air qui engendrent la force dans un organisme où elle fait défaut. Ces qualités particulières du climat désignent les cas qui sont de leur ressort. Il n'y a que les diathésiques dont l'enveloppe cutanée est inerte et les organes intérieurs en mauvais état qui puissent en faire leur profit. Il est bien entendu que les tempéraments français trouveraient

(1) Docteur Edwin Lee, *Nice et son climat*, 3ᵉ édit. Paris, 1867.

les mêmes avantages à vivre dans la station de Nice, avec cette réserve cependant que, plus susceptibles, plus nerveux, le climat qui leur conviendrait mieux encore, ce serait un climat plus chaud et surtout un peu moins sec.

Les stations qui se succèdent sur le même rivage et qui ne sont pas séparées par de grandes distances, participent aux mêmes qualités et aux mêmes inconvénients. Aucune d'entre elles n'est suffisamment à l'abri des aiguillons du nord. Chacune est dans la gamme de la sécheresse; celle-ci d'un ton plus haut, sa voisine d'un ton plus bas. Les stations dont l'atmosphère porte le plus d'humidité, n'en portent pas assez pour être placées dans le groupe des climats humides. Outre que la situation géographique appartient à une zone isothermique plus septentrionale, le voisinage de la mer favorise la sécheresse au lieu d'aider à la mitiger. Les vents secs du continent acquièrent plus de rapidité en se précipitant sur elle, et l'humidité des atmosphères qui sont sur leur voie, est bientôt emportée. Ceci ne contribue pas à élever la température; bien loin de là. Mais, il en résulte cette sérénité du ciel qui se maintient presque inaltérable dans les régions méditerranéennes. Malgré cela, et la continuité des beaux jours aidant, on peut dire qu'en fin de compte, la température n'y perd pas. Il y a des parties abritées qui donnent l'illusion des stations comprises dans les zones plus méridionales. La climatologie a su tirer de ces conditions, des effets salutaires dans le traitement des maladies qui réclament la mise en jeu des fonctions de la peau.

Un professeur de l'école de Montpellier, Lallemand, pratiquait le traitement de la phthisie pulmonaire en provoquant par la température de vives transpirations, en redonnant à la peau, par la répétition régulière et prolongée de l'insolation, la vitalité qui, dans cette affection, a un si grand besoin d'être réveillée. Il plaçait les phthisiques sous le rayonnement du soleil au fond d'un angle rentrant des murs de la citadelle. Il les y laissait une heure par jour et souvent plus, en leur faisant recommencer la même opération jusqu'à amendement des symptômes. Un ancien interne des hôpitaux de Paris, le docteur Bergeret, s'est servi de la même méthode pour s'attaquer à certaines maladies et surtout au rhumatisme. Les résultats complets qu'il a obtenus nous font demander pourquoi n'en serait-il pas de même pour la goutte diathésique avec la congestion veineuse, la lenteur de la circulation dans l'enveloppe cutanée, l'abolition presque complète de la sudation. Poser la question, c'est répondre affirmativement. « En arrivant à Antibes, dit le docteur Bergeret (1), prenez un bain savonneux au sous-carbonate de soude, pour bien nettoyer votre peau. Puis tous les jours, entre une

(1) Docteur Bergeret, *Du Choix d'un climat d'hiver, et en particulier de la station d'Antibes.* Paris, 1861.

heure et trois heures, faites-vous insoler la peau nue, exposez successivement aux rayons solaires, la peau entière de votre corps. Si vous pouvez joindre à l'insolation le massage et les frictions, vous verrez, au bout de quelques jours, vos forces revenir comme par enchantement... Votre peau blafarde s'animera, rougira, s'échauffera, suera dès le premier bain... Vous serez surpris du changement merveilleux qui s'opérera en vous. » Toutes les stations qui s'échelonnent sur le bord septentrional ou dans le voisinage de la Méditerranée offrent les mêmes avantages. On peut y prendre des bains de soleil, comme les nomme le docteur Bergeret. La durée de la sérénité du ciel favorise ce mode de traitement.

Les saisons. — Les saisons sont les climats de l'année. Ainsi, durant le cours de la période annuelle il s'en trouverait quatre. Or les variations qui se produisent dans la météorologie à chaque passage, sont à craindre pour le goutteux qui doit se prémunir contre elles. Mais il y a des saisons plus redoutables que d'autres, qui exigent plus de précautions. Musgrave, voulant donner une idée de l'importance et du danger des paroxysmes suivant ces diverses époques, avait formulé l'axiome suivant : *Paroxysmus autumnalis immanior; paroxysmus vernalis optabilior; hyemalis periculosior; æstivus lenior.* Le plus cruel, celui qui inflige le plus de douleurs, c'est le paroxysme d'automne, le plus désirable, c'est celui du

printemps, comme le plus léger est celui de l'été;
celui qui inflige le plus de dangers, c'est enfin la
froide saison d'hiver, qui, moins que tout autre, se
prête aux efforts de la nature, puisque le refroidissement de l'atmosphère est un obstacle aux transpirations. Sans prendre à la lettre l'opinion de Musgrave,
qui n'est pas moins discutable malgré sa forme
d'axiome, on peut dire qu'elle manque d'exactitude, car
elle n'est pas en accord avec les faits. Il faudrait d'abord
que la distribution saisonnière de l'année fût partout
la même. Il est bien entendu que je ne parle que pour
l'Europe. Eh bien, en Europe, sous les climats septentrionaux, il n'y a pas à proprement parler de printemps; l'été succède à l'hiver avec une rapidité telle
qu'il n'y a pas de trace pour ainsi dire de la saison
qui leur sert d'intermédiaire. Il en est de même pour
l'automne, qui n'est qu'une prolongation de l'été,
tandis que l'hiver débute brusquement. Ainsi même,
dans le midi de l'Allemagne, dès que cette période
nommée vulgairement *l'été de la Saint-Martin* est
passée, l'hiver débute avec des températures basses
et des orages de neige, comme si on était en pleine
saison. En France, j'ignore si le printemps est désirable pour les goutteux; mais, tel qu'il est météorolo-
giquement parlant, ce n'est pas probable, je pourrais
même dire, ce n'est pas possible. Généralement, c'est
alors que souffle ce vent d'est, de provenance presque
septentrionale, très-variable dans sa direction comme

dans sa constitution et donnant plusieurs fois par jour
des impressions très-diverses à ceux qui sont soumis
à son influence. C'est pour la France un des vents
les plus à redouter pour les affections de potirine
qu'ils déterminent ou qu'ils aggravent et pour les
dangers qu'ils font courir à la plupart des maladies.
En présence de ces conditions, le goutteux doit veiller
avec la prudence la plus attentive à toutes les pratiques, à toutes les habitudes de sa vie. Il faut que le
vêtement reste toujours conforme aux bizarreries du
temps; il vaut mieux s'en embarrasser pour maintenir l'organisme non dans un état de sueur, ce serait
aller trop loin, mais dans un état de chaleur modérée
qui entretienne le fonctionnement de la peau. Si ce
soin n'est pas suffisant pour défendre son impressionnabilité, il vaut mieux se condamner à la retraite
dans un appartement suffisamment chauffé, en attendant le retour du bon ordre dans la météorologie.

Pour se conduire en conformité des exigences de
chaque saison, le goutteux doit, en premier lieu,
éviter la saison la plus rigoureuse de l'année et la
plus dangereuse. Selon Musgrave, *paroxysmus hyemalis periculosior* (1), il ne peut le faire ou pour
mieux dire, le bien faire que par l'émigration dans
une station choisie suivant la période d'acuïté ou de
chronicité de la maladie et l'état du tempérament,

(1) Musgrave, *Dissertatio de Arthritide*. Oxford, reproduit in Sydenham.

circonstance qui ne doit être jamais négligée. De plus, pour éviter la précocité de l'hiver, qui souvent empièle sur l'automne et supprime en quelque sorte cette saison, il importe que l'émigration ne soit pas tardive, une fois décidée. Trouver un climat d'été qui permette d'éviter, en allant y vivre, les bizarres transitions du printemps, n'est pas chose facile. Cette saison a pourtant ses dangers qui doivent commander la même prudence qu'au temps du passage de l'été à l'hiver.

Les climats de chambre. — Les climats de chambre sont un nom nouveau, mais la chose qu'il exprime remonte aux origines de la médecine. Il veut dire qu'on peut faire d'une chambre d'appartement une atmosphère artificielle dans le but de la faire servir comme moyen thérapeutique ou simplement dans un but d'hygiène. La maison n'est elle-même qu'un climat artificiel formé dans le climat extérieur ou naturel. De tout temps on a eu recours comme moyen médical aux atmosphères artificielles. Les malades en composent d'eux-mêmes, comme M. Jourdain faisait de la prose sans s'en douter. Mme de Sévigné donne un exemple de ce soin instinctif dicté par la nécessité. Deux amies vivant l'une auprès de l'autre dans un état de maladie et ne pouvant supporter le même air, imaginèrent de couper une vaste chambre par une cloison vitrée à travers laquelle elles pouvaient se voir et converser ensemble. De cette manière, chacune respirait à peu près, sauf les vices de construction, l'atmosphère qu'elle s'était donnée. Il y a de nombreux exemples d'atmosphères composées artificiellement et dont les effets sont parfaitement comparables à ceux que produirait un moyen thérapeutique. Je n'en citerai qu'un tiré de l'ouvrage sur la ventilation du Dr Reid rapporté par le général Morin dans ses études sur le même sujet (1). « Il y a quelques années, raconte le Dr Reid, environ 50 membres d'un des clubs de la Société royale à Édimbourg dînèrent dans un appartement que j'avais fait construire et d'où les produits de la combustion des becs de gaz étaient exclus, a l'aide d'un tuyau fixé aux appareils et caché dans les pendentifs gothiques auxquels ils étaient suspendus. Une abondante quantité d'air et une douce température circulait dans l'appartement pendant toute la soirée, et son effet était varié de temps à autre en mêlant des substances odoriférantes de manière à pouvoir produire successivement les parfums d'un champ de lavande ou d'un bosquet d'orangers. Pendant tout le temps du dîner les convives ne firent aucune remarque spéciale; mais le maître d'hôtel qui avait fourni le repas et était familier avec leurs habitudes parce qu'il les traitait ordinairement, fit remarquer aux commissaires qu'on avait consommé trois fois plus de vin que ne le faisait ordinairement la même

____

(1) Général Morin, *Études sur la ventilation*, 2 vol.

société, dans la même salle, éclairée au gaz et non ventilée. » Ainsi voilà une atmosphère, aromatisée par la ventilation, qui a eu pour résultat de disposer favorablement les forces gastriques. Quant aux atmosphères artificielles qui sont devenues un moyen thérapeutique, il me suffit de citer les atmosphères saturées avec les émanations des goudronnières. Trousseau avait dit à l'inventeur : « Il faut aller respirer l'air des bois de sapin. » Il n'est pas toujours facile de suivre les ordonnances du médecin, plus d'un obstacle s'y oppose. Le malade, après avoir fait son invention, revint auprès de Trousseau et lui dit : « Je n'ai pu aller aux bois de sapin, je les ai fait venir à moi. » On sait quel parti la médecine a su tirer de l'instrument préparé pour cet usage.

Puisqu'on peut obtenir des atmosphères aromatiques, des atmosphères résineuses, est-il si difficile d'aller plus loin dans cette voie? Ces atmosphères peuvent être considérées comme toniques et même jusqu'à un certain point comme reconstituantes, il s'en trouve aussi de sédatives. Il s'en présente un exemple dans une atmosphère dans laquelle sont brûlés des cartons imprégnés de poudres de belladone, de phellandrie, de digitale et de stramonium, dans le but de combattre les accès d'asthme. La goutte, qui doit seule nous occuper ici, réclame pour sa part un tel auxiliaire. Elle se présente sous deux formes : tantôt elle est en proie à l'exaltation douloureuse, tantôt cette exaltation est en décroissance, et le malade porte la marque d'un affaissement progressif. A la première condition conviennent les atmosphères sédatives, à l'autre les atmosphères toniques qui réveillent la susceptibilité gastrique et ramènent l'ordre et l'activité dans les viscères abdominaux. Les malades vont demander les atmosphères présentant ces qualités diverses aux climats échelonnés sur les rives septentrionale et méridionale de la Méditerranée. Mais nous disions tout à l'heure que plus d'un obstacle s'opposait souvent à l'obéissance du malade aux bonnes prescriptions de son médecin. Il n'y a pas autre chose à faire qu'à se composer un climat qui corresponde autant que faire se peut, aux modifications dictées par l'état de la maladie. La composition d'un climat est trop complexe, fût-elle même connue dans ses principaux éléments pour pouvoir s'en proposer la fidèle imitation; mais il est évident, il est certain que quelque chose d'utile et même d'efficace peut être tenté dans cet ordre d'idées.

En principe, il ne faut pas, autant que cela se peut, que le goutteux songe à se faire un climat artificiel. Si aucun obstacle sérieux ne s'y oppose, qu'il émigre en suivant les préceptes que nous avons tracés. Pour obtenir la sédation, qu'il s'établisse dans un climat dont la douceur est constituée par le concours d'une température élevée et d'une humidité qui surpasse la moyenne hygrométrique; pour obtenir le rétablissement des forces et des facultés digestives, qu'il aille habiter un climat chaud (la chaleur est une condition essentielle), mais, avec la sécheresse de l'air. L'obstacle pour le goutteux, à la jouissance d'une atmosphère aromatique appropriée, c'est la difficulté d'y faire régner partout les mêmes conditions. Le goutteux a besoin d'exercice, de promenade, il n'aurait pas assez d'espace devant lui. Organiserait-on de longues galeries munies de tous les moyens qui peuvent communiquer à l'air et lui conserver des qualités particulières, à la manière des *vaporaria* d'Amélie-les-Bains et du mont d'Or. Ce ne serait qu'un monument personnel propre à un malade, mais interdit à la foule des autres; il ne faut donc pas s'y arrêter. Il reste à dire comment on pourrait faire autour de soi un climat propre à un état donné. Les moyens d'exécution sont sortis de quelques tentatives heureuses. Ainsi pourquoi ne pas essayer des atmosphères sédatives à l'imitation de celles que j'ai citées? J'ajouterai de plus : pourquoi ne pas essayer des atmosphères toniques, comme celles de la salle à manger du Dr Reid qui fut si propice aux consommateurs du club de la Société royale d'Édinbourg? pourquoi ne pas faire de telles tentatives puisqu'il est certain qu'elles ne peuvent nuire et que dans une certaine mesure elles peuvent réussir?

DEUXIÈME SECTION.

RÈGLES ET PRÉCEPTES HYGIÉNIQUES.

Alimentation; — boissons; — exercice; — vêtements; — bains;
— veille et sommeil; — affections morales; — occupations intellectuelles; — habitudes individuelles.

Alimentation. — S'il y a une chose démontrée,
c'est la grande influence de l'alimentation sur la
goutte. Il ne reste plus à faire que l'application méthodique de cette loi. L'usage presque exclusif des
substances animales à même été regardé par certains
médecins, ainsi que cela a été dit précédemment,
comme l'unique cause de la goutte. L'assertion n'est
pas fondée; il n'en est pas moins vrai que les excès
de table, l'habitude de la bonne chère contribuent
singulièrement à développer, à entretenir ou à aggraver cette affection. Il importe donc d'adopter un
régime végétal et de lui rester fidèle. Par la continuité, un bon régime acquiert une grande puissance.
C'est au point de surprendre, par l'excellence de ses
effets. Un empirique s'était acquis une grande réputation pour la guérison de la goutte, en ne prescrivant qu'un remède sans valeur, mais en exigeant une
soumission absolue à la diète la plus rigoureuse.
C'était au point de ne pas permettre le sel dans les
aliments, parce qu'il décomposerait son remède et
lui ôterait toute sa vertu. Eh bien, ce charlatan sou-
lageait beaucoup de malades. L'homœopathie ne suit

pas d'autre méthode ; thérapeutiquement, elle donne des non-valeurs, mais elle impose un régime sans lequel la guérison ne pourrait survenir. Lorsqu'il y a des malades qui guérissent, ce n'est pas le médicament qui amène le résultat, mais la sévérité du régime. La pratique du régime végétal, poussée trop loin, n'est pas tolérable pour tous les estomacs. Un médecin donna un jour le conseil suivant à un célèbre goutteux, en divisant le menu végétal qu'il lui offrait en quatre articles, sans doute pour lui en dissimuler l'uniformité. « Il faut manger, disait-il, *pisa et olera ; olera et pisa ; olera cum pisis ; pisa cum oleribus ;* » ce qui pourrait se traduire ainsi : toujours des pois et toujours des légumes. Pythagore n'aurait pas mieux dit. Aussi se trouva-t-il un autre médecin qui ayant été visiter un de ses clients, le trouva mangeant une large tranche de jambon qu'il arrosait du meilleur vin. « Y pensez-vous, lui dit le docteur, rien n'est plus mauvais pour la goutte ! — Cela peut être, répliqua le malade, mais c'est bon pour le goutteux. »

Malgré ses bonnes dispositions, le goutteux ressent le besoin d'être plus fortement nourri, de se sentir plus de vie et plus de force, ce qui dépend d'une alimentation plus riche en sucs nourriciers. Il éprouve alors la tentation à laquelle il succombe trop souvent, de secouer le joug du régime contraire. Mais il doit penser, avant toute chose, aux mauvais effets sur la santé, d'une vie se plaisant aux succulences de la bonne chère, ou tout au moins à ce régime animal permanent qui rend le sang riche et plastique et forme les tempéraments de plénitude ou de pléthore. C'est un inconvénient qu'il faut résolûment éviter. Il importe de ne pas oublier que l'amendement de la maladie dépend jusqu'à un certain point de l'estomac, que par cet organe, la santé s'altère, se détruit ou se fortifie. « Toute l'économie digère par l'estomac, » disait Bordeu. C'est une vérité, un principe absolu qu'il ne faut jamais perdre de vue. Le célèbre Linné le comprenait si bien, qu'étant goutteux lui-même, il se soumit à un régime austère et y trouva la très-sensible amélioration de son état. Darwin avait éprouvé, depuis l'âge de quarante-cinq ans, de nombreux accès de goutte; il prit courageusement parti, s'abstint de vin et de toute liqueur fermentée, ne but que de l'eau, ne fit usage que de thé et de café, se condamnant d'ailleurs au régime le plus sobre. Jusqu'à l'âge de quatre-vingts ans, époque de sa mort, ce médecin n'éprouva plus d'accès et jouit d'une santé qu'il n'avait jamais connue durant la première moitié de sa vie.

Il y a des goutteux qui ne peuvent supporter le régime entièrement végétal. Il les affaiblit trop, il les incommode; ou ils digèrent mal, avec le cortége pénible de fréquentes flatulences, ou bien ils ressentent dans l'estomac des douleurs, des tiraillements qui deviennent insupportables. Il est certain que souvent le système digestif, accoutumé à une forte excitation, et l'économie à une abondante nutrition, semblent d'abord se refuser à une diminution marquée de l'une et de l'autre ; mais, avec de la persévérance, on est tout étonné de voir combien le corps s'accoutume à ce nouveau mode d'alimentation. Bien plus, la cessation graduée des douleurs vives, l'intervalle augmenté des paroxysmes, le calme des fonctions, la satisfaction morale, redonnent en peu de temps à l'organisme une vigueur qu'on n'attendait plus, surtout quand les forces paraissaient radicalement épuisées. Le point essentiel est de bien distinguer si le régime animal est vraiment indispensable, comme il arrive quelquefois chez certains sujets délicats, ou bien si la difficulté ne dépend que des habitudes contractées. C'est à un examen attentif de l'état du tempérament et des forces, à décider la question. S'il y a de la maigreur, de la faiblesse, peu de sang, peu d'énergie vitale, on pourra maintenir le régime animal, quoiqu'à un degré modéré. Mais lorsque le malade est vigoureux, fortement constitué, surtout quand il y a pléthore, turgescence sanguine, il faut de toute nécessité se soumettre au régime végétal si l'on veut éviter de fréquents et violents paroxysmes : *Quæcunque parit repletio, inanitio curat;* ce que l'excès de nourriture produit, la diète le guérit ; précepte juste et vrai, fondé sur une constante expérience. Ce moyen même est bien préférable à des saignées répétées; car outre qu'il n'affaiblit pas aussi brusquement, il est prouvé que, dans un état pléthorique, les émissions de sang ne soulagent que momentanément. Au reste, si l'alimentation toute végétale ne peut d'abord être tolérée par l'estomac, il sera bon d'adopter un régime mixte, et faire peu à peu dominer les végétaux; ou bien encore, commencer par se priver de viandes noires, azotées à un haut degré, comme le gibier; puis de viandes fortes de boucherie; se contenter ensuite de viandes blanches; puis enfin retrancher ces dernières.

Maintenant, on demande quels sont les végétaux les plus convenables. La réponse est simple : ceux que le malade digère le mieux. Cette règle est fondamentale; toutefois, on peut poser en principe que moins ils seront excitants, plus ils seront salutaires. Certes, il y a une différence bien marquée entre les épinards et la truffe, quoique fournis l'un et l'autre par le règne végétal. Cette dernière substance convient peu en général aux goutteux; elle est chaude, active, stimulante, lourde, indigeste, et ce n'est jamais impunément qu'ils en font excès; l'usage même n'est pas sans danger; il est préférable de s'en abstenir tout à fait. Un médecin, Hector Chaussier, qui a écrit un *Traité de la goutte*, prétend même que le principe de cette maladie réside essentiellement dans la truffe. Si ce n'est là qu'une hypothèse, on conviendra du moins qu'on peut l'appuyer sur quelques bonnes raisons. Les légumes herbacés, les fruits bien mûrs, les farineux de bonne qualité, au nombre desquels se place la pomme de terre, doivent être la base de la nourriture. Il est aussi très-important que ces aliments soient bien cuits, préparés avec soin, jamais avec des condiments d'un goût trop relevé. Cependant, les goutteux étant sujets aux flatulences, et le régime végétal augmentant cette disposition, surtout dans le commencement, il sera bon de prendre quelquefois après le repas, quelque substance qui donne de l'énergie à la contractilité de l'estomac, telle qu'un peu d'angélique ou d'écorce d'orange confite, quelques grains d'anis sucré, etc. On pourra même en continuer l'usage, pourvu qu'il n'y ait pas de constipation trop forte.

Boissons. — En ce qui concerne la boisson, l'eau doit être préférée ; c'est incomparablement la boisson la plus convenable, la plus saine, la plus salutaire pour toute personne travaillée par la goutte. Si l'estomac ne pouvait la supporter, si elle occasionnait des pesanteurs, des digestions laborieuses, on pourrait sans inconvénient y mêler un peu de vin. Il ne faut pas oublier cependant que de toutes les causes qui disposent à la goutte, qui s'opposent une fois établie à son amendement, qui interdisent la guérison et même l'espérance de l'obtenir, aucune n'est plus puissante que l'usage des boissons fermentées. Mais les vins et les boissons analogues forment une carte si riche, en nombre comme en qualité, qu'il convient de montrer quels sont les moins nuisibles en regard de ceux qui le sont le plus.

« A première vue, dit le docteur Garrod (1), on se trouve tout naturellement porté à admettre que le degré d'influence des diverses boissons fermentées relativement à la production de la goutte, peut être mesuré par la quantité d'alcool qu'elles contiennent; mais cette hypothèse tombe devant les faits. » C'est surprenant, en effet; mais il est vrai que les boissons distillées sont moins actives à produire la disposition goutteuse ou à en aggraver les manifestations. L'eau-de-vie ordinaire, l'eau-de-vie de Hollande, le whisky, les genièvres, le rhum, renferment de l'alcool dans les proportions de 40 à 70 pour 100, et surpassent de beaucoup, sous ce rapport, les vins les plus alcooliques, comme le porto, par exemple; malgré cela, ils restent inférieurs comme influence, aux vins ou aux boissons fermentées qui s'en rapprochent le plus. Le porter et le stout sont les plus fortes de ces boissons parmi celles qui sont en usage en Angleterre. Consommées par la classe ouvrière et malheureuse, on sait que cette classe a la goutte en partage, bien qu'elle soit loin de pouvoir s'alimenter comme la classe élevée. Le docteur Todd (2) est très-net à cet égard. Toutes les personnes qui abusent du porter souffrent, à son avis, tôt ou tard de la goutte. Il est bien entendu qu'il comprend sous

(1) Docteur Garrod, *ouv. cit.*
(2) Docteur Todd, *Clinical lecture.*

ce nom, toutes les bières fortes. Les bières faibles ont peu d'action. Il est à remarquer, cependant, qu'on peut arriver par la quantité et suivant la disposition que porte avec lui le consommateur, à un résultat semblable à celui qu'aurait produit l'usage d'une autre espèce de bière. Reste à savoir pourquoi les boissons distillées, dont la plupart sont si riches en alcool, remplissent un rôle subalterne, sous le rapport de leur influence, dans la goutte, pourquoi le premier rôle doit être dévolu aux vins. Garrod se pose cette question sans la résoudre, et même sans s'avouer qu'il ne peut la résoudre. Il se borne à mesurer les quantités relatives d'alcool, à classer les vins par ordre d'alcoolisme. Ce n'est pas une conclusion satisfaisante; il ressort cependant de la comparaison de toutes ces boissons, un tableau plus ou moins complet relativement à leur puissance d'action sur la maladie. Nous n'avons rien de mieux à faire que de rapporter, à cet égard, les conclusions de Garrod (1) et de pleinement nous y associer.

« 1° L'alcool dilué, tel qu'on le consomme sous la forme de boisson distillée, n'a que peu d'influence sur le développement de la goutte, au moins chez ceux qui ne sont pas prédisposés à cette maladie; 2° au contraire, associé à d'autres substances, comme dans les vins et les bières, il peut devenir une des

____

(1) Garrod, *ouv. cit.* p., 299.

causes les plus puissantes de la goutte, et plus ces boissons sont riches en alcool, plus leur action sous ce rapport est énergique; 3° jusqu'à présent, rien ne démontre que ce soit au degré d'acidité, à la présence du sucre ou de tout autre principe connu, que l'alcool doive acquérir dans les vins une influence particulière, relativement au développement de la goutte. Les vins les moins acides, les liqueurs les moins sucrées, sont souvent à cet égard les plus funestes. Comme dernière proposition, 4° les boissons alcooliques qui ont le moins de tendance à provoquer la dyspepsie et celles qui agissent à la manière des diurétiques sont moins à redouter que les boissons qui jouissent de propriétés opposées. »

Relativement aux effets plus ou moins défavorables que leur usage peut exercer sur les goutteux, les vins présentent plusieurs catégories. Dans la première sont compris les vins qui portent le plus d'alcool, comme le porto et le xérès. Ceux-là, les goutteux doivent les repousser absolument de leur table, comme les boissons fortes d'une consommation usuelle en Angleterre et qui appartiennent à la même catégorie : le porter et le stout sont les plus alcooliques de cette espèce de boissons. Dans un autre groupe se classent les vins sucrés ou de liqueur. Comme c'est par le sucre que se développent dans les vins l'alcool et l'acide carbonique, les vins sucrés se rapprochent des alcooliques et leurs effets ne sont pas moins à craindre. Il convient donc de ne pas se complaire à leur usage. Les moins mauvais pour la classe des individus frappés d'affection goutteuse ou disposés à la contracter, ce sont les vins acides, lesquels dénoncent par leur saveur leur défaut relatif de matière sucrée et sont plus ou moins riches en acide tartrique. Leurs propriétés sont tempérantes quant ils sont pris en quantité modérée; elles sont également diurétiques. Or ils peuvent rendre quelque service par ce côté; l'abondance des urines étant toujours avantageuse aux goutteux, par l'élimination qu'elle entretient dans des organismes qui pèchent le plus souvent par le défaut contraire. Les malades de cette espèce étant généralement portés à l'usage et même à l'abus du vin, savent maintenant quels sont ceux qu'ils peuvent choisir sans dommage pour leur santé, à condition cependant de rester dans les limites de la plus sévère prudence. Ils pourront se permettre les vins du Rhin et de la Moselle qui tiennent la tête de la catégorie des vins acides et favorisent la diurèse. Mais, en principe, le vin est pernicieux aux goutteux. Mieux vaut pour eux l'eau pure, qui peut avoir des inconvénients, lesquels pèsent d'un poids léger en regard de ses avantages.

Le café convient aux tempéraments peu irritables; il est contraire à ceux qui ne le sont pas. Or l'irritabilité est très-fréquemment l'apanage des goutteux, qui s'irritent à l'excès de leur mal, et que le mal même lorsqu'il ne les tourmente pas, rend à toute occasion irritables. A cette question, puis-je continuer à prendre du café? Réveillé-Parise répond aux goutteux : « Oui, si vous êtes gras et replet, s'il n'y a pas trop d'irritabilité nerveuse, si vous n'êtes pas trop constipé, si vous en avez enfin une longue habitude. Les conditions exigées pour se livrer sans crainte à l'usage du café sont nombreuses. Lorsqu'on ne les a pas toutes, mieux vaut se garantir par une sage réserve, plutôt que d'obéir à son penchant sans prendre souci de ce qui pourrait survenir. Le thé n'est pas condamnable, il a l'avantage — nous parlons du thé noir — d'être un stimulant général qui provoque la sueur et de ne pas s'adresser comme le café au système nerveux. Que le thé soit pris en infusion légère et en quantité plus faible qu'on n'en use habituellement surtout en Angleterre, il n'y a pas à prendre d'autres précautions. Le lait mérite-t-il la réputation qu'on lui a faite contre la goutte? Sydenham ne s'exprime pas à ce sujet de manière à ajouter à cette réputation. « Le régime lacté est bon, dit-il (1), tant que les malades le suivent régulièrement; mais du moment qu'ils s'en écartent le moins du monde et qu'ils reviennent au régime, quelque léger ou simple qu'il soit, d'un homme en bonne santé, la goutte reparaît avec plus de fureur que jamais. » Quand on est gout-

______

(1) Sydenham, *Médecine pratique : De la goutte*, traduit par Jault. Montpellier, 1816, t. II, p. 236.

teux, c'est une faute et une grave faute de prendre le
régime d'un homme bien portant, ou de quitter un
régime suivi parce qu'on était malade. Il est probable
que ce cas prévu par Sydenham ne se présente pas souvent. Donc, d'après le témoignage de Sydenham le lait
est bon aux goutteux. Du reste, le remède serait assez
suivi et il n'est pas sans compter nombre de succès.
Beaucoup se nourrissent presque exclusivement de
lait et n'ont qu'à se louer de ce régime. Réveillé-Parise cite un vieux général qui se faisait suivre partout où il allait, d'une grande bouteille de lait dans
lequel on avait fait bouillir de l'ail. Il attribuait à
cette dernière substance une vertu antigoutteuse
toute particulière et se donnait pour exemple de l'ef-
cacité de ce moyen. Il fut surpris d'entendre dire par
le médecin, le rapporteur de l'anecdote, que ce n'était
pas à l'ail qu'appartenait l'efficacité du remède, mais
au lait que tant de malades avaient heureusement
expérimenté sous ses yeux. L'usage du lait a des inconvénients. Il peut être mal digéré, engendrer des ai-
greurs, amener la diarrhée. On fait cesser ces divers
états par un changement momentané de régime ou
par l'addition dans le lait d'un peu de magnésie ou
d'eau de chaux. Le petit-lait n'est ni agréable à boire
ni nourrissant comme le lait d'où il sort; mais on lui
attribue des propriétés antigoutteuses. Il est sans
inconvénient, dans tous les cas, d'en prendre un ou
deux verres le matin, surtout si on suit en même

temps, dans un lieu approprié et dans une saison favorable un traitement par les eaux minérales. Le lait d'ânesse a son utilité dans la cachexie goutteuse avancée, quand les fonctions gastriques sont altérées et que l'organisme est en pleine déchéance; mais il est bien tard, pour en espérer quelque bon effet.

Tel est, en résumé, le mode d'alimentation le plus approprié à l'état des goutteux. On pourra le varier, le modifier selon les circonstances, mais le fond doit rester invariable. Il arrive souvent qu'un malade se trouvant bien de ce régime pendant un certain temps, croit pouvoir revenir à d'anciennes habitudes; mais l'expérience est là avec ses rudes enseignements, qui ne tarde pas à lui démontrer que ce n'est pas impunément. Le mieux est donc de persister dans le régime dont on s'est bien trouvé, notamment dans le régime végétal, le plus efficace de tous. Nous pourrions citer une infinité d'exemples à l'appui de ces principes; nous nous contentons de rapporter le fait suivant, emprunté à Lobb, médecin anglais. Un capitaine des gardes du roi d'Angleterre était un des martyrs de la goutte. Il se sentit d'abord attaqué au pouce du pied droit; quelques années après, elle se fit sentir à l'estomac, où elle détermina des douleurs aiguës pendant environ quatre ans. Le malade était dévoré d'une faim insatiable, qu'il apaisait en mangeant souvent, surtout beaucoup de viande de toute espèce, ce qui ne l'empêchait pas de rester faible, pâle et maigre. Un médecin célèbre lui donnait des conseils, il le traita par les saignées, par les vomitifs, les purgations, les remèdes aromatiques, qui ne firent que l'échauffer ; il eut encore recours, mais inutilement, à plusieurs eaux thermales, soit en boisson, soit en bains. D'après différents avis, il fit un voyage en Italie, dont on lui avait vanté la température. Il n'en obtint que cet avantage, celui de découvrir que les aliments *maigres*, qu'il y avait mangés plus fréquemment que d'autres, à cause des jours de jeûne et d'abstinence, lui étaient plus salutaires que les aliments gras. Il revint à Londres, et essaya enfin de faire des végétaux sa nourriture ordinaire. Il refusa même en leur faveur de faire un voyage aux eaux d'Aix-la-Chapelle. Il ne fit pourtant ce changement d'aliments que peu à peu, c'est-à-dire en diminuant de jour à autre la quantité de nourriture animale. A déjeuner, il mangeait du beurre avec du pain rassis ou qu'on faisait rôtir ; d'autres fois, il mangeait du gâteau assaisonné de grains de fenouil, du café ou du thé au lait, des œufs, du chocolat, quelque farine cuite avec du lait, du riz au lait, de la soupe au lait, du gruau, ou du biscuit de mer trempé avec de l'eau et du sucre, ou du lait simplement avec du sucre. A dîner, il mangeait de différents aliments, mais toujours doux ; des poissons de toute espèce, des choux rouges et ordinaires, des raves, des ca-

rottes, des panais, des épinards, des asperges, des
pois, des fèves ou des haricots, assaisonnés avec le
beurre et le sel; des salades d'herbes crues, de la
laitue dans toutes ses variétés, toute sorte de fruits,
selon la saison, beaucoup de pommes entre autres,
des melons et des concombres, quand ils étaient
bien mûrs, peu de poires, parce qu'il avait éprouvé
qu'elles se digéraient assez mal. Tel fut le régime
de ce malade pendant plus de quinze ans, au bout
desquels Lobb nous apprend que la guérison fut si
complète, que ne ressentant aucune atteinte de la
goutte, ce malade faisait aussi les plus longues promenades et se livrait aux exercices les plus actifs.

Cette observation prouve, ainsi que beaucoup d'autres, toute l'efficacité d'un bon régime, surtout végétal, adopté franchement, et suivi avec persévérance.
Si, de temps à autre, on est conduit à s'écarter un
peu de la ligne tracée, que ce soit rarement, et en
ne perdant jamais de vue les conseils de la prudence.
La médecine, ou du moins la bonne médecine, n'est
ni trop austère, ni pédante, ni tyrannique; elle
avertit, elle permet ou défend, selon des lois con-
formes à la santé et au bien-être de l'économie. C'est
ainsi qu'à l'époque de la vieillesse, les goutteux étant
affaiblis, ils peuvent et doivent même suivre un
régime un peu fortifiant. C'est alors qu'il est bon
d'arranger sa vie en conséquence, et, comme dit
Montaigne, « d'appâter commodément ses vieux ans

et les endormir », toutefois, se rappelant toujours
que la goutte devenue chronique, constitutionnelle,
peut bien s'adoucir, se calmer, mais que souvent
aussi elle manifeste tout à coup sa présence par des
accidents graves et mortels.

Exercice. — Quand les articulations, surtout celles
des pieds, sont endolories, brisées ou affaiblies,
recommander l'exercice et la promenade, paraît en
quelque sorte un non-sens. Cependant l'expérience a
démontré que ce précepte n'était pas sans fondement.
La Fontaine a raison :

> ....Goutte bien tracassée,
> Est, dit-on, à demi pansée.

L'exercice présente aux goutteux deux avantages
éminents ; le premier, d'empêcher les articulations
affectées de se roidir, de s'engorger, et même de
s'ankyloser ; le second, d'activer la circulation, de
maintenir le sang et la chaleur à la surface du corps,
d'entretenir de cette manière la transpiration et
l'énergie vitale de la peau, point capital qu'on ne
doit jamais perdre de vue. Il ne faut donc pas s'é-
tonner de voir beaucoup de personnes améliorer
leur position, même guérir plus ou moins complétement, sous l'influence bienfaisante d'un exercice convenable, régulier, soutenu ; et le goutteux qui s'as-
treignit, dit-on, pendant plusieurs années, à partir
tous les jours de Passy pour aller régler sa montre

au cadran des Tuileries, avait très-bien calculé cette influence.

Au reste, s'il est impossible de marcher, il faut, en attendant, aller en voiture; cet exercice passif vaut cent fois mieux que l'état sédentaire. Enfin, ce dernier moyen n'est-il pas possible par une circonstance quelconque, il faut se promener dans sa chambre, faire une lieue par jour sur son parquet. Une dame de distinction (1) était obligée par état de tenir maison, d'avoir toujours table ouverte, grand jeu, et cette obligation avait fait mettre de côté tous ses amusements, et notamment toutes sortes d'exercices. Sa santé fut bientôt altérée, les mouvements du corps et des membres devinrent impuissants, le sommeil l'abandonna, les souffrances l'assiégèrent de toutes parts; chaque jour, en un mot, hâtait le chemin qu'elle faisait vers le tombeau. Elle fit ses réflexions, prit un parti ferme et bien résolu. Sa situation était d'autant plus fâcheuse qu'elle ne pouvait point aller en voiture ni monter à cheval, encore moins aller à pied. L'expédient qu'elle imagina fut de faire construire à son usage un métier à bas. Elle le fit placer chez elle, prit un maître pour lui apprendre ce travail, qui, à la vérité, fut pénible dans le commencement, mais elle brava courageusement cet obstacle, et malgré ses tourments, elle continua l'exercice

(1) Loubet, *Lettre sur la maladie de la goutte*. Paris, 1757.

qu'elle s'était imposé. Peu à peu ses jambes, ses pieds, ses bras et ses mains reprirent de la liberté d'action, les forces revinrent et la santé se rétablit. Cette dame n'oublia point qu'elle la devait à l'exercice continu ; elle va exactement tous les jours à la promenade, et elle vit sobrement.

Il y a pourtant quelques remarques à faire sur l'exercice, ce puissant agent hygiénique. La première est qu'il ne soit point violent, excessif, encore moins si on le fait suivre d'un long intervalle de repos ; on ne doit jamais dépasser une certaine mesure de fatigue propre à chaque individu. Ainsi le précepte de Cadogan, pour la goutte, *remedium in motu, quære sudando* « le remède est dans le mouvement, cherchez-le en suant » (1), admet donc des restrictions. La seconde remarque est qu'il faut que l'exercice coïncide avec un régime sévère, ce qui n'est pas toujours d'une facile exécution. Certains individus chargés de graisse, accablés d'embonpoint, consentent bien à prendre un peu d'exercice, mais qu'en résulte-t-il ? un redoublement d'appétit, une alimentation plus succulente, une digestion plus rapide, une augmentation anormale de sang, un surcroît de sucs nourriciers, une réplétion générale ; or, voilà ce que les goutteux doivent surtout éviter. Le travail et l'exercice ne combattent réellement, effica-

____

(1) Cadogan, *Dissertation on the Gout.* London, 1771.

cement cette mauvaise disposition de l'organisme, qu'en les secondant par une vie frugale. Les commencements peuvent être pénibles, mais avec la patience et l'habitude, on se fait à la longue une sorte de tempérament philosophique qui rend aisée l'application des règles et des préceptes.

Vêtements. — Voulez-vous que la goutte vous épargne le plus possible? voulez-vous éviter dans nos climats humides, froids, brumeux, à température continuellement variable, qu'elle revienne le moins souvent? eh bien! faites en sorte de défendre la peau des impressions pernicieuses de l'atmosphère, selon le temps et la saison, du froid et de l'humidité; voilà ce qu'il faut sans cesse combattre et neutraliser. La température extérieure tend sans cesse à pénétrer le corps malgré son principe de vie; c'est pour cette raison que, dans les pays du Nord, la nature fournit aux animaux d'épaisses fourrures ou de larges couches de graisse pour maintenir le calorique vital. Il faut donc encore sur ce point imiter la nature et suivre ses indications. Des vêtements chauds et légers tout à la fois, tel est le problème à résoudre dans sa plus simple expression. Trois tissus principaux sont ordinairement employés pour atteindre ce but : la *ouate*, la *fourrure* et la *flanelle*. La première est commode, chaude, se sent à peine et provoque la sueur dans des proportions assez égales; ses inconvénients sont d'augmenter parfois trop fortement la chaleur périphé-

rique, de s'imprégner avec facilité d'effluves organiques, et notamment de la sueur qu'elle n'absorbe
que très-imparfaitement. L'emploi le plus rationnel de
la ouate est donc de ne pas l'appliquer immédiatement sur la peau, mais sur un vêtement intermédiaire.
La *fourrure* est un excellent défensif du système cutané. Mauvais conducteur du calorique, elle est
très-convenable pour se garantir du froid et aider à
combattre certaines maladies. Sans nier les avantages
de la fourrure, on peut lui appliquer les remarques faites sur la ouate. Ce moyen très-convenable
contre la goutte, surtout à l'état douloureux, lorsque
la peau est très-sensible au froid, présente des inconvénients si on l'applique immédiatement sur la
peau; il vaut mieux l'employer autrement. Il est
pourtant vrai de dire qu'on obtient parfois de bons
effets de l'application immédiate sur la peau de cette
fourrure fine et douce connue sous le nom de *peau
de cygne.*

Mais le tissu par excellence pour combattre et surtout pour prévenir la goutte, est certainement la flanelle. Ce n'est pas sans raison que Shakespeare dit
qu'il y a dans ce vêtement des *qualités divines*, expression vraie au fond quoique très-exagérée. Les
avantages de la flanelle, comme tissu de laine, se
réduisent à trois principaux, mais dignes de remarque : Elle maintient la chaleur du corps; elle excite
la peau par des frictions douces et prolongées; elle

absorbe promptement la sueur. Voilà assurément plusieurs qualités précieuses réunies pour prévenir une maladie comme la goutte, et qu'aucun autre tissu connu ne possède. La *flanelle* conserve admirablement le calorique de l'économie, et précisément parce que ce tissu est peu épais, il ne fatigue nullement par son poids. La couche atmosphérique immédiatement en contact avec le corps ne se dissipant alors que très-difficilement, la peau se trouve ainsi défendue des influences extérieures. On sait qu'en examinant à la loupe un faisceau de brins de laine, on aperçoit qu'il se compose de ramifications assez multipliées ; de là l'effet de cette substance sur la peau, de l'exciter par des frottements multipliés et presque insensibles pendant les mouvements du corps. Enfin la flanelle absorbe promptement la sueur, et c'est là une de ses qualités les plus précieuses. Il est des personnes qui ne quittent jamais leur flanelle quand elles sont dans un état complet de sueur, et qui s'en trouvent bien ; d'autres, au contraire, la changent toujours dans une pareille circonstance. Cette diversité tient uniquement, comme je l'ai observé, aux habitudes individuelles. Je puis assurer qu'il n'y a pas grand inconvénient à conserver un gilet de laine, même trempé de sueur, pourvu qu'on ne quitte pas trop tôt les autres pièces de l'habillement. Malgré ces avantages éminents, incontestables de la flanelle, on lui a trouvé de grands inconvénients. Voici les principaux :

elle échauffe et irrite la peau ; elle s'imprègne de matières animales, ce qui nuit à la propreté et à la santé ; enfin elle rend la peau trop susceptible, trop impressionnable. Il est certain, comme il a été dit précédemment, que la flanelle excite et échauffe la peau par des frictions réitérées. Eh bien, cet effet est insupportable à quelques personnes dont le système cutané est tellement délicat et irritable, qu'elles ne peuvent rien supporter qui ne soit d'un contact excessivement doux. La célèbre Anne d'Autriche était dans ce cas ; aussi le cardinal de Richelieu disait-il que le supplice de cette reine, en enfer, serait de coucher *dans des draps de toile de Hollande*. Mais l'inconvénient dont il s'agit se dissipe en peu de temps par l'habitude. Rien n'est plus commun que de trouver des personnes, notamment des femmes, qui assurent ne pouvoir supporter l'emploi de la flanelle, et qui n'y pensent plus au bout de huit jours qu'elles l'ont adoptée ; d'ailleurs on peut proportionner la finesse de ce tissu à la délicatesse de la peau. Les différentes sortes de cachemire, qui sont aussi de la laine, conviennent particulièrement dans cette circonstance, sauf ensuite à revenir progressivement à la flanelle elle-même. Il est également aisé de combattre l'inconvénient reproché à ce tissu de s'imprégner de matières animales, en en changeant plus ou moins souvent ; c'est une question d'ailleurs, qui dépend des habitudes de toilette de chaque malade. Toutefois le changement ne doit pas être fréquent, car il est de règle d'exposer la peau le moins possible, à l'influence de l'air extérieur.

L'inconvénient le plus vrai, le plus grave, le mieux fondé, reproché à la flanelle, est d'augmenter la susceptibilité cutanée, de rendre la peau tellement impressionnable par un long usage de ce tégument, qu'il est ensuite dangereux de s'en passer ; c'est une *peau artificielle* qui ne doit pas plus quitter l'individu que celle dont la nature l'a pourvu dès sa naissance. On ajoute encore que dans un temps donné, les avantages de ce moyen sont à peu près nuls, puisque la sensibilité étant augmentée relativement et dans les mêmes proportions, la goutte peut éclater sous l'influence des plus petites causes ; le malade se trouve alors dans l'obligation, ou de rester exposé à l'action de ces causes, ou d'augmenter indéfiniment l'épaisseur du tissu dont il s'agit ici. On ne peut nier qu'il n'y ait quelque chose de réel dans ces objections, mais il ne faut pas non plus leur prêter une exagération puérile. Il en est de l'emploi de la flanelle comme de tout autre moyen curatif et préservatif ; entre l'usage et l'abus se trace une ligne de prudence dont on ne doit pas s'écarter. Faut-il renoncer, dans certains cas, à l'usage des purgatifs et de l'opium, parce que leur action se réduit à zéro si on abuse de leur emploi ? ce serait un complet paralogisme. D'ailleurs l'expérience est là pour nous guider ; or, rien n'est plus commun que de voir des personnes qui, étant affectées de goutte, de rhumatismes plus ou moins violents, n'ont plus rien ressenti après avoir adopté l'usage de la flanelle, ou, ce qui arrive le plus souvent, n'ont ressenti que faiblement la maladie et à des intervalles éloignés.

Tirons pourtant de ce que nous venons de dire, un précepte d'une grande importance pour les goutteux, c'est de ne pas se décider trop légèrement, surtout si on est jeune encore, à se revêtir de flanelle, car on risque de graves accidents à la quitter ; en second lieu, qu'à moins d'urgence bien démontrée, on ne doit jamais, ou du moins très-rarement, augmenter l'épaisseur du tissu de laine qui recouvre la peau, car l'avantage n'en serait pas durable. On dit que le célèbre Cuvier était réduit à porter trois gilets de flanelle en hiver, encore ne lui suffisaient-ils pas. Il faut observer que Cuvier ne prenait que très-peu d'exercice à pied ; de là cette fatale concentration de mouvements à l'intérieur, qui abaisse constamment la température de la peau, diminue son énergie, indépendamment d'une foule d'autres effets fâcheux. Est-il de bonne hygiène de quitter la flanelle pendant l'été ? Voilà une question très-souvent faite aux médecins. On peut répondre que les circonstances de la saison, et plus encore les habitudes individuelles, la décident pleinement. Il est des personnes dont la peau se couvre en été d'une éruption fort incommode, en prolongeant dans cette saison l'usage de la laine; il convient alors de s'en abstenir, mais il faut lui substituer un tissu plus doux. Des personnes sagement avisées réservent pour la saison chaude leurs gilets de flanelle les plus usés ; elles obéissent ainsi à la double indication d'éviter l'incommodité d'une trop grande chaleur et de se garantir contre les influences atmosphériques, quelquefois très-variables en été. Que le lecteur ne trouve point ces détails trop futiles, le sujet ne méritant pas un si long plaidoyer en sa faveur, car leur utilité est journalière et incontestable. La médecine s'étend dans sa magnifique universalité, depuis les connaissances philosophiques les plus élevées, jusqu'à l'application des choses en apparence les plus vulgaires. On en comprend la raison : c'est que notre art renferme l'immensité des choses qui influent sur notre économie, par conséquent sur la santé et le bien-être des membres de la Société tout entière.

Puisque la flanelle n'est autre chose qu'un moyen d'entretenir la vitalité de la peau par une friction continue, on comprendra, par les avantages qui en résultent, ceux que les frictions sèches peuvent produire. Avec la flanelle, les frictions se font d'elles-mêmes sans qu'on ait besoin d'y mettre la main; l'inconvénient des frictions sèches, c'est la nécessité de s'y soumettre ou de s'en occuper tous les jours. Leur négligence et même leur abandon par le plus grand nombre des malades s'expliquent par cette raison. Cependant cette pratique a une valeur depuis longtemps confirmée par l'expérience. Elle amène à elle seule des effets favorables assez marqués pour mériter qu'on la suive. John Sinclair, un hygiéniste anglais, avait vainement porté de la flanelle pour se guérir d'un catarrhe qui le tourmentait constamment ; la lecture de Celse lui fut profitable en ce qu'elle lui donna la pensée de recourir à l'usage des frictions sèches. Il les commença en les étendant sur toute la surface du corps, pendant le cours d'un rigoureux hiver. Il en résulta une guérison assez complète pour lui permettre de se soustraire pour toujours à des soins devenus inutiles. Le moyen qui produit de si heureux résultats sur des maladies légères en comparaison peut rendre aussi de bons services dans la goutte. La manière de pratiquer ces frictions est bien simple. On peut les faire avec la main, avec de la flanelle, mieux vaut avec une brosse. L'industrie moderne a varié les instruments auxquels elle a donné toutes les formes, en même temps que tous les degrés de rudesse, pour exciter la sensibilité la plus obtuse et mettre en jeu des fonctions endormies. Les frictions doivent se pratiquer sans interruption et ne s'arrêter dans l'opération que lorsque la peau est légèrement rougie et lorsqu'on commence à éprouver un sentiment de douleur. Comme cet exercice peut fatiguer, il est mieux, dans ce cas-là, de se confier à une main étrangère, à une main exercée si c'est possible, car pour les pratiques les plus faciles, il faut pour bien faire avoir déjà fait. Le même Sinclair disait avec raison que puisque tant de riches personnages entretiennent à grands frais, une foule de valets pour étriller leurs chevaux, ils n'ajouteraient pas beaucoup à leur dépense, et ajouteraient peut-être beaucoup à leur vie, s'ils demandaient à un valet, de leur rendre le même service.

Les anciens, qui ne négligeaient pas plus la santé physique que l'éducation morale, avaient singulièrement perfectionné l'art de frictionner le corps, soit avant, soit après le bain. Tantôt les frictions étaient sèches, tantôt on enduisait la peau de préparations médicamenteuses. On se servait de plusieurs instruments pour les pratiquer, dont les principaux étaient le *xistre*, espèce de brosse forte, et le *strigil*, d'un usage beaucoup plus commun. Un grand nombre d'individus étaient chargés de ces fonctions, auxquelles on attachait beaucoup d'importance. On connaissait d'abord les médecins *iatraliptes*, qui ordonnaient les frictions, puis les *unctores*, qui oignaient le corps ; les *unguentarii*, qui vendaient les essences parfumées ; les *olearii*, esclaves qui portaient ou vendaient les huiles ; les *fricatores*, qui frottaient ou râclaient la peau avec le strigil ; les *tractatores* ou masseurs, qui maniaient doucement les membres, les jointures, etc. Il y avait aussi, même pour les

hommes des femmes *tractatrices*, chargées des mêmes
fonctions ; aussi Martial s'élève-t-il contre un riche vo-
luptueux qui se servait de ces dernières :

> Percurrit agile corpus arte tractatrix,
> *Manumque doctam* spargit omnibus membris (1).

Par cette heureuse expression de *manumque doc-
tam*, le poëte exprime parfaitement le soin, les précautions, l'habileté qu'il fallait avoir dans ces circonstances. Je ne fais ces courtes observations sur la coutume des anciens relativement aux bains et aux frictions, que pour faire remarquer, d'une part, que cette
hygiène était portée chez eux à un très-haut degré
de perfection, et qu'ils savaient combien elle importe
à la santé ; en second lieu, que malgré les progrès modernes dans ce genre, nous sommes loin d'approcher
en ceci, comme en tant d'autres choses, du luxe de
Rome et de l'Orient. Parcourez les établissements de
la capitale les mieux conçus dans ce genre, vous ne
trouverez dans aucun le moyen d'avoir des frictions
sèches, au moins d'une manière méthodique et rationnelle. L'eau y est présentée sous toutes les formes
et à toutes les températures, simple ou médicamen-
teuse, les bains sont modifiés de mille manières ;
mais demandez de simples frictions sèches, ou à

____

(1) Martial, liber III, cap. 81 : « Elle parcourt le corps avec une extrême agilité, et sa main savante se répand sur tous les membres. »

vapeurs aromatiques sèches et balsamiques, on ne vous comprend plus. Après un bain ordinaire, un bain de vapeur aqueuse, on frictionne, il est vrai, dans quelques établissements, mais ce n'est pas la même chose. Tel individu se trouve bien des frictions sèches, auquel le bain ne convient nullement ; cela s'observe. Il serait à désirer qu'il y eût dans le balnéaire de chaque ville, un endroit et des hommes consacrés à l'emploi des frictions sèches. Ce moyen thérapeutico-hygiénique est d'autant plus important qu'on peut l'appliquer à beaucoup de cas. Le célèbre Mead (1) avait une telle confiance dans ce moyen qu'il disait que l'usage soutenu de la brosse peut tenir lieu d'exercice au vieillard.

Les bains. — Les bains ont pour effet, quand on y recourt avec quelque fréquence, d'augmenter l'impressionnabilité de la peau, de la rendre sensible aux plus faibles vicissitudes de l'atmosphère et d'exiger les précautions les plus attentives pour se garantir des suites que de telles dispositions peuvent donner (2). Si cette observation est juste en général, combien ne doit-elle pas l'être en ce qui concerne l'affection goutteuse. La goutte ne s'oppose pas à ce qu'on donne à la peau les soins indispensables que commande une bonne hygiène. Il ne faut pas aller plus

---

(1) Mead, *Monita* et *Præcepta medica.*
(2) Voy. *Nouveau Dictionnaire de médecine et de chirurgie pratiques.* Paris 1867, t. IV, art. BAINS.

loin. L'usage ne doit pas plus conduire à l'abus que l'emploi de quelques bains ne doit conduire à leur fréquence ; il convient surtout de bien choisir son temps. L'air froid et humide est le plus à craindre ; dans cette condition météorologique, il est prescrit de s'en priver absolument. Le temps chaud et relativement sec est plus favorable à tous égards, lorsque rien ne fait présumer un changement prochain dans l'état de l'air. Il ne s'agit ici que des bains à la température modérément chaude ; les précautions sont bien plus indispensables à prendre contre les bains froids. Ils ont été préconisés par quelques médecins qui ont cru qu'ils avaient la propriété d'éloigner les accès et même de calmer les paroxysmes. Sans doute ils avaient eu quelques faits qui paraissaient confirmer leur opinion ; mais quelle théorie et quels médicaments n'ont pas leurs partisans qui revendiquent des faits en leur faveur ! Les faits en médecine sont comme les avocats, il s'en trouve pour toutes les causes. L'essentiel, c'est de les bien interpréter, de leur faire parler le seul langage qui leur convienne. Eh bien, les bains froids, en suspendant la circulation des capillaires cutanés, en modérant jusqu'à l'éteindre la force d'expansion dont la peau est le siége, ne préparent pas seulement la rétrocession, ils la rendent inévitable et la font éclater. Ceux qui produisent des effets contraires le doivent à une puissance de réaction qui fait rapidement succéder une chaleur

vive et une sueur abondante, à l'impression du froid
et à ses résultats naturels. Mais pour obtenir ces
effets, il faut des tempéraments d'une nature spéciale,
et encore est-on loin de pouvoir compter sur un
succès. Il faut en conclure que les bains froids sont
chose délicate et dangereuse et qu'il n'y a qu'un
moyen de prévenir les malheurs qu'ils peuvent
amener, c'est d'en proscrire l'emploi. J'ai le terrible
exemple d'une goutte remontée, à la suite de quelques
pédiluves froids et de l'ingestion d'une glace et de
la catastrophe qui y mit fin.

Nous n'avons pas donné assez de développement
à la question de l'emploi des bains minéraux dans le
traitement de la goutte chronique, nous croyons
devoir la reprendre; ceci nous sera une occasion de
traiter encore de l'influence des eaux alcalines sur
l'affection qui fait l'objet de ce travail.

Les eaux minérales usitées contre la goutte sont
en première ligne les eaux qui tiennent en solution
plus ou moins chargée, des sels alcalins. A leur suite
se rangent les eaux minérales qui portent en Allemagne le nom d'indifférentes, *indifferenten thermen*,
parce qu'elles portent peu de sels et que les effets
qu'elles produisent paraissent tenir à leur température. Je prends comme type des eaux de premier
rang celles de Vichy; ce qui sera dit pour elles pourra
s'appliquer aux eaux de même catégorie. D'après le
docteur Prunelle, qui a laissé de si durables souvenirs

de sa longue pratique, les eaux de Vichy paraissent avoir pour qualité fondamentale d'accroître l'innervation des organes placés au-dessous du diaphragme. Amies de l'estomac et des organes de sa dépendance ou de son voisinage, elles rendent à cause de cela, de grands services dans l'affection goutteuse. Ces services se manifestent à la suite de l'action combinée de bains et des eaux prises en boisson. Il en est autrement, dit le même médecin (1), en ce qui concerne la goutte articulaire, si on la traite surtout par l'abus de cette eau prise à l'intérieur, abus bien fait pour décourager le consommateur novice. Dans cette sorte de goutte en effet les douleurs articulaires s'apaisent en même temps que les gonflements diminuent ou disparaissent, mais les manifestations se portent ailleurs. La goutte peut devenir viscérale, et ce n'est pas sans amener les plus graves conséquences. D'autre part, et ceci est important, comment l'eau alcaline se comporte-t-elle sur la gravelle urique? Une action chimique s'exerce-t-elle réellement sur les calculs, de manière à diminuer leur volume et à faciliter leur sortie? Dans la même lettre à l'Académie, le docteur Prunelle croit à une action de désagrégation que peut-être ce médecin a tort de rattacher moins à un effet chimique qu'à un effet physique. Il paraîtrait que c'est dans le sens de cette action que

(1) Docteur Prunelle, *Bulletin de l'Académie de médecine,* t. III, de 1838 à 39, p. 811 et suiv.

penchent aujourd'hui tous les esprits. Je lis dans un journal (1) une note d'un médecin consultant à Vichy, le docteur Cornillon, sur l'action dissolvante des eaux ; je lis les conclusions suivantes qui méritent d'être rapportées : « L'eau des Célestins dissout les graviers d'acide urique, en vertu d'une dissolution chimique ; l'agitation est nécessaire pour empêcher la formation d'une couche épaisse d'urate de soude à la surface du gravier ; cette dissociation peut s'opérer dans l'économie, pourvu que l'ingestion de l'eau alcaline soit continuée assez longtemps. » Des conclusions aussi absolues, quoique basées sur des expériences qui paraissent sincères, me déterminent à les faire suivre d'une juste réflexion de Claude Bernard (2) : « Personne ne m'accusera certainement, écrit ce physiologiste, de blâmer la direction physico-chimique des études physiologiques, mais je crois utile de dire que tout n'est pas là, d'autant plus qu'on peut se faire facilement illusion à ce sujet. » Sans pousser plus avant dans le domaine de la théorie où l'illusion est facile, le malade ne doit pas prendre une confiance trop exaltée dans les eaux alcalines et particulièrement dans les eaux de Vichy, quelle que soit la forme donnée à cette médication. J'ai été témoin, il y a peu d'années, de deux terribles exemples des hautes doses qui mirent en défaut la sagacité du médecin.

(1) *Journal des connaissances médicales*, 2ᵉ série, t. II, n° 5.
(2) Cl. Bernard, *De la physiologie générale*, p. 181, éd. 1872.

Carlsbad, surnommé le Vichy de l'Allemagne, distribue à doses extrêmes ses eaux extrêmement actives qui ont un grand pouvoir d'élimination par la double voie de la peau et de l'appareil urinaire. Je ne crois pas qu'elles puissent être utiles aux goutteux, si ce n'est à doses modérées; et encore faut-il procéder avec prudence. A Carlsbad et dans les établissements analogues de la Bohême, on prépare des boues dont l'application peut être utile dans le traitement des tophus, mais elles sont surtout employées dans les tumeurs articulaires produites par le rhumatisme.

Le second groupe d'eaux minérales employées en bains dont les goutteux peuvent espérer de retirer des effets favorables, sont les eaux thermales classées sous le nom d'indifférentes. Elles portent en effet, très-peu de matériaux de composition, et à un tel point que les eaux potables en contiennent davantage. C'est ainsi que sont les eaux de Tœplitz en Bohême, de Gastein dans le Salzbourg. Leurs propriétés tiennent à ce qu'il paraît à la température qui est très-élevée et à un état électrique que quelques observateurs disent avoir constaté. Ces eaux thermales émergent sur un sol ancien ou granitique. Les eaux de Tœplitz sortent des porphyres rouges, comme on peut le voir dans le faubourg de Schönau où de profondes tranchées ont été ouvertes pour faire place aux constructions. Je n'ai pu constater à Tœplitz l'effet de ses eaux thermales sur la goutte, mais elles sont de celles qui peuvent se prescrire, à cause de leur action sur la peau. Je les ai vues exercer une influence très-salutaire sur le rhumatisme, car c'est surtout contre cette affection qu'elles ont acquis une grande renommée en Europe comme en Allemagne.

Veille et sommeil. — Il n'est nullement indispensable d'être médecin pour comprendre que les veilles excessives, prolongées, sont très-nuisibles aux goutteux ; pas un d'eux, s'il est de bonne foi, s'il sait apprécier ce que vaut le bien-être, ne disconviendra de ce principe. En effet, rien ne donne au sang plus de chaleur, plus d'activité dangereuse au système nerveux, plus d'irritabilité morbide à l'économie entière, plus de maigreur, d'excitation, de fébricule, pour ainsi dire, toutes choses qui ne tardent pas à devenir fatales. La transpiration, et surtout les urines, participent nécessairement à une pareille disposition. Ces dernières sont chaudes, rouges, rares, portant en dissolution des éléments très-propres à rappeler les paroxysmes de l'affection arthritique. Néglige-t-on ces premiers avertissements de la nature, en persévérant dans l'excès dont nous parlons, la maladie prend bientôt un caractère de violence, d'intensité, de fréquence dans ses retours, qu'elle n'avait pas d'abord. Dans cette lutte homicide de la folie contre la santé, celle-ci se trouve parfois si complétement altérée, que la plus sage combinaison hygiénique, le meilleur régime, ne peuvent ensuite y porter remède.

Le sommeil trop prolongé, n'offre peut-être pas autant de danger pour les goutteux que les veilles excessives, mais il amène aussi de graves inconvénients. Le premier de tous, est de donner au sang, surtout si le régime est succulent, trop de force, de richesse, de plasticité, d'empêcher que l'élimination de certains principes producteurs de la goutte n'ait lieu ; or, on sait combien cet état pléthorique prédispose à la maladie dont il s'agit, qu'il en est même une des causes secondaires les plus actives. Bon nombre de goutteux, gras, replets, obèses à un haut degré, savent combattre la tendance qui les porte sans cesse au sommeil, surtout à un certain âge ; tous en tirent des avantages. Avouons pourtant qu'il faut, dans ce cas, prendre sur soi un empire très-prononcé ; mais, avec du courage, un peu de persévérance, on en vient aisément à bout. « Que ne fait-on pas en *allant toujours*, a dit une femme d'esprit ? » L'expérience le prouve tous les jours en médecine ; car il faut bien se convaincre qu'avec une forte volonté, tout acte est à moitié accompli.

N'oublions pas de remarquer que pendant le sommeil, la circulation se ralentissant de la circonférence au centre, la peau se refroidit avec une grande facilité. De là, la nécessité de se couvrir un peu plus la nuit que le jour, surtout quand le corps a été vivement excité dans la journée, soit par un exercice actif, soit par une température élevée. Au reste, cette observation sera rappelée quand il sera traité du rhumatisme.

Affections morales. — Quiconque étudiera l'histoire de la goutte avec soin et méthode, sans préjugés comme sans idée systématique; quiconque, étant goutteux depuis quelques années, se sera observé avec attention, restera convaincu que les affections morales ont sur cette maladie, une irrécusable influence. Ce qui a été dit précédemment en parlant des causes, suffit d'ailleurs pour démontrer combien le système nerveux participe à la production de la goutte, au retour ou à la cessation de ses paroxysmes, à leur fréquence et à leur degré d'intensité. Des faits nombreux et bien observés militent d'autant plus en faveur de cette opinion, que l'arthrite goutteuse est véritablement la maladie qui caractérise une civilisation très-avancée. On ne l'observe point chez les peuples barbares, même livrés à toutes sortes d'excès. C'est peut-être à cause de ce motif, c'est en considérant l'esprit, les mœurs élégantes, le savoir, et aussi la richesse de la plupart des goutteux de nos grandes villes d'Europe, surtout dans le Nord, qu'on a dit : *N'a pas la goutte qui veut.* Toujours est-il que plus le système nerveux d'un goutteux est actif, mobile, irritable et irrité, plus la maladie est intense et mobile elle-même. Rien de plus commun que de voir des paroxysmes de cette affection reparaître ou cesser brusquement sous l'influence d'une émotion vive et profonde. On a cité l'histoire d'un goutteux au plus haut degré, qui, obligé de se faire porter à l'église, s'élança tout à coup de sa chaise et grimpant lestement sur l'autel, vint se blottir dans une niche de saint qui était vide, sur le bruit qu'un lion qu'on faisait voir dans le voisinage s'était échappé de sa loge. L'histoire nous apprend que le grand Condé se trouvait guéri presque subitement de la goutte lorsqu'il était sur le point de livrer bataille. Il y avait en Espagne, en 1810, un officier supérieur de notre armée, absolument dans le même cas; il lui fallait l'activité extrême, l'ardeur et les fortes émotions du combat, pour ne rien ressentir pendant quelque temps d'une goutte anomale qui le tourmentait sans cesse. Aussi disait-il que, semblable à l'ennemi, elle ne pouvait être débusquée qu'à *coups de canon*. Le célèbre Linné, atteint d'une violente attaque de goutte, en fut tout à coup délivré à l'aspect des trésors de botanique que son disciple Kalm apportait du Canada. On a vu des goutteux guérir quand la foudre éclatait près d'eux, soit à cause de la perturbation, suite de la frayeur subite qui a lieu dans ce cas, soit par l'effet de la commotion électrique, agitant violemment le système nerveux. La musique produit aussi des effets singuliers sur cette maladie; elle en assoupit quelquefois les douleurs d'une manière étonnante, surtout chez certains sujets très-sensibles aux effets de l'harmonie musicale. Un malade atteint d'une affection hypocondriaque compliquée de goutte ne calmait ses attaques qu'au moyen de la musique italienne, dont il était un amateur distingué.

Malheureusement les affections morales, loin de produire les avantages dont nous venons de parler, déterminent au contraire de fréquentes rechutes de goutte, et même de très-graves accidents, surtout quand elle est irrégulière. On sait que le célèbre Fréron mourut d'une goutte remontée, en apprenant qu'on lui avait retiré le privilége de ses feuilles; on pourrait citer une foule d'exemples analogues. Combien de fois en effet, la goutte se porte sur les entrailles, et devient mortelle, sous l'impression d'une affection morale extrême. Au reste, tout est relatif à la constitution du sujet, plutôt qu'aux circonstances extérieures. C'est, en effet, quand les passions sont vives, fougueuses, agaçant continuellement les nerfs de leurs cruels aiguillons, que la maladie acquiert, conserve ou reprend un caractère plus ou moins marqué de gravité. Les affections morales tristes, prolongées, impriment surtout à l'économie un état de langueur et d'énervation très-propre à maintenir cette maladie, à la rendre chronique; on en a vu de fréquents exemples pendant les secousses politiques qui se sont produites en France dans ces derniers temps.

Mais, si les divers états, les fortes agitations du système nerveux influent beaucoup sur le caractère et la marche de la goutte, elle-même, à son tour, réagit d'une manière énergique sur le moral du malade ; en sorte qu'on peut encore conclure ici de l'association des phénomènes physiologiques, aux phénomènes psychologiques : qui sent le plus, vit le plus, mais souffre en proportion ; ce principe a bien peu d'exceptions. Aussi, comme on l'a déjà remarqué, le caractère des goutteux est en général inquiet, irritable, inégal, abhorrant toute espèce de contrariété ; et si le malade ne veille attentivement sur lui-même, il arrive bientôt à ce point de *susceptibilité* morbide physique et morale que tout l'ennuie, le blesse et le fatigue. C'est le cas de certains vieux podagres quinteux, irritables, colères, moroses, toujours mécontents, toujours chagrins, et qui ordinairement chargent la médecine de reproches et le sort d'imprécations. Comme la plupart sont opulents et pourtant soumis à un régime sévère, condamnés à user, sans plaisirs, une existence sans repos, qu'on juge de l'impressionnabilité de leur caractère, dans une telle réunion de circonstances. Pour tout médecin, véritable observateur des phénomènes de l'organisme, il y a ici une chaîne pathogénésique de la cause aux effets, et de ceux-ci, devenus causes, qu'il ne doit point perdre de vue. Il peut également faire une belle étude philosophique sur l'influence positive des maladies sur le moral, et réciproquement. Le goutteux en effet qui, tourmenté par le mal, ne s'abandonne point aux caprices de sa volonté, le combat, le supporte en s'aidant d'une raison forte, ou de cette philosophie patiente, égale, résignée, qui sait jouir de tout, se passer de tout, s'accommoder à tout, verra souvent sa maladie guérir, certainement diminuer et devenir très-tolérable. On ne parvient pas tout à coup, il est vrai, à ce degré si désirable de constance morale, mais peu à peu, et en ne rétrogradant jamais. « Comparant mon âme, dit Plutarque, avec celle de ces anciens sages, et jugeant que je ne leur cédais pas en amour pour Dieu, je me suis d'abord prescrit de passer quelques jours sans me mettre en colère ; j'ai ensuite étendu cette abstinence à un mois ou deux ; et après m'être ainsi éprouvé peu à peu moi-même, j'ai reconnu que j'avais fait de grands progrès dans la patience. J'ai appris à me contenir, à ne parler qu'avec douceur, à veiller sur moi-même avec tant de soin qu'il ne m'échappât aucune parole d'humeur, aucune action injuste, et je suis enfin parvenu à réprimer une passion qui vous fait acheter un plaisir ingrat et léger par des troubles violents et un honteux repentir (1). »

Il est surtout un point sur lequel il convient d'ap-

_____

(1) *Œuvres morales de Plutarque*, t. IV, traduction de l'abbé Ricard, chap. de la *Colère*.

'peler fortement l'attention des goutteux, ce sont les plaisirs et les voluptés amoureuses. Van Helmont place le siége de la goutte dans la matière séminale; selon lui, le germe arthritique y dort jusqu'à son réveil, *comme l'hirondelle dans son nid.* Ce n'est là qu'une hypothèse gratuite, mais qui montre qu'à toutes les époques on a remarqué l'influence de la fonction génératrice sur l'affection goutteuse. L'une précédant l'autre, elles semblent liées ensemble de cause à effet. Un inconvénient difficile à écarter, c'est que la constitution forte et pléthorique du plus grand nombre de goutteux, leur extrême sensibilité, quelquefois aussi leur régime très-peu sobre, les pousse à franchir la ligne étroite qui sépare l'usage de l'abus. C'est à eux de voir ce qu'ils préfèrent, de la santé suffisante ou même pleine, ou d'une maladie toujours dangereuse et qui ne cesse d'être menaçante même pendant le temps du répit. Malheur à ceux qui ne gardent pas la règle d'une continence exacte et sévère; qui, prenant pour des besoins réels une ardeur entretenue par un fâcheux état moral ou une irritabilité locale, font une fausse évaluation de leurs forces, oublient que la nature manque souvent du pouvoir nécessaire à l'élimination des principes de maladie et au maintien de l'équilibre normal des fonctions de la vie. Si on donne pour auxiliaire à un tel état, l'habitude de la bonne chère et l'usage qui en est le complément ordinaire, des liqueurs spiritueuses, quelle est la constitution qui pourra résister à cette réunion de causes? Un ancien a dit avec raison que Bacchus et Vénus, ces deux brise-membres, avaient enfanté par leur union la goutte qui brise les membres plus encore que les divinités dont elle provient.

> Membrifragus Bacchus, cum membrifraga Cytherea
> Prognarant gnatam membrifragam podagram.

Les causes si fréquentes des manifestations de la goutte, le peu de prudence des malades pour le plus grand nombre, leur insouciance sur beaucoup de points, et en quelque sorte l'abandon qu'ils font d'eux-mêmes lorsqu'il faudrait veiller attentivement sur soi, montrent comment certaines maladies, et en particulier celle dont nous traitons, tiennent une si grande place dans la liste des misères humaines. La passion, l'habitude, parlent toujours très-haut. Il est d'autant plus difficile à la médecine en même temps qu'à la raison, de faire entendre leurs conseils, surtout quand le calme succédant aux crises, la maladie fait silence et ne prêche plus les sages privations. Réveillé-Parise raconte avoir connu un goutteux épuisé par le mal, accablé par de longs accès qui mirent fin à son existence. Eh bien, en présence de ces accès terribles et prolongés, il n'en niait pas les dangers, mais il avouait ne pouvoir résister aux penchants qui les préparaient, tant la pente est forte, tant le caractère est faible, tant le désir présent et la satisfaction qui le suit prévalent sur le danger prochain.

Si les plaisirs amoureux sont toujours nuisibles aux malades de la goutte, le péril est encore incomparablement plus grand lorsque l'âge fait fléchir les ressorts de l'organisme. C'est alors qu'il faut se tenir en garde contre leur dangereuse amorce, car il suffit d'une volonté ferme en son dessein, pour faire éviter des maux de plus d'une espèce. *De mon temps*, cette expression du vieillard qui dit tant de choses dans son éloquente brièveté, ce *de mon temps* doit toujours être présent à l'esprit du goutteux quand il s'agit d'un acte qui appartient à la vie fonctionnelle de la jeunesse et qui ne doit plus être qu'un souvenir dans la mémoire de l'homme âgé. Si, cependant soit par un regain de jeunesse, par une certaine verdeur d'existence, on voit plus d'un Lovelace sexagénaire consulter moins souvent ses forces que son imagination, ce n'est pas impunément, car de cruelles douleurs, des infirmités croissantes l'avertissent qu'il est bien tard et qu'il a eu le tort de fermer l'oreille à l'heure de la retraite qui a déjà sonné pour lui. Il ne s'agit pas seulement de modérer des passions, quand on est parvenu à un tel âge avec une pareille maladie, il faut courageusement les dompter. Enrayer est trop peu de chose, il est indispensable de dételer. « Les goutteux, dit Coste (1), doivent choisir entre laisser leurs femmes tranquilles et guérir de la goutte, ou

(1) Coste, *Traité pratique de la goutte*; 1768.

bien continuer de les caresser et rendre leur mal tout à fait incurable. Chaque fois qu'un goutteux voit une femme, il ajoute, s'il est jeune, une nouvelle racine à sa maladie, et s'il est vieux, il creuse un pied carré de sa tombe. » Cela paraîtra dur, sévère et quelque peu exagéré. Qu'on ne se fonde pas sur cette pensée pour s'abandonner à tous les écarts de l'imprudence sans prendre souci de l'avenir.

Occupations intellectuelles. — Les excitations vicieuses du système nerveux ne sont pas toujours le résultat de passions vives et emportées, d'excès de table ou d'incontinence. Le désir, le besoin de se faire un nom, une destinée plus ou moins brillante, d'acquérir de la célébrité, impriment souvent de violentes secousses au système nerveux, toujours préjudiciables à la santé. La contention d'esprit et la vie sédentaire sont deux causes très-puissantes de la reproduction de la goutte. Il y a, en effet, dans les travaux soutenus de l'intelligence une telle exagération de sensations et d'impressions morales, une concentration si marquée des mouvements vitaux, un tel rayonnement des forces sur les centres nerveux, que l'équilibre des fonctions peut très-difficilement se soutenir. Or, pour peu qu'il y ait préexistence d'une maladie quelconque, celle-ci manque rarement de prendre un haut degré d'accroissement, ou du moins d'opiniâtreté. C'est ce qui s'observe chez les hommes de cabinet, chez certains artistes sujets à la goutte.

Quelques-uns sont sobres, vivent avec régularité, savent éviter d'autres causes de cette maladie; mais ils ne voient pas ou ne veulent pas voir que leurs travaux contribuent inévitablement à aggraver leur état, d'autant plus qu'ils portent dans ces travaux cette *nature passionnée* qui leur est particulière; que les inquiétudes, les anxiétés, les tourments d'un amour-propre tour à tour caressé, exalté, froissé, humilié, souffrant, ne sont pas faits pour donner à l'économie cette tranquille pondération des forces si nécessaire à la santé. Qu'en résulte-t-il? qu'à la longue celle-ci s'altère radicalement, que ces tempéraments épuisés tombent dans une sorte de langueur fébrile et de faiblesse irritative, dans cette susceptibilité morbide nerveuse qui donne aux maladies un caractère irrégulier toujours fâcheux, vérités fondées sur une constante expérience, et dont le développement a été donné dans un livre écrit sur la santé des hommes voués aux travaux de l'intelligence et sur les moyens de la conserver (1). Ce beau sujet a été traité de main de maître. On a beau faire, il faut se conformer aux lois de notre organisation et ne pas se flatter de séparer la partie matérielle de notre être de la pure intelligence. La lame use le fourreau et lui reste étroitement unie jusqu'à ce que celui-ci se trouve hors de service. Il est vrai que la passion des travaux

(1) Réveillé-Parise, *Physiologie et hygiène des hommes livrés aux travaux de l'esprit*, etc.

intellectuels est une des passions les plus invincibles. On n'arrête pas un mathématicien poursuivant la solution d'un problème, pas plus qu'un mécanicien cherchant le rouage ou la pièce d'où sortira un instrument qui fera sa renommée et sa fortune. « Pétrarque fatigué de longues études, raconte Ribes de Montpellier (1), se plaignait de sa santé devant l'évêque de Cavaillon. Celui-ci en vit facilement la cause et lui demanda la clef de son cabinet pour quelque temps. Pétrarque y consentit; mais le poëte, malgré tous ses efforts, ne peut y résister que trois jours. — Rendez-moi, dit-il à son ami, la clef de mon cabinet, ou j'expire à vos pieds. »

Ce qui convient aux hommes livrés aux lettres et qui vivent par l'intelligence, convient en très-grande partie aux hommes politiques livrés aux travaux assidus et pénibles de leur position. La première condition à remplir serait de quitter les affaires. Un homme d'État goutteux a pour devoir de s'occuper spécialement de sa santé, c'est son affaire la plus pressante. Rien de plus difficile que d'obtenir ce sacrifice; aussi rien de plus rare que d'en trouver des exemples. Cependant, vivre au milieu des succès, des embarras, des contrariétés, des angoisses, des insomnies, et vouloir en même temps que son mal s'amende ou espérer qu'il guérisse, c'est courir après la solution d'un pro-

____

(1) F. Ribes, *Traité d'hygiène thérapeutique*, 1 vol., 1860.

blème insoluble. Les goutteux vivant dans la fièvre des affaires le savent bien; mais une foule de motifs plus puissants les uns que les autres les poussent à suivre la même voie. « Ma philosophie, écrivait Bussy-Rabutin à un de ses amis, qui me sert fort bien sur l'état de ma fortune, n'est qu'une bête quand il est question de me consoler de n'avoir pas passé le Rhin à la vue du roi. » Je ne sais si ce gentilhomme était goutteux, mais sa philosophie, puisqu'il en avait une, ne l'aurait pas consolé davantage, si un paroxysme l'eût empêché de passer le Rhin à la vue de son maître; peut-être n'aurait-il pas eu besoin de consolation, car il y a des états de l'âme qui font oublier les plus grandes douleurs.

On a vu des goutteux ne pas ressentir la violence d'un paroxysme pendant le cours d'un travail qui les passionnait. Il est vrai que la fixité de la pensée qui poursuit avec ardeur une tâche, la fixité tenace et profonde a pour effet de modérer la douleur par la diversion qu'elle produit. Cardan combattait ses plus vives attaques, par des contemplations presque cataleptiques. Savoir s'abstraire de soi-même pour suivre une pensée avec cette attention persistante dont sont capables quelques rares esprits, est une qualité qui peut s'employer comme moyen thérapeutique. Dans certaines conditions, elle peut ne pas manquer d'efficacité; mais il n'est pas toujours prudent de faire fond sur une telle expérience. Il arrive, malgré tout ce qu'il y a de vrai dans l'axiome si connu d'Hippocrate (1), que l'excitation artificielle s'ajoute à l'autre douleur et que le paroxysme goutteux y gagne plus de violence au lieu de s'affaiblir. On a dit, et ce n'est pas sans quelque vérité, que l'excitation morbide de la goutte semblait aviver les facultés de l'intelligence. On a observé, au début de quelques affections cérébrales, et surtout aux approches d'une congestion, l'esprit prendre plus de vivacité et jeter même ces éclatantes lueurs qui font illusion sur l'état de l'organe. Il peut en être ainsi dans la goutte et plus d'un exemple l'a montré, mais ces lueurs sont passagères ; elles ne se soutiennent pas, n'étant pas maintenues par ces conditions normales nécessaires à la durée de l'activité de l'esprit. Daubenton, l'illustre collaborateur de Buffon, eut une goutte fixe, noueuse au point que, selon l'expression de Perse, les membres qui portaient ces nodosités ressemblaient aux branches d'un vieil hêtre. Ce savant naturaliste tira de cette disposition, d'ingénieux rapprochements entre les altérations de la peau de l'homme et celle que nous offre l'écorce des vieux arbres. Il faut remarquer que Daubenton était affecté d'une goutte tolérable, goutte chronique, froide, et qui ne lui occasionna jamais de vraies douleurs. Dans ces circonstances, la maladie ne pouvait être d'aucun

(1) De deux douleurs simultanées mais non dans le même lieu, la plus forte obscurcit l'autre (Aphorismes, 2ᵉ section, 46, traduction Littré, tome IV, p. 483).

avantage dans les travaux auxquels se livrait ce savant.

Pour toute conclusion, la méthode préférable pour ne pas exalter les paroxysmes ou pour ne pas les faire naître, c'est la tempérance dans les travaux de l'esprit et dans tout ce qui s'y rapporte. Il y a deux moyens à employer pour qu'ils ne produisent ni l'épuisement ni l'excitation ; l'épuisement, qui engendre une sorte de torpeur qui pèse sur l'organisme, l'excitation qui se communique aux vaisseaux et provoque l'état fébrile. Ces deux moyens sont la variété dans les sujets de travail et la promenade. La variété est une sorte de repos qu'on se donne lorsqu'on a l'habitude ou la passion des travaux de l'esprit. Cuvier, avait dans son cabinet plusieurs tables dont chacune était consacrée à un travail spécial ; pour se reposer, il allait de l'une à l'autre, la diversion étant une sorte de halte qui permettait à l'esprit de refaire ses forces et de le disposer de nouveau au travail qu'il avait dû quitter. La promenade soit en plein air, soit dans un appartement, a pour effet de répartir l'action vitale qui était concentrée dans le cerveau. C'est une question de rétablissement d'équilibre qu'elle résout. Ainsi la méthode à suivre est simple : il s'agit de ne pas faire supporter à l'instrument de l'intelligence une tension trop forte ; il faut que cette tension soit modérée. *Rien de trop !* est un adage qui convient surtout aux goutteux lorsque, passionnés pour l'étude, ils obéissent à un attrait qui leur prépare des mécomptes, plus souvent qu'il ne leur évite des douleurs en même temps que des dangers.

Habitudes particulières. — L'homme est, en définitive, le résultat de ses habitudes, surtout quand il a longtemps vécu ; vérité qui s'applique particulièrement à l'étude de nos maux et aux moyens de les guérir. Voilà pourquoi on peut poser en principe que, dans la plupart des cas, toute maladie est l'héritage certain de la conduite passée. Toutefois, ces habitudes peuvent être ou salutaires ou nuisibles, distinction fort importante que le malade, aidé de son médecin, doit s'appliquer à faire avec soin. Rien de plus évident que les premières doivent être respectées, tandis qu'il faut combattre les autres avec d'autant plus de méthode et de persévérance, qu'il y a ici une force d'inertie très-difficile à déplacer et à vaincre. Les souffrances inspirent les réflexions et celles-ci conduisent à prendre des déterminations qu'il faut savoir maintenir dès qu'on les exécute. Se bien observer d'abord et se diriger suivant les règles qu'on a tirées de son observation, voilà la loi qu'il est indispensable de suivre.

Généralement, les causes extérieures de la goutte sont bien connues dans leurs effets ; il est pourtant vrai de dire qu'à raison de certaines dispositions du tempérament, l'un est plus affecté par les écarts de régime, l'autre par le froid et l'humidité, celui-là par l'agitation morale, cet autre par les travaux de l'esprit ou bien par un exercice excessif, par une vie trop sédentaire, etc. Il faut donc que l'expérience apprenne au malade le point d'attaque le plus faible, ainsi que l'influence de la cause secondaire la plus défavorable pour lui. En un mot, il doit se défendre de l'ennemi qu'il a le plus à craindre, se faire par l'habitude une sorte de tempérament spécial le plus propre à résister aux diverses causes de ses souffrances et s'il se peut à les neutraliser. Quiconque agit autrement, se met en dehors du sens commun médical, de l'expérience la plus positive, fondée sur ce principe : adopter ce qui est bon, éviter ce qui nuit. Il est des goutteux, je l'ai déjà dit, d'un jugement sain, qui, ayant fait une étude exacte de leur constitution, de leurs forces, de leur être physique et moral, et même de leur position sociale, savent former, diriger leurs habitudes sur ce qui leur est le plus convenable ; aussi combattent-ils avec succès leur maladie, soit pour la dompter tout à fait, soit pour l'adoucir et la rendre tolérable. On voit au contraire des goutteux à qui cette science d'eux-mêmes est tout à fait inconnue ; ils attendent un certain degré de la goutte pour abandonner décidément de fatales habitudes. Mais où est l'indicateur fidèle et sûr, où est l'*arthritomètre*, si l'on peut dire ainsi, qui marquera les bornes où ils doivent s'arrêter ? Quand le mal les saisit vivement, ils plient et se résignent, le médecin les trouve d'une admirable docilité, rien ne leur coûte pour guérir. L'orage est-il passé? on dirait que c'est d'un autre dont il était question, tant ils sont oublieux du mal, des remèdes, du régime et du médecin. Ils continuent ainsi, jusqu'à ce que les paroxysmes reparaissant souvent et avec plus ou moins de violence, ils apprennent enfin que la goutte est toujours prête à attaquer l'économie, à compromettre leur santé, quelquefois même leur existence. Il est aussi des goutteux qui contractent des habitudes d'autant plus pernicieuses qu'elles sont systématiques et raisonnées; ce sont ceux qui, ayant des connaissances médicales superficielles, veulent absolument trouver un remède au mal qui les travaille. Tantôt ils écoutent avec complaisance, les oracles menteurs du charlatanisme; tantôt ils ont recours à une foule de drogues, de médicaments, de prétendus secrets, qu'ils recueillent dans le public ou qu'ils trouvent dans de vieux formulaires. Quelquefois, même ils bâtissent une hypothèse ou insignifiante ou dangéreuse, parce qu'elle ne repose sur aucun principe vrai, sur aucune donnée réellement scientifique. En définitive, ils ne recueillent que de tristes moissons de leurs prétendues recherches.

On pourrait citer bien des exemples de ces travers d'esprit, d'où naissent tant de funestes résolutions. Des coutumes en apparence sans importance ne sont pas moins préjudiciables. Par exemple, celle de supprimer et même de modérer la sueur des pieds, sous prétexte qu'elle incommode par son odeur; de quitter de bonne heure les habillements d'hiver et de les prendre trop tard; de se couvrir trop peu la nuit, surtout quand il y a de l'humidité et que le corps a été dans un état manifeste d'*æstuation* pendant la journée précédente; de supprimer subitement un flux hémorroïdal, soit par des lavements froids, soit de toute autre manière; de s'exposer à des constipations opiniâtres toujours dangereuses, par le motif mal fondé qu'il ne faut pas s'accoutumer aux purgatifs et aux lavements; de prendre trop souvent des bains, ou trop froids ou trop chauds, pour faciliter, disent les goutteux, la transpiration, ou par un excès contraire, de n'oser se laver le corps, par crainte de supprimer cette excrétion; de recourir à l'emploi inconsidéré de médicaments répercussifs sur des éruptions cutanées plus ou moins anciennes et actives, etc.; etc. Tout démontre donc qu'il faut en revenir à ce grand principe d'établir son *régime*, expression prise dans sa plus large acception, sur l'étude attentive et suivie qu'on a faite de soi-même, moyen certain de se tromper le moins possible et d'obtenir des résultats constamment favorables. Le fait suivant en est une preuve irrécusable. « Un père goutteux engendra deux fils jumeaux qui eurent sa constitution et devinrent comme lui grands et bien faits. Ces deux frères se ressemblaient donc parfaitement au physique, mais non d'inclination, et ils menèrent une vie fort différente. L'un vécut avec son père; il contracta ses goûts et fut bientôt attaqué de la goutte : l'autre, craignant cette maladie, obligé d'ailleurs de vivre sobrement et de faire de l'exercice, en fut préservé toute sa vie (1). »

On voit, dans cette circonstance, la suprême influence préservatrice d'une bonne hygiène sur la goutte *même héréditaire*, bien autrement opiniâtre que la goutte acquise. Au reste, il ne faut pas croire que la prescription d'un régime convenable aux goutteux, impose toujours la cruelle nécessité de ne jamais s'en écarter en la moindre chose que ce soit. Cette méticuleuse défiance de tout plaisir a ses avantages, mais elle a bien aussi ses inconvénients. On peut donc dans l'occasion, s'écarter d'une ligne par trop austère, la raison, la santé, une philosophie bien entendue le veulent ainsi; et, comme on l'a remarqué, Lœlius et Scipion n'étaient pas assez fous pour être toujours sages. Mais le point essentiel pour les goutteux, dans cette circonstance, est de saisir le moment, l'à-propos de ce laisser-aller, et surtout le degré de ce qui peut se permettre; c'est à ceux qui se connaissent bien à apprécier avec justesse leurs forces, leur état présent, celui de la maladie et l'influence qu'ont sur eux telles ou telles causes secondaires. Ajoutons

______

(1) Loubet, *Lettres sur la maladie de la goutte.*

que la prudence doit toujours servir ici de guide; il faut ensuite rentrer dans la règle ordinaire, s'y confiner, s'y réfugier, car la goutte est un ennemi opiniâtre qui ne lâche prise que très-difficilement.

Ce conseil s'adresse surtout aux personnes délicates ou affaiblies par la maladie, bien plus encore à celles qui sont âgées; car il faut remarquer que quand l'homme est dans toute sa force, la goutte semble aller du centre à la circonférence, aux extrémités, son principe étant vigoureusement éliminé par l'énergie vitale : au contraire, chez les vieillards, la goutte semble toujours aller des extrémités au centre. C'est là ce qui explique les accidents si souvent mortels qu'elle détermine à cette époque de la vie.

Au reste, quel que soit le mode hygiénique qu'on adopte, en le supposant pourtant conforme à l'économie du malade, il faut savoir en attendre les résultats, composer avec le temps, cet élément indispensable de tout traitement. C'est là ce que beaucoup de goutteux, toujours impatients, irascibles, ne comprennent que difficilement. Après avoir fait quelques remèdes, après avoir suivi un régime quelconque, ils se découragent au plus petit paroxysme de leur maladie qui reparaît après un certain intervalle. Ignorent-ils donc d'abord que la goutte est une maladie presque toujours constitutionnelle, et par cela même très-difficile à guérir, surtout quand elle date de plusieurs années: en second lieu, qu'on obtient beaucoup si, ne pouvant la guérir radicalement, on diminue sa violence et la fréquence des attaques ; si d'une maladie grave, cruelle implacable, on a fait une maladie simple et peu dangereuse ; si, enfin, tout en faisant sa part, elle ne devient pas un principe destructeur de la vie, ou du moins qui la rend pénible et odieuse ? Qu'on sache donc se résigner dans certains cas, car c'est surtout quand il s'agit de la santé que le bien est toujours le mieux, et qu'il faut savoir s'en contenter : exiger trop, c'est viser au-delà du but et s'exposer à le manquer ; en d'autres termes, c'est lâcher la proie pour l'ombre. Toujours est-il vrai que cet allégement soutenu, ce bien-être continué si désirable ne s'obtient que par le bon usage, c'est-à-dire par l'usage des modificateurs de l'organisme, réglé par la connaissance de leur influence nuisible ou salutaire. On avait placé, rapporte Athénée, sur le fronton d'un bâtiment consacré aux bains publics, un distique qui, sous l'apparence d'une violente contradiction, contient une excellente leçon d'hygiène :

Balnea, vina, venus corrumpunt corpora sana :
Corpora sana dabunt balnea, vina, venus.

DEUXIÈME PARTIE

LE RHUMATISME

CHAPITRE PREMIER

DU RHUMATISME EN GÉNÉRAL, DE SA NATURE ET DE SON SIÉGE.

Les définitions du rhumatisme sont des descriptions; — Lois de Bouillaud; — La nature du rhumatisme; — Les causes du rhumatisme.

Les définitions du rhumatisme sont des descriptions. — Une définition du rhumatisme suffisante à donner une idée juste de la maladie, en ce que l'on connaît d'elle, cette définition est encore à trouver. Les définitions sont représentées aujourd'hui par de longues descriptions; il est probable même que, vu l'extension donnée aux études médicales, soit directes, soit accessoires, ces descriptions tomberont de plus en plus dans la prolixité. Il ne faudrait pas arriver à ce point qu'un médecin ne pût être savant que dans une maladie. Le travail récent le plus développé qui ait été écrit sur ce sujet, est celui du docteur E. Besnier (1). Pour juger combien l'auteur s'est prêté aux tendances du jour, qui font donner le pas à la description sur la définition, je citerai le commencement de ce traité sur la matière. « Rhumatisme, entité morbide spéciale

(1) Besnier, *Dictionnaire encyclopédique des sciences médicales de Dechambre*; art. RHUMATISME.

comprenant dans ses limites étendues, et mal circon-
scrites en certains points, des déterminations organiques et variées qui ont pour siége essentiel pri-
maire ou primitif le tissu et l'appareil locomoteur. » On ne peut pas dire que ce commencement,
car ma citation n'a pas terminé la phrase, ne pêche
pas par la précision et la clarté. J'ai préféré à toutes
ces descriptions, qui même décrivent trop pour bien
décrire, le terme commun de rhumatisme pour toute
définition. Le mot ρεω dont il dérive, soit à cause du
symptôme dominant du coryza ou rhume de cerveau,
soit à cause du déplacement rapide de la fluxion indique au moins, en un seul mot, un signe particulier,
par lequel se reconnaît la maladie. Si, en l'état de la
science, une définition n'est pas encore possible,
mieux vaut un nom à l'exemple de celui qui a été
admis pour désigner l'espèce de maladie qui tient la
tête de l'arthritisme; car le nom de rhumatisme,
comme celui de goutte, n'a pas d'autre sens que la
chose à laquelle il est appliqué. Voilà deux noms, en
effet, sur lesquels médecins et public ne se trompent
pas.

Lois de Bouillaud. — C'est Baillou qui a commencé à marquer une distinction profonde entre les
maladies groupées sous le nom d'arthritisme. C'est cet
auteur, comme le dit le docteur Besnier, qui a affecté
à l'une d'elles, la plus mobile, la plus fluxionnaire, la
plus aiguë, la plus accidentelle dans ses causes, ce nom

de rhumatisme qu'elle a définitivement gardé. Il y a loin de cette désignation qui détachait l'affection rhumatismale du groupe dans lequel elle est comprise, aux clartés nouvelles projetées par Bouillaud sur la maladie. Que d'obscurités, que d'incertitudes, jusqu'à ses travaux ! Il faut dire cependant que cet état de choses ne nuisait pas essentiellement à la question clinique. Il est vrai qu'on discutait moins savamment, qu'on ignorait l'art de ces longues expositions où l'attrait et même l'amour exclusif du détail, placent dans l'ombre et dans l'oubli la pensée principale ; mais on savait soulager les malades et même les guérir. Assurément, le nom de Bouillaud mérite l'illustration qui lui est attachée. Dans son premier travail sur le rhumatisme, il démontra que la maladie ne se bornait pas à l'attaque du tissu fibreux périarticulaire, mais qu'elle pénétrait dans toute les parties de l'articulation. Il ajouta à ce premier résultat un autre non moins fécond, celui d'établir l'étroite connexion qui liait les phlegmasies viscérales au rhumatisme, de telle sorte que celles-là n'étaient que le rhumatisme lui-même, quand elles se développaient chez un arthritique, lorsque précédemment on les considérait comme indépendantes et non pas comme des arthropathies. Il est vrai que ces opinions un peu hardies ne furent pas admises de tout le monde. Peut-être étaient-elles un peu exagérées ; mais les règles établies sur des faits nombreux et irrécusables ne peuvent être

ébranlées par quelques exceptions. Dans les travaux,
sur le même sujet, qui suivirent ce magnifique point
de départ, furent promulgués les deux articles de loi
qui sont maintenant en théorie, comme en pratique,
la règle de tout médecin dans le traitement des affections rhumatismales. Voici ces deux articles : 1° dans
le rhumatisme articulaire aigu, violent, généralisé,
la coïncidence d'une péricardite ou d'une endocardite est la règle, la loi, et la non-coïncidence est l'exception; 2° dans le rhumatisme aigu léger, partiel,
apyrétique, la non-coïncidence est la règle et la coïncidence l'exception (1).

Le champ du rhumatisme est un des plus vastes qui
soient ouverts aux recherches de la médecine; dans les
travaux modernes, la part la plus grande comme la
plus féconde appartient incontestablement à Bouillaud. Il semble que désormais il n'y ait plus à l'a-
grandir, puisqu'il comprend dans son étendue, non-
seulement les organes du mouvement, mais aussi le
système viscéral de l'économie. Je n'ai pas dit tout
ce qu'il aurait fallu dire pour appuyer cette conclusion dans sa généralité; on comprendra que cet

(1) Les écrits de Bouillaud sur le rhumatisme, de 1834 jusqu'à 1840,
sont les suivants : *Journal hebdomadaire*, 1834. — *Nouvelles recherches sur le rhumatisme articulaire aigu en général et spécialement
sur la loi de coïncidence de la péricardite et de l'endocardite avec
cette maladie, ainsi que sur l'efficacité de la formule des émissions
sanguines coup sur coup dans son traitement.* Paris, 1836. — *Traité
clinique de rhumatisme articulaire.* Paris, 1840.

ordre de détails ne prenne qu'une place très-restreinte dans ce livre.

La nature du rhumatisme. — A cette question, si le rhumatisme est une pure et simple inflammation, occupant soit les tissus fibreux, soit les tissus musculaires, ou une névropathie plus ou moins intense, il y a à répondre ce qui va suivre. Tout en mettant hors de question, le rhumatisme aigu avec les formes qui s'y rattachent, qui est évidemment une maladie fébrile, le rhumatisme proprement dit n'a été considéré comme une inflammation que par les demeurants de l'âge de Broussais; d'autres l'ont considéré comme une névrose ou comme une névropathie. Il faut bien admettre qu'il y a quelque chose comme cela. A quoi rattacherait-on les douleurs de la pleurodynie du lumbago avec celles d'un autre nom qui suivent les trajets des nerfs depuis leur émergence jusqu'à leurs dernières expansions fibrillaires, si ce n'est à cette origine? « Atteint moi-même assez fréquemment, dit Réveillé-Parise, de rhumatismes plus ou moins violents, ayant eu de très-nombreuses occasions de traiter des rhumatisants, j'ai examiné cette affection dans tous ses rapports, dans tous ses degrés, sous toutes ses formes, et chaque jour je suis de plus en plus convaincu de cette origine. » Il se cite lui-même comme un exemple de ces rhumatismes qui sont entièrement marqués par des manifestations appartenant aux affections purement nerveuses. Rigoureu-

sement parlant, écrit-il, je puis dire avoir éprouvé
dans le membre supérieur du côté gauche, ce qu'on
appelle une sciatique aiguë du membre inférieur;
point de départ de la douleur à l'origine des nerfs,
extrême difficulté de mouvoir le membre, irradiations douloureuses dans toutes les branches nerveuses aux plus faibles mouvements, rien n'y
manqua pour caractériser ce genre de souffrances.
C'était bien une névralgie rhumatismale. S'il est un
caractère particulier aux affections nerveuses, c'est
assurément l'inégalité de leur marche, leur tendance
à la périodicité, la facilité de leur disparition et de
leur retour. Or il n'est guère possible de contester
un pareil caractère au rhumatisme. Est-il dans l'immense cadre des affections humaines une affection
plus inégale dans sa ténacité, comme dans sa durée?
Tantôt il suit une marche périodique, sans cause
connue ou du moins appréciable, s'aggrave ou s'affaiblit, il paraît et il se dissipe. « Devinez, écrit madame de Sévigné à sa fille, ce que c'est que la chose
du monde qui s'en va le plus vite et qui s'en va le plus
lentement; qui vous fait approcher le plus de la convalescence et qui vous en retire le plus loin; qui vous
fait toucher l'état du monde le plus agréable et qui
vous empêche le plus d'en jouir; qui vous donne les
plus belles espérances et qui vous en éloigne le plus
l'effet; ne sauriez-vous le deviner?... Eh bien! c'est un
rhumatisme. » Ce langage, qui équivaut à une pein-

ture, exprime, par plus d'un côté, le caractère pathologique de l'affection qui fait l'objet de ce travail. Il n'est pas besoin d'en énumérer d'autres pour montrer que l'inflammation n'a pas de rôle à remplir dans cette maladie, et que lorsqu'un peu de congestion et de pyréxie l'accompagne, ce n'est pas qu'elle soit cause, elle n'est dans l'espèce qu'un effet nécessaire de la douleur.

Les causes du rhumatisme. — Les humoristes ont soutenu dès l'origine qu'il y avait dans la goutte une matière vicieuse qui était la cause de l'affection, ou du moins à laquelle se rattachaient les principaux phénomènes pathologiques ; ils ne voyaient pas cette matière, mais ils avaient plus que le sentiment, la conviction de sa présence dans le sang des goutteux. L'avenir leur a donné raison, en dégageant cette matière connue maintenant et qui n'est autre chose que l'acide urique. Sans doute, il n'était pas la cause première de l'affection ; sur un plan plus reculé, il y avait un autre point de départ qui restait caché à tous les yeux et qui, probablement, le sera longtemps. Néanmoins, l'accumulation de l'acide urique dans la circulation pendant la goutte, et cela sans aucune exception dans les cas graves ou légers, lui assigne un rôle de cause, cause de seconde main qui sert à caractériser le mal et à tracer les lignes du traitement. Eh bien, cette matière permanente dans la goutte, n'a pas son analogue dans le rhumatisme.

Encouragés par les résultats fournis dans l'affection goutteuse, quelques médecins ont bien cherché à dégager quelque chose qui représentât la matière rhumatismale, mais ce quelque chose n'a pu être obtenu. Ils n'ont trouvé que des modifications dans la composition du sang, sous le rapport des proportions des éléments qui le forment. On peut en conclure, non pas que la matière rhumatismale n'existe pas, mais qu'elle est encore à l'état de problème à résoudre, puisque, jusqu'à présent, personne n'est parvenu à en constater la présence. Ce n'est pas un argument en faveur des opinions, devenues plus rares il est vrai, qui rattachent par des liens étroits l'affection rhumatismale à l'affection goutteuse.

Si le siége du rhumatisme se retrouve dans toutes les régions du corps et sur les tissus de l'espèce la plus diverse, la cause, la cause matérielle et tangible n'a pas été trouvée. Si on se réfugie derrière les causes de second ordre, celles qui sont l'occasion prochaine de la maladie, on pourra en signaler un grand nombre, en tête desquelles se placera l'influence du froid humide, et même du froid tout seul, c'est-à-dire le simple refroidissement. Cette cause, qui est la plus ordinaire, la plus fréquente, n'exclut pas cependant des causes non moins actives, et dont les qualités semblent en contradiction. Ainsi, l'*arthritis hyemalis* est le plus commun, mais il y a une *arthritis œstiva* qui n'est pas absolument rare et qui se produit à la suite d'une transpiration rapidement supprimée.

CHAPITRE II

LE RHUMATISME MUSCULAIRE AIGU ET CHRONIQUE.

Le rhumatisme musculaire et la névralgie; — le rhumatisme chronique; — traitement du rhumatisme musculaire aigu; — les antiphlogistiques et la saignée; — les sudorifiques; — les sédatifs; — les excitants; — traitement du rhumatisme musculaire chronique; — moyens internes et externes; — la balnéothérapie.

Le rhumatisme musculaire et la névralgie. — Le rhumatisme musculaire est constitué par une douleur plus ou moins vive qui se fixe sur un muscle et même sur plusieurs muscles à la fois et qui en rend le mouvement extrêmement pénible et quelquefois impossible. Il ne présente pas plus de traces d'inflammation, excepté dans les cas rares où le siége de la douleur laisse apparaître un peu de tuméfaction, que des lésions anatomiques appréciables. On a vu cependant sur des individus longuement affectés du rhumatisme musculaire une sécrétion gélatiniforme entourer les fibres des muscles les plus atteints, ces fibres se rétracter, s'indurer, s'ossifier. Cela n'est pas douteux; ce qui ne peut s'admettre, c'est que l'inflammation avec suppuration s'observe dans le rhumatisme musculaire. Lorsqu'elle produit ce genre d'inflammations elle appartient à une autre maladie. Le rhumatisme musculaire se confond avec la névralgie. Pour bien des médecins, ces deux espèces pathologiques ne sont qu'une. Une preuve de leur voisinage étroit et on pourrait presque dire de leur identité, c'est qu'elles se transforment de l'une à l'autre. La douleur étant la manifestation la plus accusée du rhumatisme musculaire, tantôt elle se concentre sur un nerf ou des points particulièrement sensibles, c'est la *névralgie proprement dite;* tantôt elle se répand sur la peau et forme comme des courants, des expansions plus ou moins vives; elle forme alors ce qui se nomme une *dermalgie;* lorsqu'elle se distribue profondément dans les muscles, de manière à embrasser toute leur masse elle est le *rhumatisme musculaire.* Ces divers états peuvent se précéder ou se suivre. Ainsi lorsque l'invasion du rhumatisme n'est pas brusque, il est rare qu'elle ne s'annonce pas par une dermalgie. Quand le rhumatisme tend à sa fin, la dermalgie vient clore souvent la succession des symptômes. Une névralgie pure sert quelquefois de début au rhumatisme qui ne se prononce complétement que lorsque la douleur névralgique est à peu près disparue. J'ai observé moi-même une de ces névralgies violentes partant d'un tronc spinal de la région dorsale, se divisant en deux courants au-dessus de l'arcade crurale, l'un suivant la direction du muscle couturier et l'autre celle du cordon testiculaire, puis s'atténuer et aboutir à un rhumatisme très-douloureux avec tuméfaction de la région interne de l'articulation fémoro-tibiale. Les névralgies préparant les invasions du rhumatisme musculaire il est tout naturel qu'elles soient prises, tout au moins comme présentant l'un des aspects et même l'une des formes de la même affection. Ce qui le prouverait à défaut de la concordance des symptômes prédominants c'est l'analogie du traitement dont la plupart des moyens d'action conviennent à l'une comme à l'autre des deux maladies.

Le rhumatisme musculaire peut s'établir dans les différentes régions du corps, mais il a en quelque sorte, un siége, une région d'élection, c'est celle du tronc. Le lumbago, le *torticolis*, la *pleurodynie*, la *scapulodynie*, ou le rhumatisme de l'épaule, en témoignent suffisamment par leur fréquence. Cette dernière forme de rhumatisme n'est pas seulement assez commune chez ceux qui font des manœuvres de force et fatiguent habituellement leur bras, elle est d'une grande ténacité, ne cédant qu'aux soins d'un vigoureux traitement et à ceux surtout d'une hygiène bien entendue. Un des plus tenaces de ces rhumatismes et un des plus communs est celui qui est la suite inévitable des fatigues et du *surmenage* de la vie. J'écrivais à ce sujet, il y a peu d'années, la réflexion suivante (1) : « il existe, disais-je, une sorte de névralgie rhumatis-

____

(1) Docteur Ed. Currière, *le Climat de Pau.* Paris, 1870.

male qui s'observe dans les organismes usés par les fatigues énervantes de la vie et qui résulte du délabrement profond de la machine humaine. Dans un certain nombre des grandes capitales, elle est endémique. A l'âge du repos et de la retraite, elle visite assidûment celui qui ne s'est pas ménagé et qui continue à se conduire comme s'il n'avait pas laissé loin derrière lui la jeunesse. Qu'on me permette de nommer cette affection urbaine ou sociale, comme on voudra, la *névralgie rhumatismale des épuisés.* »

Le rhumatisme chronique. — Les différentes formes de rhumatisme musculaire sont susceptibles de tomber dans la chronicité. On peut même établir que le plus grand nombre de rhumatismes musculaires se rapprochant plus ou moins de la névralgie pure, se trouve dans ce cas. Bien des individus disent : il y aura un changement de temps, je sens revenir mon rhumatisme. Cette impression n'est jamais trompeuse en effet. Un des caractères du rhumatisme chronique consiste dans une grande susceptibilité sous l'influence de la versatilité atmosphérique. Ce qui n'est rien pour un homme en santé suffisante, devient pour eux la cause d'un retour aux douleurs rhumatismales qui prennent quelquefois une longue durée. Si l'état chronique se continue sans changement favorable, sans amélioration, la région musculaire souffre de la répétition dont elle est le siége. Un engourdissement plus ou moins fort pèse sur cette partie, à tel point que le mouvement

y devient difficile. Cet engourdissement est la sensation de début. Après lui se produisent à leur rang, la
maigreur, l'atrophie et même la paralysie.

Traitement du rhumatisme musculaire aigu. —
On ferait une bibliothèque avec les livres écrits sur
le rhumatisme, sans être arrivé à une unité d'opinion
sur la nature du mal; on peut dire également qu'il
serait possible de faire une pharmacopée tout entière
avec les diverses médications qui ont été proposées
avant d'en avoir produit une réellement efficace. C'est
dans cette maladie que le médecin drogueur peut
étaler à loisir son savoir-faire. Autrefois, c'était toute
la médecine, de savoir donner à cette occasion des
formules variées. Cette coutume avait passé de mode,
il paraît qu'elle est revenue. Grâce aux apothicaires
qui s'emploient avec zèle, à trouver et à préparer des
médicaments nouveaux, les médecins et même les malades s'éprennent de ces nouveautés chimiques et beaucoup d'esprits s'égarent à les adopter. Si c'est un mauvais signe pour le médecin que cette fécondité pour
les remèdes, il n'est pas bon non plus en ce qui concerne les maladies. Plus il se trouve de moyens de
guérison contre une maladie déterminée, moins il y
a de raison pour qu'il s'en trouve un d'efficace. Le
remède qui serait bon avec quelque constance et qui
permettrait de dire : *post hoc, ergo propter hoc*, ce remède le rhumatisme ne le possède pas. Toutefois, les
moyens ou méthodes en usage font obtenir, suivant

les cas et les circonstances, des résultats assez satisfaisants pour les signaler comme pour en recommander l'emploi.

Les antiphlogistiques et la saignée. — Dans les cas de rhumatisme léger, il suffira de donner quelques bains simples et de recouvrir la région affectée de fomentations émollientes, en ajoutant à ces soins une position dans un lit ou sur une chaise longue qui maintienne les muscles dans le relâchement. Comme le rhumatisme musculaire aigu ne s'attaque avec violence qu'aux jeunes gens et à ceux qui sont encore dans l'âge de la vigueur, il convient de recourir aux saignées au début des douleurs. Les saignées locales au moyen des ventouses scarifiées et des sangsues sont très-employées, les premières avec plus d'avantage que les secondes. Mais, dans l'état très-aigu, il vaut mieux débuter par une saignée, sauf ensuite à recourir aux déplétions opérées au *siége ou près du siége de la douleur*. Il ne faut pas que de l'emploi judicieux de la saignée on aille jusqu'à l'abus ; à côté des avantages il y a des inconvénients à éviter. Baillou se plaignait amèrement de ce que de son temps on saignait beaucoup dans le rhumatisme aigu. « Il n'appartient, disait-il (1), qu'à un bourreau et non à un médecin de verser le sang si libéralement et pour des légers motifs, car le sang est le trésor et l'ami de la na-

____

(1) *Carnificis est, non autem medici, ità liberaliter et parvâ de causâ sanguinem mittere, cùm sanguis naturæ thesaurus sit et amicus.*

ture. » Sydenham après avoir largement usé de la saignée dans les mêmes circonstances, y renonça à peu près complétement comme il le témoigne lui-même (1). Il n'y a pas à nier cependant que la saignée ne puisse rendre des services, au début de la maladie, sur les tempéraments vigoureux ou pléthoriques. La déplétion fait tomber l'éréthisme et dispose le corps à l'action des médicaments. Ainsi l'opium et ses préparations, pour citer un exemple, ne produisent pas d'effets calmants, ou n'en produisent que de très-faibles, dans ces états d'acuïté qui réclament une évacuation sanguine. Ils agissent par toute leur valeur, lorsque la détente a été obtenue.

Les sudorifiques. — L'effet des sudorifiques ne consiste pas seulement dans l'évacuation par la voie cutanée d'un matière alibile, matière peccante admise par les humoristes dans beaucoup de maladies et surtout dans la goutte. Ils agissent par diffusion, en rétablissant l'équilibre, quand un état inflammatoire ou névralgique s'est établi dans une région du corps. Les sudorifiques sont en général des stimulants diffusibles. Ils sont d'autant plus indiqués dans le rhumatisme que celui-ci provient fréquemment de l'action d'une atmosphère humide et froide, et quelquefois de l'accident d'un simple courant d'air. Ces influences ont commencé nécessairement par refroidir la peau

______

(1) Lettre à Robert Brady.

et par supprimer la transpiration; les sudorifiques ramènent l'équilibre en rétablissant le fonctionnement de la peau. Quelques tasses de chaudes infusions de fleurs de sureau suffisent dans les cas les plus légers. Dans les cas plus graves, il n'y a pas de moyen plus sûr que l'acétate d'ammoniaque; en en donnant un demi-gramme par chaque tasse d'une infusion de sureau, la sudation s'établit vite et se maintient de manière à opérer une sorte de crise qui finit par une détente générale et par modérer ou faire disparaître les vives douleurs de la région rhumatisée. Nous renvoyons, du reste, à ce qui a été dit à ce sujet pour le traitement de la goutte. Les mêmes sudorifiques pourront être employés pour le traitement du rhumatisme et dans leur nombre le gaïac sous forme de solution alcoolique administrée en mélange avec de l'eau de sureau ou un liquide analogue. Il vaut mieux s'en tenir au moyen médical dont l'action diaphorétique est sûre, dont la saveur ne répugne pas et l'emploi est toujours exempt d'inconvénients. Réveillé-Parise conseille le gaïac à l'état de décoction concentrée. Il attribue de bons effets à ce médicament autrefois très-préconisé et tombé aujourd'hui dans une sorte d'abandon. Ces effets sont d'autant plus marqués qu'on y ajoute, comme il en avait lui-même l'habitude, un peu d'ammoniaque liquide ou du carbonate d'ammoniaque. L'inconvénient de cette médication, c'est que beaucoup d'estomacs ne peuvent la supporter, malgré la nécessité d'en continuer l'usage pour vaincre l'état aigu. Mieux vaut simplement s'en tenir à l'acétate d'ammoniaque administré, comme nous l'avons dit plus haut, dans une infusion appropriée. Les bains de vapeur, les bains de calorique à air sec échauffé sont d'excellents moyens pour décider et entretenir une sudation énergique. Ces derniers sont employés, il est vrai ; quant aux autres, ils sont devenus d'usage commun, depuis qu'on a organisé le service de bains de vapeur à domicile qui permet de les administrer sans causer le moindre dérangement au malade. La thérapeutique trouve de grands avantages dans la simplicité des moyens et surtout de ceux dont les esprits, même les moins préparés, peuvent s'expliquer le mode d'action autant qu'il est possible de le faire. C'est préférable pour le médecin qui les ordonne ; c'est plus rassurant pour les malades dont la confiance se trouve éclairée.

Les sédatifs. — Il y a peu de remèdes calmants qui méritent d'être recommandés pour l'usage interne. Le mal est surtout local ; et c'est au lieu même qu'il doit être attaqué. Le rhumatisme musculaire aigu est certainement l'une des maladies pour lesquelles on a composé le plus de liniments et de lotions de toute espèce. Cela prouve qu'aucun de ces moyens n'a assez d'efficacité, ou une efficacité assez soutenue, pour avoir l'heureuse fortune d'éclipser les autres. Ils ont chacun à leur compte, des réussites et des insuccès.

Le liniment le plus simple et d'usage le plus commun, c'est le laudanum en mélange avec l'huile d'amandes douces. Mieux vaut le mélange avec l'huile de jusquiame, car la jusquiame a des propriétés sédatives qui corroborent sensiblement celles de l'opium. En tout cas, un tel liniment ne convient qu'aux rhumatismes de faible douleur ; aux rhumatismes aigus, on en oppose d'autres dont la composition plus compliquée offre des garanties plus complètes. Les moyens sédatifs sont réunis en un tout qui porte leur mode d'action, à un degré supérieur de puissance. Par exemple les extraits de belladone, de jusquiame et d'opium unis à une quantité suffisante d'axonge, ou mieux encore de glycérine qui est devenue l'excipient ordinaire de cette espèce de préparations. Chomel et Requin conseillent le liniment suivant : baume tranquille, huile camphrée, huile de camomille, huile de jusquiame, 60 grammes de chaque. Je crois que c'est une faute d'employer les divers liniments en frictions. Cette manœuvre de la friction, que tout le monde ne sait pas pratiquer avec douceur, a pour effet ordinaire de fatiguer la peau, d'en exciter la sensibilité et d'augmenter la douleur. Il est mieux d'étendre le liniment en couche légère sur la surface malade et le recouvrir ensuite d'une plaque de ouate. En tout état de cause, les solutions sont préférables aux liniments ; naturellement l'absorption du remède s'y fait mieux que lorsqu'il est incorporé dans l'huile ou dans l'axonge.

Le cyanure de potassium en solution dans de l'eau distillée était la solution en usage il y a près d'un demi-siècle. Il est probable qu'on a reconnu qu'elle ne calmait guère, puisqu'elle a été abandonnée. On s'en servait en frictions trois ou quatre fois par jour, sur les parties affectées ou même en recouvrant ces mêmes parties de linges imbibés de la solution. Peut-être ce médicament avait-il quelquefois raison de la douleur, quand le mal consistait dans une pure névralgie. Suivant Réveillé-Parise, il serait certain que, dans beaucoup de névralgies, il exercerait une action médicatrice remarquable. Sauf l'exagération, il y a du vrai dans l'affirmation qui vient d'être exprimée. Mais la solution qui paraît la plus rationnelle et dont l'expérience a montré les effets, c'est celle qu'emploie Garrod dans la goutte et qui a été déjà citée à l'occasion de cette maladie, la solution d'atropine. De tous les moyens sédatifs employés extérieurement, la méthode endermique ou par absorption a été celle qui a compté le plus de succès, bien que comme dans toutes les autres, ces succès ne soient pas toujours constants; elle consiste, cette méthode, à placer une substance comme l'acétate ou l'hydrochlorate de morphine sur la surface dénudée de la peau par un vésicatoire. Cette méthode, dont l'inventeur est mort depuis peu d'années, le docteur Lembert, a été remplacée par un moyen analogue qui lui est supérieur, l'injection hypodermique. Les substances qui viennent d'être mentionnées, sont préparées à l'état de solution et injectées sous la peau, au moyen d'un instrument qui est entre les mains de tous les praticiens. Par ces injections le remède opère rapidement, il est rare qu'il manque son effet. Il faut seulement faire observer que dans la période d'acuïté vive, la sédation se produit moins facilement. Le résultat serait plus sûr, à la suite d'une saignée par la lancette sur un homme jeune et vigoureux ou par les sangsues. Il est vrai cependant que dans des cas de suprême acuïté, le plus souvent un tel moyen n'est pas rebelle. Que faire d'ailleurs en présence d'une douleur vive ! La première nécessité qui s'impose, c'est de vite secourir le malade qui demande un apaisement à sa souffrance et le bénéfice du repos. Le médecin a maintenant à sa disposition une arme qui peut le bien servir; dans la plupart des cas, il ne doit pas hésiter à l'employer.

Les antipériodiques. — Le rhumatisme, bien que différent de la névralgie proprement dite, il ait son caractère propre, touche par plus d'un côté à cette dernière maladie; aussi peut-on essayer avec espérance de succès, des moyens qui ne comptaient pas dans le traitement du rhumatisme et qui s'appliquent particulièrement aux névralgies. Dans ce groupe de médicaments sont renfermés les antipériodiques. Le rhumatisme en effet présente des intermittences comme dans les névralgies, intermittences plus ou moins caractérisées mais qui désignent la convenance du sulfate de quinine. Dans quelles maladies d'ailleurs l'intermittence ne se rencontre-t-elle pas avec des signes plus ou moins nets? Il en a été observé dans des maladies inflammatoires, des maladies de l'ordre des phlegmasies; c'était au point de faire accueillir le médecin qui osait proposer un tel remède comme dupe d'une illusion, contre laquelle on devait se prémunir. Quand le malade se laissait convaincre surtout après avoir pris des remèdes qui n'opéraient pas, il fallait bien qu'il reconnût que l'administration de l'antipériodique prouvait la clairvoyance du praticien qui l'avait prescrit. Il en est de même dans certaine phase où le rhumatisme aigu est coupé par des exacerbations et des périodes plus ou moins prolongées de rémittence. Si le sel de quinine est donné dans ces circonstances, il peut procurer un grand bien, il peut même produire un effet assez complet, pour que son administration continuée suivant les besoins, termine la maladie et l'empêche de se continuer dans l'état chronique.

Les excitants. — Lorsque le rhumatisme musculaire aigu est à son début, on peut l'arrêter dans sa marche, par l'application d'un excitant sur le siége de la douleur; on peut aisément le vaincre par la même méthode lorsqu'il a perdu de son acuïté et qu'il tend à son déclin. Bien des moyens de nature diverse sont aptes à produire cet effet et peuvent être employés avec un succès à peu près certain; il y en a un qui par sa simplicité et la rapidité de son action mérite peut-être la préférence sur les autres. Il s'agit du sinapisme, du sinapisme en pâte comme du sinapisme sur papier. En en réitérant l'application pour quatre ou cinq minutes chaque fois, suivant les exigences de la situation, on engourdit d'abord la douleur, on la supprime bientôt et on réintègre aux muscles rhumatisés, cette facilité de jeu dans les mouvements si lents à se rétablir, quand la maladie est mal soignée ou abandonnée à elle-même.

Traitement du rhumatisme musculaire chronique. — La difficulté qu'il y a à vaincre un rhumatisme chronique a fait proposer une quantité considérable de médicaments ou de moyens qui rendent des services assûrément et même font obtenir des succès, mais qui n'empêchent pas le rhumatisme de revenir et de reproduire les mêmes douleurs dont les malades avaient espéré être délivrés pour toujours. Ces médicaments s'appliquent à l'extérieur; il y en a d'autres qui se prennent à l'intérieur, non pour combattre directement les effets du rhumatisme; mais pour relever le ton d'un organisme épuisé ou corriger un vice de tempérament s'il existe. De tous ces moyens à employer, il en est d'une importance particulière, pour les résultats favorables que leur concours fait obtenir. Les bains de vapeur simples ou composés, les eaux thermales, l'hydrothérapie rendent en effet de grands services quand on les administre en respectant le degré de susceptibilité de chaque malade et par conséquent dans une mesure qui ne donne pas à craindre une trop vive excitation. Il semblerait que l'hydrothérapie ait un avantage marqué sur les bains de vapeur et même les eaux thermales. La méthode hydrothérapique n'affaiblit pas les malades même quand elle provoque d'abondantes sueurs. Elle a pour qualité principale de restituer aux tissus leurs fonctions normales, et de retremper leur vitalité physiologique. Je ne puis mieux faire que de reproduire l'appréciation d'un homme compétent, le docteur Bourguignon, touchant la médecine de l'eau froide, pour bien fixer sa valeur thérapeutique et donner confiance dans son emploi. « L'action de l'eau froide est révulsive, excitante, dit ce médecin (1), et si l'on en prolonge la durée, elle rappelle à l'état normal la fonction la plus importante de l'économie, celle de la peau. Elle réagit par l'enveloppe cutanée sur le vaste réseau nerveux qui s'y épanouit; elle tonifie les muscles, active l'absorption et l'assimilation... Elle a le grand avantage (cette méthode) de ne point être une médication spoliatrice, elle se prête par la variété de ses applications aux exigences de toutes les constitutions et de toutes les santés. » Combien l'hydrothérapie peut rendre de services dans le rhumatisme musculaire chronique, maladie qui se

____

(1) Docteur Bourguignon.

cantonne dans l'économie comme dans une forteresse d'où il est si difficile de la débusquer.

Moyens internes et externes. Il n'y a pas de moyens internes à citer contre le rhumatisme chronique, à l'exception de deux qui méritent d'être employés, le sulfate de quinine et la térébenthine. Le sulfate de quinine s'emploie quand les retours des attaques rhumatismales présentent une certaine régularité. Ce médicament agit souverainement contre l'intermittence, et dans l'espèce il retarde, il éloigne les attaques s'il ne parvient pas à les supprimer. Il serait difficile de dire comment agit la térébenthine. Est-ce par son action spéciale sur les muqueuses dont il corrige les sécrétions vicieuses et modère la susceptibilité? Dans ce cas, l'état pathologique ou normal des muqueuses se lierait au rhumatisme, et cette peau intérieure serait une voie par laquelle on pourrait agir sur lui. L'expérience a d'ailleurs prouvé la bonne influence de ce moyen médical. Il se prend sans dégoût sous la forme de capsules et de dragées gélatineuses. Les médications qui rendent des services signalés sont celles qui s'adressent au tempérament pour en corriger les vices et opposer à la maladie une constitution en meilleur état. Il est expressément indiqué d'y recourir en présence de ces vieux rhumatismes qui ont déjà contribué pour une part et même pour tout-à déprimer et à épuiser les forces de l'économie. Tel est le vice scrofuleux, qui réclame l'emploi des préparations d'iode et une hygiène fortifiante. Telle est encore l'anémie, qui doit être combattue avec énergie, car l'état du sang favorise la souffrance des nerfs et la meilleure manière de calmer ou de supprimer la souffrance c'est de restituer à ce liquide les qualités normales qu'il n'a plus.

Les moyens externes comprennent tout ce qui peut s'appliquer près du siége ou au siége même de la douleur, liniment plus ou moins excitant, vésication, cautérisation, électricité. J'énumérerai les frictions avec l'onguent de vératrine, à la dose de 10 à 15 centigrammes pour 4 à 6 grammes d'axonge à employer deux fois par jour; le baume de Fioraventi, le baume Opodeldoch, le liniment volatil camphré, composé d'huile, d'ammoniaque et de camphre ; les cautères, vésicatoires volants et enfin l'électricité, dont les appareils nombreux usités en médecine sont considérés comme répondant aux principales indications que le médecin doit se proposer de remplir. J'ai donné la formule d'un liniment ammoniacal qui ne manque pas d'activité ; s'il est indiqué de produire une action plus énergique, on se servira du liniment suivant, recommandé par Réveillé-Parise : huile de camomille 60 grammes, alcool ammoniacal 30 grammes, laudanum de Sydenham 15 grammes et huile volatile de menthe poivrée 4 grammes. Il serait difficile de ne pas arriver à l'excitation la plus franche et la plus vive, par l'emploi répété de ce moyen. On a vanté les frictions faites sur la partie rhumatisée avec l'huile de croton-tiglium. On sait ce que produit ce moyen de dérivation, une éruption pustuleuse abondante qui agit encore avec plus de puissance que le vésicatoire. Ce moyen, dit Réveillé-Parise, amène souvent du soulagement et quelquefois la guérison. Il pourrait en citer trois exemples remarquables, ajoute-t-il, qu'il a obtenus, en se servant de la formule suivante : huile de croton-tiglium une partie, liniment de savon trois parties; on doit frictionner deux ou trois fois par jour jusqu'à éruption. La méthode suivante, employée par Hufeland, compte aussi des succès. Elle consiste à pratiquer sur la partie rhumatisée, et trois fois par jour, des frictions avec une solution de 15 à 20 centigrammes de tartre stibié dans 40 grammes d'esprit de lavande, et de recouvrir la partie frictionnée d'une flanelle imbibée de la même solution.

Lorsque les exacerbations sont vives, fortement accentuées, il faut procéder comme dans le rhumatisme aigu, c'est-à-dire recourir aux ventouses scarifiées, aux applications chaudes et calmantes, avant de recourir aux autres moyens en usage contre le rhumatisme chronique. Lorsqu'il y a modération dans la douleur et dans la gêne musculaire qui constituent la principale manifestation de la maladie, les moyens les plus simples sont souvent ceux qui réussissent le mieux. Il s'agit de déterminer et d'entretenir sur la région rhumatisée une transpiration vive qui la maintienne dans une sorte de bain de vapeur. On y parvient en emmaillottant la partie dans de la ouate ou de la flanelle, et en recouvrant cette première enveloppe avec du taffetas gommé. Les moyens excitants plus ou moins énergiques ont des résultats favorables dans bien des cas, mais il ne faut pas trop y insister pour ne pas ajouter un nouvel élément d'excitation à la maladie.

Balnéothérapie. — Nous rangeons sous ce titre tout ce qui a rapport à cette médecine hydrologique qui rend de si grands services aux rhumatisants, par les secours qu'elle leur donne et les guérisons qu'elle ne compte plus, surtout depuis que l'hydrothérapie est venue en compléter les moyens d'action. Les bains et douches de vapeur simple et aromatique méritent d'être employés, les premiers dans l'état aigu, les seconds, surtout dans l'état chronique. Les bains sulfureux artificiels produisent d'assez bons effets, mais on doit leur préférer les bains pris aux sources sulfureuses qui ont acquis le renom après une longue expérience, d'exercer une influence favorable sur le rhumatisme. Les sources les plus connues et les plus fréquentées sont celles d'Aix-la-Chapelle en Allemagne, de Bade près Vienne, d'Aix en Savoie et surtout les fontaines sulfureuses qui sourdent si abondamment au pied des Pyrénées. Quelques-unes de ces dernières ont pris de l'importance par leurs qualités curatives dans d'autres maladies; elles n'en ont pas moins leur valeur dans le traitement du rhumatisme chronique. Elles produisent leurs effets par des qualités qui dépendent à la fois de l'élévation du degré de sulfuration et de la température. Il ne faut pas seulement que ces eaux soient sulfureuses, il faut aussi qu'elles soient thermales. La sulfuration toute seule a une grande valeur, puisqu'on donne avec succès des bains artificiels composés de 150 grammes de sulfure de potasse pour un bain porté seulement à la température ordinaire. Mais un degré supérieur de thermalité agit d'une manière spéciale dans les cures, soit que cette thermalité exceptionnelle s'exerce par elle-même, soit par l'électricité qui se dégage, comme quelques médecins l'ont constaté. La preuve de l'action puissante de cette température telle qu'elle se montre dans les sources auxquelles on a donné le nom d'indifférentes pour la faiblesse ou la presque nullité de leur composition chimique, cette preuve est manifeste; elle est donnée par l'efficacité souveraine des eaux de Tœplitz et de Gastein, contre le rhumatisme chronique et la paralysie de cette provenance. Il est acquis en effet de longue date, par l'affluence des rhumatisants aux eaux sulfureuses chaudes comme aux eaux purement thermales et surtout par les résultats brillants du traitement, que ces eaux sont efficaces et doivent être placées au premier rang des agents les plus sérieux.

L'hydrothérapie mérite, pour les raisons qui sont

données plus haut, la faveur la plus grande pour le traitement du rhumatisme chronique, surtout s'il est compliqué d'épuisement des forces ou d'anémie. Le drap mouillé à une température basse réveille l'énergie de la peau, rétablit ses fonctions, ranime la circulation périphérique. Ces effets ne sont pas bien différents de ceux que réclame le traitement rationnel du rhumatisme. Les procédés de l'hydrothérapie ne s'appliquent pas à toutes les maladies; ils ne sont pas un moyen médical doué du privilége merveilleux des panacées, mais ils agissent par les mêmes voies que dans les névralgies. Si celles-ci réclament le réveil d'une réaction qui produise des effets diffusibles, il en est de même pour le rhumatisme musculaire chronique. Si la sueur et la restitution de la vitalité de la surface tégumentaire, par une impulsion plus vive imprimée à la circulation, ramène l'équilibre dans la sensibilité et fait disparaître les douleurs, les mêmes effets se produisent de la même manière dans les affections rhumatismales. Puisque la nature des maladies se démontre par le traitement qui réussit, et qu'on peut conclure à un lien commun dans ces maladies, lorsqu'elles se traitent et guérissent par un traitement analogue, on peut affirmer, en général, comme nous le disions au début de ce chapitre, la communauté d'origine, comme la communauté dans la manifestation des névralgies et des rhumatismes. Pour bien des médecins, la plupart des névralgies sont rhumatismales, et les rhumatismes, pour le plus grand nombre, ressemblent trait pour trait à la névralgie. Cela explique pourquoi Réveillé-Parise a consacré un chapitre à part à la névralgie sciatique, qui est l'une des plus douloureuses et des plus tenaces et dont l'origine rhumatismale n'est douteuse pour aucun praticien.

CHAPITRE III

LA SCIATIQUE.

Symptômes et description de la névralgie sciatique; — Traitement de la sciatique aiguë et chronique.

Description et symptômes de la névralgie sciatique. — Personne n'ignore que la sciatique est une névralgie qui occupe le nerf de ce nom, le plus volumineux du corps humain. On sait encore que les douleurs qui la caractérisent s'étendent par irradiations *fulgurantes,* comme dit Cotugno, de l'origine extérieure du nerf aux extrémités de ce nerf et du membre où il se distribue; que ces douleurs sont vives, poignantes, aiguës et d'une nature toute nerveuse; que dans le plus grand nombre des cas elles augmentent, la nuit surtout, quand la maladie est récente et à l'état aigu; que lorsque le membre est immobile, elles se font peu ou point sentir, tandis qu'elles se réveillent avec une extrême intensité aussitôt que le malade veut marcher; que la pression, même assez forte, de la partie malade n'augmente point ces douleurs, et quelquefois même les soulage; enfin, qu'aucun symptôme extérieur n'annonce leur présence, puisqu'il n'y a ni gonflement, ni rougeur dans aucune partie du membre affecté.

Lorsque la maladie se prolonge, ces douleurs diminuent d'acuïté, de violence, mais elles ne cessent presque jamais spontanément. Quelquefois un état d'engourdissement du membre leur succède, état accompagné d'un sentiment de fourmillement ou d'une sensation de froid d'un liquide à basse température qui se répandrait sur toute la partie douloureuse. Les malades marchent toujours très-difficilement; souvent même la progression est impossible, au moins pendant plusieurs mois, si de bonne heure on n'a attaqué méthodiquement la maladie. Cependant on voit quelques malades, atteints depuis longtemps de cette névralgie rhumatismale, marcher avec une certaine facilité, surtout quand ils ont un peu prolongé le mouvement : les premiers pas sont douloureux, pénibles, puis peu à peu la douleur se dissipe, elle reparaît constamment aussitôt que le malade après s'être arrêté, veut recommencer à marcher, bien plus encore à la suite du repos de la nuit. Un de ces malades, qui ne pouvait marcher sans béquilles tous les matins, avait une forte envie de les jeter au feu le soir, car alors il se croyait guéri. L'accident le plus grave qu'entraînent les sciatiques chroniques, est l'amaigrissement progressif du membre. Cet amaigrissement est quelquefois tel qu'il y a atrophie et incurable claudication ; et lors même qu'on est parvenu à guérir cette maladie par une longue suite de moyens curatifs, il est rare que le membre reprenne sa grosseur naturelle, à moins que le malade ne soit encore jeune, d'un bon tempérament, qu'il ne se nourrisse bien, qu'il ne prenne un exercice convenable, et surtout qu'il ne tombe pas en récidive.

Toutes les causes qui produisent le rhumatisme déterminent également la sciatique ; cela doit être, puisque ces maladies sont liées de parenté, le siége seul étant différent. Ainsi le froid, et surtout le froid humide, la suppression de la transpiration, le refroidissement prolongé des pieds, notamment sur un sol mouillé, sont les causes occasionnelles très-communes de cette névralgie. On remarque néanmoins qu'elle se manifeste le plus souvent quand le refroidissement a lieu après une marche fatigante, ou bien encore lorsque après un bain chaud, on s'expose à l'action du froid. En 1822, un monsieur donna rendez-vous aux Tuileries à un de ses amis ; il jugea convenable, avant de s'y rendre, d'aller à l'établissement du Pont-Royal, où il resta dans un bain chaud près d'une heure et demie. Sous l'influence encore de cette température élevée, il alla s'asseoir dans le jardin sur un banc de pierre très-froid, pour y attendre cet ami. Dès le soir même, il fut atteint d'une violente sciatique à la cuisse gauche, qui dura plus de quatre mois, et dont il ressentit longtemps les atteintes, soit dans les variations brusques de l'atmosphère, soit après les fatigues de la marche.

Quelquefois la sciatique ne se déclare pas aussi brusquement; la maladie se fait sentir dans les muscles du dos, dans les lombes, sous la forme de *lumbago;* puis elle se fixe avec violence et ténacité sur le nerf sciatique : nouvelle preuve que le rhumatisme musculaire et la névralgie dont il s'agit ne sont qu'une même maladie, puisqu'on les voit souvent changer de siége, mais non de nature. Que penser maintenant de l'absurde et puérile distinction établie par certains auteurs entre la sciatique nerveuse et la sciatique rhumatismale? Il n'est pas plus possible de les reconnaître par des caractères particuliers, que de les traiter séparément : cette distinction est donc purement scolastique, et ne repose point sur l'expérience.

Ne devant nous occuper principalement que des moyens curatifs, nous n'avons pas à signaler les différents siéges occupés par la douleur; il suffira de rappeler que le plus ordinairement la douleur, partant ou des lombes ou du pli de la cuisse, s'étend inférieurement à la partie latérale ou postérieure de cette partie jusqu'au jarret, et quelquefois jusqu'à la jambe et aux orteils. D'autres fois, la douleur s'élance des testicules sur la partie antérieure de la cuisse. Au contraire, chez quelques malades, cette douleur se propage des orteils aux parties supérieures. Tantôt elle est presque générale dans le membre, tantôt elle se borne à la partie supérieure du nerf sciatique ou se fixe sur le nerf tibial. Quoi qu'il en soit, la nature du mal étant la même, le traitement ne varie pas, et celui-ci est fondé sur les indications qui se présentent.

Traitement de la sciatique aiguë et chronique. — Les indications sont relatives au degré même de la maladie et au temps de sa durée, indépendamment des autres circonstances; il est donc important de conserver ici l'ancienne et bonne distinction de la sciatique *aiguë* et de la sciatique *chronique*, bien qu'il ne soit pas toujours possible de préciser la limite qui sépare ces deux états de la même maladie. Dans la première, l'indication la plus formelle, la plus instante, est certainement de calmer la douleur, douleur quelquefois telle, qu'elle ne laisse de repos au malade ni jour ni nuit, et qu'elle s'exaspère par le plus léger mouvement du membre.

Lorsqu'il se manifeste par l'effet des douleurs, une très-vive réaction générale, que la circulation est accélérée, le pouls fort et vibrant, la figure animée, il faut pratiquer une saignée au bras. La quantité de sang sera proportionnée au degré même de cette réaction, surtout à l'âge du malade, à l'état de ses forces. Mais à moins de cette réunion de circonstances la saignée générale a peu de succès dans la sciatique; elle apaise l'irritation de l'économie, fait cesser le spasme, sans exercer une action suffisante sur le maladie. Insister sur ce moyen, ce serait épuiser inutilement le malade; la névralgie n'en deviendrait même que plus tenace, l'aiguillon de la douleur fût-il émoussé. Il vaut donc mieux recourir aux saignées locales qu'on pratique par les sangsues ou par les ventouses.

Malgré le fréquent usage des sangsues dans la sciatique, le succès ne répond pas toujours aux intentions du praticien. C'est ici où l'on voit combien un précepte banal est souvent en contradiction avec l'expérience. De deux choses l'une, ou vous n'appliquerez qu'un petit nombre de sangsues, et dans ce cas, il n'y a que peu ou point d'effet produit, ou bien on couvrira de sangsues le membre douloureux; mais alors, outre que la perte du sang peut être considérable, comme cela a lieu chez les sujets lymphatiques, à sang peu consistant, les nombreuses piqûres de sangsues déterminent un surcroît d'irritation dans la majorité des cas. Pour peu que le malade soit irritable ce moyen médical peut avoir un fâcheux retentissement en ajoutant à l'angoisse et au malaise de l'économie. On ne peut nier que dans certains cas de sciatique aiguë, on n'ait obtenu du soulagement à la suite d'une application de sangsues plus ou moins forte, ces cas sont rares, et l'on peut affirmer que la névralgie se serait parfaitement calmée par l'emploi d'autres moyens.

Les *ventouses* sont de tout point préférables aux sangsues ; leur effet est tout à la fois plus prompt, plus doux et plus sûr. L'essentiel est que leur application soit méthodique, c'est-à-dire qu'il convient de les poser sur le trajet même du nerf malade, puis qu'elles soient en nombre suffisant, enfin qu'on tire une quantité de sang convenable, quoique toujours relative à l'état des forces. Si le malade est faible, délicat, et surtout pusillanime, comme il n'arrive que trop souvent, on se contentera de ventouses sèches promenées tout le long du membre malade. Huit de ces ventouses appliquées à une dame atteinte d'une sciatique très-aiguë, enlevèrent en vingt-quatre heures la presque totalité des douleurs.

Les ventouses scarifiées ou sanglantes ont une action bien plus forte que les précédentes. L'important, est de les multiplier et de les appliquer dès le commencement de la maladie, car plus tard, il s'en faut qu'elles agissent avec la même efficacité. Il est utile encore avant de les appliquer, de déterminer un certain afflux de sang à la peau de la partie malade ; les résultats de cette petite opération n'en seront que plus assurés. Voici la manière de procéder de la plupart des praticiens. On applique sur le membre souffrant, pendant une heure environ, des cataplasmes chauds et émollients qu'on enveloppe de flanelle ou de taffetas ciré ; ou bien si le poids de ces cataplasmes ne peut être supporté, on fait des fomentations chaudes au moyen de compresses imbibées d'un liquide émollient qu'on laisse sur la partie. Lorsque la peau est chaude et rouge, on applique le plus promptement possible, cinq, six, huit ou dix ventouses qu'on scarifie légèrement, et qu'on laisse saigner plus ou moins longtemps ; aussitôt que le sang est arrêté, on recouvre chaque aire de ventouse d'un emplâtre de cérat légèrement opiacé ; puis on place le membre dans une position convenable, en recommandant au malade de garder le repos le plus complet. Il est bien rare que par ce procédé, les douleurs ne se calment pas au bout de peu de temps, et qu'elles ne deviennent tolérables. Ce moyen qui vient d'être exposé est d'autant plus convenable qu'on peut y recourir partout, en bien peu de temps et à peu de frais. En effet, si l'on manque de ventouses à pompe, des verres à boire dans lesquels on fait le vide, au moyen d'un morceau d'étoupe trempée dans un peu d'eau-de-vie ou d'esprit-de-vin, peuvent très-bien la remplacer ; c'est un moyen vulgairement connu et qu'on ne doit pas négliger.

Il est utile de faire usage de *purgatifs* légers ou même de simples laxatifs comme la manne, et autres substances qui relâchent le ventre sans irritation ni coliques. Les lavements émollients doivent être administrés tous les jours, car l'expérience a démontré que sur dix personnes atteintes de sciatique aiguë, neuf sont tourmentées depuis plus ou moins long-temps par la constipation. Un homme violemment affecté de sciatique en guérissait avec des lavements d'eau salée, l'exacerbation et les retours. Cependant comme il finit par en éprouver des inconvénients, il ne prit que de simples lavements émollients mais ré-pétés, et il obtint des résultats tout aussi favorables.

Les *liniments calmants* doivent aussi être em-ployés pour concourir au but poursuivi par le traite-ment par les saignées : ils conviennent aux personnes qui ont le tissu cutané délicat; la perméabilité y est plus grande que sur le commun des malades et l'ab-sorption du médicament actif du liniment peut se faire d'autant plus facilement. Ces moyens sont bons sans doute et d'une pratique générale. Rien ne vaut comme les injections sous-cutanées qui portent le remède au siége de la douleur et dont les effets sont surprenants par la rapidité avec laquelle ils se produisent. Ces avantages ne rendent pas inutiles les moyens employés à l'intérieur et dont quelques-uns paraissent s'adres-ser à la maladie, non pas seulement en modérant les douleurs, mais en éloignant les exacerbations et en finissant même par les supprimer. Au nombre des moyens dirigés contre la douleur et surtout contre les douleurs nocturnes, on emploie avec succès l'extrait de jusquiame et l'extrait gommeux d'opium, le premier à la dose de 10 centigrammes, le second à la dose de 1 centigramme jusqu'à deux par pilule. Ces pilules, dont on n'en prend qu'une le soir, ont pour effet de procurer le sommeil, par la sédation qu'elles procurent au système nerveux surexcité, ainsi qu'aux aiguillons, souvent si acérés de la douleur locale. Il est vrai que la sensibilité du nerf s'exaspère pendant le cours de la nuit et par la chaleur accumulée sous les couvertures. La nuit n'est pour rien en cela, la chaleur du lit pas davantage. La cause des exacerbations nocturnes gît plutôt dans le défaut de diversion qui détourne l'attention de la douleur comme pendant les heures de la journée. La *vératrine* est employée surtout en frictions à la dose de dix ou quinze centigrammes, dans une solution appropriée, et peut amener quelques bons effets. Je n'ai pas besoin de répéter sur la *térébenthine* ce qu'on en sait déjà. Employée contre le rhumatisme chronique, elle l'est aussi contre la névralgie sciatique avec quelque succès; elle ne s'administre pas au début de la maladie, excepté quand l'état aigu ne se montre pas sous une forme bien accusée. On peut en faire usage d'après la formule suivante : huile de térébenthine rectifiée quatre grammes dans cinquante grammes de miel purifié, à prendre deux ou trois fois par jour dans une cuiller à café pleine. Le *sulfate de quinine* peut rendre des services quand l'intermittence affecte une certaine régularité ou quand les exacerbations de la douleur sont séparées par des rémittences d'une durée irrégulière. Un des moyens qui réussissent le mieux, ce sont les douches de vapeur et les bains d'eau thermale dont la température est très-élevée. Nous avons déjà signalé dans le traitement du rhumatisme, les sources qui conviennent le mieux à la névralgie, dont nous traitons ; car les médications qui conviennent à la première maladie, conviennent en général à la névralgie sciatique.

Bien des moyens que nous venons de citer doivent être employés dans la sciatique chronique, car les douleurs se réveillent parfois avec une telle force qu'elles reproduisent une invasion aiguë. Mais, quand l'état chronique est bien établi, les révulsifs sont indiqués. Il faut se soumettre aux *moxas ;* si on les juge trop violents aux *vésicatoires,* qu'on multiplie sur toute la longueur du nerf ; il faut employer la *cautérisation transcurrente* sur tout le trajet du nerf, cautérisation qui consiste à étendre une couche superficielle d'acide azotique, successivement sur tout le parcours du nerf malade : l'opération terminée, on essuie avec un flocon d'ouate. Il y a peu d'années, une personnalité de rang très-élevé était allée sur le bord du Rhin où elle devait avoir une entrevue de mariage ; elle avait beaucoup usé de la vie et était sujette aux rhumatismes et aux névralgies ; sa démarche montrait suffisamment à tous les yeux, avec quelle difficulté les muscles se prêtaient au mouvement et la souffrance et les gênes qui en résultaient pour elle. Or, la veille du jour solennel où l'entrevue devait avoir lieu, elle fut attaquée d'une sciatique extrêmement douloureuse qui la condamnait à l'immobilité. Les médecins appelés ordonnèrent bien des choses qui ne furent pas à la convenance du malade, car rien de ce qu'ils conseillaient ne promettait une prompte guérison. Alors, le personnage se livra à son inspiration, il s'enferma dans sa chambre pour ne pas être troublé dans son opération, il prit une bougie allumée et en promena la flamme avec lenteur sur le membre affecté, de manière à former une trainée de combustion sur le trajet du nerf. Le remède était violent et exigeait un certain sang-froid et quelque patience, mais il pouvait produire rapidement la guérison : c'est ce qui arriva. Peu d'heures après, le personnage était délivré de son mal et avait repris la liberté de ses mouvements.

CHAPITRE IV

LE RHUMATISME NOUEUX.

Le rhumatisme noueux est une espèce morbide séparée; — les déformations des mains et les nodosités d'Heberden; — symptomatologie; — traitement interne et externe; — le mercure, l'arsenic, l'iode, les bains et les douches de sable chaud.

Le rhumatisme noueux est une espèce morbide séparée. — Le rhumatisme noueux a été confondu avec la goutte et a longtemps porté le nom de rhumatisme goutteux ; il était considéré comme une affection hybride tenant par des liens étroits à chacune de ces deux maladies. C'est sous ce dernier nom de rhumatisme goutteux que le docteur Fuller en a traité. « Le rhumatisme goutteux, écrit-il (1), n'est pas simplement une variété de la goutte et du rhumatisme, il n'est pas non plus une sorte de composé de ces deux maladies. C'est une espèce morbide bien distincte, d'une nature à part, et qui réclame une dénomination particulière. » Mais, dans la dénomination dont se sert Fuller, la goutte est désignée. Puisque la maladie dont il s'agit est une espèce particulière, il convient de lui donner un autre nom. Garrod la nomme arthrite rhumatoïde ; c'est presque un pléonasme, en tout cas ce nom porte avec lui une confusion : il fait considérer la maladie comme un hybride du rhumatisme et de la goutte, tandis qu'elle n'a rien de commun avec celles-ci et que si elle peut succéder à l'affection rhumatismale, ce qui d'ailleurs se remarque souvent, les altérations articulaires sont loin de lui ressembler ; plus heureux dans le choix de l'expression, Trousseau l'a nommée *rhumatisme noueux* à cause de ses nodosités caractéristiques. Voici ce que Garrod dit à ce sujet (2) :

---

(1) W. Fuller, *On Rheumatism, Rheumatic Gout and Sciatica.* London, 1860.

(2) Garrod, *Ouvr. cit.*

« J'ai examiné le sérum du sang pour y rechercher l'acide urique, mais toujours ces recherches ont eu un résultat négatif; de plus, jamais les urines ne m'ont paru présenter d'altération particulière. Les lésions qu'on rencontre dans les parties affectées diffèrent essentiellement de celles qu'on observe dans la goutte et le rhumatisme; les cartilages ne sont jamais encroûtés d'urate de soude, comme cela a lieu dans la goutte, mais ils sont érodés ou ulcérés et en même temps il se produit des altérations du tissu osseux qui ne sont certainement pas un résultat de l'inflammation rhumatismale. » Le rhumatisme noueux ressemble par quelques traits au rhumatisme, mais il ne peut se confondre avec lui; il succède ou peut succéder à une affection rhumatismale, mais par ses manifestations il doit en être séparé. Le rhumatisme noueux, loin d'être un hybride de la goutte et du rhumatisme, est une espèce morbide qui a ses caractères propres et son individualité.

Les déformations des mains et les nodosités d'Heberden. — Le rhumatisme noueux peut se manifester dans les grandes articulations, mais il occupe principalement les petites. C'est bien l'arthrite déformante comme les Allemands nomment cette maladie, *deformirende Gelenkentzundung.* Il est difficile de se faire une idée par une simple description de l'aspect singulier que présentent ces difformités. Il faut les avoir vues pour les reconnaître et même malgré l'habitude, ce n'est pas toujours aisé. Il peut s'y mêler des traces de goutte et même de rhumatisme qui altèrent l'originalité des nodosités de la maladie dont il est maintenant question. En tout cas, voici les formes que les tumeurs du rhumatisme noueux affectent communément : tantôt la main est déjetée vers le bord cubital, tantôt les doigts sont écartés les uns des autres, dans une flexion ou une extension forcées ; avec cela la tête des métacarpiens et des phalanges forme saillie, soit sur la face palmaire, soit sur la face dorsale ; dans certains cas, ces saillies fortement accusées donnent aux articulations la figure de luxations plus ou moins complètes. En somme, l'attitude des mains dans ces difformités caractéris-

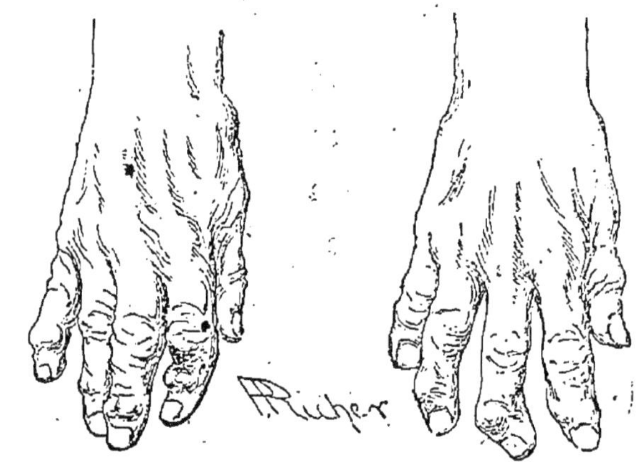

Nodosités d'Heberden, d'après la collection Charcot.

tiques du rhumatisme noueux peut se comparer à une griffe prête à saisir une proie. Les pieds portent aussi, mais moins souvent que les mains, des difformités analogues dont ne sont pas exemples les grandes articulations. La coxalgie avec ou sans difformité apparente appartient au rhumatisme noueux ou l'*arthrite rhumatoïde* de Garrod et des Anglais. Elle est le partage des hommes, tandis que la difformité des mains est plus particulièrement le partage des femmes.

Heberden s'est beaucoup occupé du rhumatisme noueux et en a très-bien tracé l'histoire pour montrer qu'il doit être séparé de la goutte et du rhumatisme (1); il donne pour l'un des caractères les plus saillants de la maladie celui d'amener une débilité profonde et prolongée qui ne se produirait ni par le rhumatisme ni par la goutte. On peut ajouter à la proposition d'Heberden que ce travail d'affaiblissement général est opéré par avance, puisque le rhumatisme noueux est aussi désigné par quelques auteurs sous le nom de rhumatisme des pauvres, *arthritis pauperum*, par opposition à la goutte, cette maladie des riches.

Le même auteur a décrit avec beaucoup de soin les nodosités digitales des rhumatisants de la catégorie que nous décrivons. Ces *digitorum nodi* présentent un type particulier, se distinguant par des granulations de substance osseuse, lesquelles se joi-

____

(1) Heberden, *Commentarii de morborum historia et curatione*, London, 1802.

gnent aux autres altérations qui caractérisent le rhumatisme noueux. Ces altérations changent tellement le caractère anatomique des tissus articulaires, qu'on dirait que c'est le long usage qui a amené l'érosion ou la destruction des tissus. Cruveilhier, frappé de ces désordres, ne les désignait pas autrement. L'*usure des cartilages articulaires* paraissait être pour lui toute la maladie; c'était au moins son résultat final avec d'autres altérations de voisinage comprenant les divers tissus articulaires. La maladie comprise sous le nom de rhumatisme noueux, n'est pas autrement désignée en France depuis Trousseau.

Symptomatologie. — Le rhumatisme noueux est la maladie qui survient fréquemment à l'entrée de la vieillesse, chez les femmes exposées aux fatigues de la vie et aux épuisements de la pauvreté. Il est si fréquent, qu'à la Salpêtrière, ce populeux asile de la vieillesse, il s'observe sur un quinzième ou un vingtième de la population, comme l'ont montré les relevés de MM. Charcot et Vulpian. Il débute en général sous la forme lente ou chronique; pas de fièvre, pas de douleurs; seulement la gêne, les difficultés articulaires se prononcent de plus en plus et les tumeurs noueuses commencent à se montrer d'abord dépressibles, puis de plus en plus solides. Cette lenteur, cette placidité relative au début est sans doute la plus commune; elle n'exclut pas la forme aiguë. Je l'ai vue deux fois, sur des femmes parvenues à l'âge de la ménopause, se produire avec une violence comparable aux excès les plus rudes du rhumatisme aigu. Chez l'une de ces femmes, il y avait une sorte d'appétit désordonné compliqué d'hémorrhoïdes qui donnaient de grandes quantités de sang et à un tel point, qu'il fallait recourir aux ferrugineux pour corriger l'anémie qni se prononce si facilement d'ailleurs à la période d'âge où se trouvait la malade. Comme cette personne n'avait jamais essuyé les traverses de la vie et avait toujours vécu dans une grande aisance, elle parvint au rétablissement, c'est-à-dire à n'avoir plus d'accès ou à les avoir très-faibles et à constater une réduction très-sensible dans les tumeurs digitales. La cause principale du rhumatisme noueux, chez cette femme, était dans l'influence d'un climat rigoureux. Chez l'autre femme, outre la même influence, il y avait les effets d'un grand désordre d'hygiène et l'habitude de boire beaucoup de vin. La maladie, après avoir duré longtemps sans autre soulagement que des amendements passagers et réduit l'organisme à un grand état de faiblesse, emporta cette personne qui alla mourir à Paris. L'usure du ligament articulaire et des surfaces épiphysaires était très-manifeste; cette femme ne pouvait ployer les grandes jointures et quelquesunes des petites sans forcer le mouvement et recevoir la sensation d'un obstacle qui s'opposait au jeu de l'articulation. Chez la première, les mouvements ne s'opéraient pas sans faire entendre ce bruit sec de parchemin froissé qui indique tout au moins la sécheresse des bourses synoviales.

Ce que nous venons de dire sur ces deux malades ne donne pas les détails des symptômes, mais fait assez connaître la maladie, pour qu'il soit difficile de la confondre avec la goutte ou le rhumatisme. Et d'abord, elle se produit en général sur les personnes débilitées par l'âge et appartenant pour la plus grande partie au sexe féminin. La cause la plus ordinaire de cette débilitation c'est la misère; elle débute lentement, sourdement par des douleurs légères et surtout par des gênes croissantes dans les mouvements articulaires, puis les articulations deviennent douloureuses, surtout les petites, plus rarement les grandes. Quand la maladie revêt un caractère d'acuïté, les tuméfactions articulaires présentent, comme nous l'avons constaté, un état qui les fait ressembler à celles du rhumatisme aigu; mais se résolvent lentement et laissent après elles ces nodosités plus ou moins dures qui ne disparaissent jamais entièrement.

Traitement interne et externe. — Les Allemands déclarent qu'il n'y a pas de guérison à espérer. *Eine Heilung giebts nicht*, dit le docteur Kunze (1). C'est trop absolu pour être vrai, puisque la maladie peut guérir d'elle-même, en ce que les exacerbations,

____

(1) Docteur C. F. Kunze, *Compendium der praktischen Medicin.* Erlangen, 1865.

quelle que soit leur violence, s'affaiblissent et même cessent complétement sans d'autres efforts que des moyens palliatifs. Comme la violence des exacerbations est l'exception au lieu d'être la règle, les soins consistent le plus souvent à réparer les détresses de l'organisme qui sont la cause la plus commune du rhumatisme goutteux. Il ne faut pas oublier que cette espèce de rhumatisme s'appelle le rhumatisme des pauvres. Ainsi une nourriture réparatrice, l'usage modéré du vin, les amers, le quinquina et les ferrugineux sont d'un grand secours pour activer la nutrition et disposer favorablement le corps à reprendre les forces qui lui manquent pour lutter avec avantage contre l'envahissement progressif de la maladie.

Le mercure, l'arsenic, l'iode, les bains et les douches de sable chaud. — Trousseau ayant traité avec succès par les bains de sublimé un jeune homme qui, à la suite d'une biennorrhagie, avait eu les jointures des membres rigides et déformées, n'hésitait pas à prescrire le même moyen dans de semblables circonstances et même la coïncidence syphilitique n'existant pas. Le succès ne couronnait pas toujours ses tentatives. Trousseau continua a faire usage de ces bains, quitte à les abandonner si, en fin de compte, il ne se produisait pas des effets favorables. « Quoi qu'il en soit, dit Trousseau (1), les bains de sublimé,

____

(1) Trousseau, *Clinique médicale de l'Hôtel-Dieu de Paris,* t. III, p. 411, 1877.

même en dehors de la diathèse syphilitique, m'ont rendu de très-grands services et j'ai continué à les prescrire, sauf à en cesser l'emploi lorsqu'ils ne paraissaient pas agir d'une façon satisfaisante... » « Les préparations mercurielles, dit-il encore, en continuant, par leur action sur le système osseux, pourront même être administrées à l'intérieur, à la condition d'avoir recours à des médicaments stomachiques et avant tous autres, à la poudre de quinquina. » Nous conclurons comme Trousseau. Les mercuriaux peuvent s'essayer, mais avec des précautions, surtout à cause des effets que ces préparations peuvent produire sur l'appareil gastrique.

Le docteur Guéneau de Mussy a proposé les bains d'arséniate de soude à la dose de 1 à 3 grammes dans un bain gélatineux ; pour prévenir toute excitation, il vaut mieux abaisser la dose. Dans tous les cas, cette modification ne produit pas d'accidents d'intoxication, même en la prolongeant pendant plusieurs mois. Trousseau a expérimenté les bains arsénicaux ; néanmoins il a dû en cesser l'emploi, car ils ne semblaient pas amener d'amélioration dans l'état des articulations.

Le professeur Lasègue eut l'idée d'employer l'iode au traitement interne et topique des déformations articulaires du rhumatisme noueux. Trousseau ,qui a fait une longue expérience de cette médication, célèbre les résultats remarquables qu'il en a obtenus.

« Souvent, promet-il, on n'aura qu'à s'applaudir de son administration. » C'est très-encourageant. « Mais, ajoute-t-il (1), pour que le médicament ait une chance d'agir, il faut savoir le manier et se souvenir que cette maladie chronique exige un traitement de longue durée. Chaque jour, au repas du matin et du soir, vous commencez par prescrire dix gouttes de teinture d'iode dans un peu d'eau sucrée ou dans du vin d'Espagne. Vous pourrez successivement en augmenter la dose jusqu'à 6 grammes par jour, sans aucun inconvénient pour l'estomac et de plus vous serez étonné de constater que la digestion stomacale se fait avec une activité remarquable. »

L'illustre professeur fait suivre ces recommandations des réflexions suivantes touchant le mode d'action du médicament dans la maladie contre laquelle il est dirigé. A la question qu'il se pose : comment agit la teinture d'iode dans le rhumatisme noueux, voici comment il répond : « Nous ne pouvons croire qu'il ait une action spécifique, puisqu'il ne réussit pas également chez tous les malades ; aussi sommes-nous disposé à penser que son action est complexe, c'est-à-dire qu'elle agit sur la nutrition générale en facilitant la digestion, et qu'elle exerce peut-être aussi une action indirecte, chez certains malades sur les engorgements articulaires. »

____

(1) Trousseau, *Clinique médicale de l'Hôtel-Dieu, ouv. cit.*

A ces modificateurs puissants de l'organisme, qui occupent le premier rang dans la thérapeutique, les mercuriaux, l'arsenic et l'iode, il s'en joint un autre qui bien que ne méritant pas d'être placé sur la même ligne, amène des effets remarquables et vantés de toute antiquité sur le rhumatisme chronique et en particulier sur le rhumatisme noueux. Ce moyen c'est l'*arénation* ou les *bains* et même les *douches de sable chaud*. L'action de ce moyen médical est très-énergique parce qu'elle se produit sur une surface très-étendue et qu'au lieu de rendre la peau très-impressionnable, elle en avive la puissance vitale et refait en quelque sorte son tempérament surtout chez les malades qui justifient le nom de rhumatisme des pauvres donné au rhumatisme noueux. Il est des pays où l'arénation étant en usage, notamment sur les bords de la mer, on ajoute au sable une certaine quantité de sel marin, addition qui dans l'espèce peut être très-utile.

Les anciens connaissaient aussi l'emploi du sable chaud. D'après Suétone, Auguste, qui souffrait d'une sciatique, fut guéri : *remedio arenarum atque arundinum confirmabatur* (1). On a beaucoup varié sur l'explication de ce passage; la meilleure est celle de Pouteau, qui pense qu'on frappait légèrement la partie douloureuse avec de petits roseaux, après quoi on

______

(1) « Il fut radicalement guéri par l'emploi du sable et des roseaux. »

faisait appliquer un sac plein de sable chaud. Ce moyen a été depuis recommandé par un médecin célèbre, sous le nom de *battitures*. Les Arabes n'ont pas non plus négligé les bains de sable. Parmi les médecins modernes, Solano de Lucques, médecin espagnol, et Fouquet de Montpellier, ont vanté l'arénation contre beaucoup de maladies. Il est certain que ce moyen est d'une utilité incontestable : Trousseau non-seulement l'approuve mais il le préconise avec la double autorité de son expérience et de son enseignement. « Pour faciliter, écrit-il, la résolution de la fluxion inflammatoire articulaire et calmer les douleurs stomacales (formant souvent une complication de la maladie moins par l'usage obstiné d'un médicament actif que sous l'influence de la maladie elle-même), il est bon d'employer les bains et les douches de sable chaud. C'est là un moyen résolutif et calmant d'une puissance considérable à la condition de savoir en ordonner l'emploi. Il faut plonger les parties affectées dans du sable chaud ou laisser tomber sur elles du sable à une aussi haute température que possible. Les malades accusent alors une sensation de brûlure très-pénible ; cependant on peut toujours mesurer, à l'aide du thermomètre, le degré de chaleur toléré par chaque malade. Cette température peut être de 60 à 70 centigrades. Les douches ou les bains de sable chaud doivent être employés deux ou trois fois par jour et pendant une ou deux heures.

Il est important que le sable soit maintenu au même degré de température, condition facile à obtenir, parce que le sable ne se refroidit que lentement et qu'il est toujours possible de le remplacer lorsqu'il commence à se refroidir. En se conformant à cette règle, pendant l'usage du sable chaud, les malades éprouvent un soulagement notable, et il est facile de constater une diminution rapide dans les engorgements articulaires. » Ce moyen d'action n'est que très-rarement mis en usage, malgré les avantages que lui accorde Trousseau, d'accord en cela avec les pratiques de l'antiquité plus familière que nous avec la thérapeutique balnéaire. Mais la climatologie, qui a créé de si nombreuses stations sur les bords des mers méridionales, peut en favoriser et même en accréditer l'emploi. Nous avons déjà eu occasion de citer une pratique semblable dans une station de la Méditerranée. Il faut espérer qu'elle trouvera des imitateurs zélés chez les médecins des stations dont la plage sablonneuse est portée à une haute température sous les flèches du soleil d'été. Depuis Menton jusqu'aux stations les plus occidentales, depuis Biarritz jusqu'aux stations du Finistère y compris Belle-Ile où le galet est remplacé par le sable le plus fin, il y a de la place pour agrandir le champ d'une telle expérience. Patronée par l'exemple et le suffrage de Trousseau, cette expérience ne peut manquer d'être poursuivie.

CHAPITRE V

LE RHUMATISME ARTICULAIRE.

Caractères du rhumatisme articulaire ; — Traitement du rhumatisme viscéral ; — Traitement du rhumatisme articulaire aigu ; — Traitement du rhumatisme articulaire subaigu ; — Traitement du rhumatisme articulaire chronique.

Caractères du rhumatisme articulaire. — On sait que les médecins désignent sous ce nom, le gonflement spontané, douloureux, d'une ou de plusieurs articulations, quelquefois avec un appareil de symptômes inflammatoires évidents, réaction fébrile, etc. ; d'autres fois, sans que ces symptômes aient lieu, au moins d'une manière prononcée. Cette maladie se présente en effet, sous des formes assez variées, quoique son type soit toujours le même ; aussi un malade qui l'a déjà éprouvée, comme un médecin qui l'a bien observée, la reconnaissent-ils ensuite avec une grande facilité. Tantôt elle est partielle, bornée à une articulation où elle se fixe et se cantonne avec opiniâtreté ; tantôt elle envahit plusieurs articulations, quelquefois même toutes celles des membres supérieurs et inférieurs, soit successivement, soit simultanément, comme il y en a des exemples. Dans le plus grand nombre des cas, elle se maintient à l'extérieur, mais souvent aussi elle envahit certains organes de l'intérieur. Un de ses caractères principaux, est en effet la *mobilité;* c'est là ce qui rapproche cette affection du rhumatisme musculaire, dont elle diffère sous tant d'autres rapports.

Le but principal de cet ouvrage étant d'exposer les meilleures méthodes de traitement dirigées contre la goutte et le rhumatisme, nous n'entrerons donc dans aucune description particulière de ces gonflements douloureux connus sous le nom de *rhumatisme articulaire.* On se contentera de remarquer qu'en médecine, comme en beaucoup d'autres sciences, on est souvent la dupe des mots. En effet, on appelle *rhumatisme* musculaire ou articulaire, deux affections dont les analogies sont certainement très-faibles et peu saisissables, tandis que les différences tirées de leurs causes, de leur marche, de leurs symptômes, de leur traitement, sont innombrables. On les distingue simplement et uniquement par l'adjectif tiré de leur siége, mais on ne veut pas voir que leurs conditions pathologiques ne sont pas les mêmes, ou du moins que le fil de l'analogie de ces deux affections, se rompt si souvent, que l'usage ou le préjugé seuls autorisent à employer la même expression pour les désigner.

Les considérations suivantes pourront aider à faire connaître les différences fondamentales de ces deux maladies, à démêler la vérité de la vraisemblance, chose parfois malaisée dans la pratique de la médecine.

1° Quelles sont les personnes les plus exposées à ce qu'on appelle le *rhumatisme articulaire?* Celles qui se trouvent dans la force de l'âge. C'est depuis quinze ans environ, jusqu'à quarante, lors de cette période de l'existence où la vie est dans le plein exercice de sa force, que cette affection se fait le plus souvent remarquer. On l'a quelquefois vue dans un âge plus jeune ou à cinquante et soixante ans, mais ce sont des exceptions. Au contraire, le *rhumatisme musculaire* attaque très-rarement les jeunes gens, tandis que rien de plus fréquent chez les personnes d'un âge mûr. La raison en est facile à saisir; c'est que chez les premiers, la circulation capillaire de la peau étant très-active, y maintient toujours la chaleur, indépendamment de la transpiration très-facile, tandis que ces causes physiologiques existant à peine chez les seconds la peau se décalorise très-aisément.

2° Dans l'immense majorité des cas, on peut assurer que le rhumatisme musculaire, est l'effet plus ou moins immédiat du refroidissement de la peau; rien de plus connu, rien de mieux démontré par l'expérience. Mais cette cause ne paraît nullement avoir la même activité, l'on peut dire la même *nécessité*, pour le rhumatisme articulaire. L'analyse d'une multitude de faits, d'observations relatives à cette maladie, prouve que sa cause est souvent occulte, qu'elle échappe à l'attention, au souvenir du malade et à l'investigation du médecin. La maladie paraît diminuer, puis reparaît après un intervalle plus ou moins long, sans qu'on puisse remonter avec certitude à la cause déterminante de ces invasions multipliées.

3° Mais voulez-vous une différence plus tranchée encore? vous la trouverez dans le caractère même de ces deux affections. Le rhumatisme musculaire ne présente rien d'inflammatoire; examinez le membre endolori, pressez-le dans toutes ses parties, aucun signe pathologique ne démontre qu'il y ait inflammation : c'est une vérité maintenant avouée de tous les vrais praticiens. Loin de là, la forme phlegmasique est essentielle et comme inhérente au rhumatisme articulaire; il y a gonflement, chaleur, rougeur, élancements, et surtout une grande douleur à la pression de la partie affectée. Que le siége de la maladie soit dans la partie fibreuse de l'articulation, ou simplement dans la capsule synoviale, que nous importe; il nous suffit de constater le caractère décidément inflammatoire de cette affection. Mais faut-il croire pour cela que l'inflammation est la nature même du rhumatisme articulaire? De ce qu'une maladie peut revêtir la forme inflammatoire, s'ensuit-il que l'inflammation soit la maladie elle-même? Non, sans doute, ce serait prendre l'effet pour la cause, le symptôme, la manifestation pour le principe morbifique. Toujours est-il que les développements phlegmasiques constituent à divers degrés le rhumatisme articulaire, tandis que rien de semblable ne s'observe pour la névralgie rhumatismale. C'est une vérité qui semble désormais acquise à la science.

4°. Il faut regarder comme une conséquence nécessaire de cette condition pathologique, la réaction générale, la fièvre, bien autrement vive et fréquente dans le rhumatisme articulaire que dans le rhumatisme musculaire, fièvre connue sous le nom de fièvre *rhumatismale* ou *arthritique*. Pour peu que la maladie soit active dans le premier, les mouvements fébriles sont très-prononcés; il faut au contraire que la maladie soit extrême dans le second, l'individu jeune, d'un tempérament sanguin, pour qu'il y ait de la fièvre, encore se dissipe-t-elle facilement dès les premiers jours, surtout quand les sueurs se manifestent. D'ailleurs, il ne faut pas croire que ce soit l'extrême intensité des douleurs qui produise l'excitation du système circulatoire; elle tient à la nature même de la maladie. C'est ainsi qu'on voit des douleurs vives, intolérables, produites par des névralgies rhumatismales, ne déterminer aucun changement dans le pouls, tandis que le rhumatisme articulaire aigu, même modéré, est toujours accompagné de fièvre.

5° Une autre conséquence de la forme inflammatoire du rhumatisme articulaire se trouve dans les altérations locales qu'on observe souvent à la suite de cette maladie. Ces altérations consistent dans des épanchements séreux et purulents, des engorgements, des épaississements des membranes et des capsules articulaires, des érosions des cartilages articulaires, des soudures des os, etc. Mais trouve-t-on rien de semblable, rien d'analogue dans les organes longtemps fatigués par un rhumatisme musculaire? Nullement. Tout au plus le membre rhumatisé peut-il s'amaigrir à la longue par faute de l'influx nerveux régulier. Encore cet effet ne s'observe-t-il que chez certains sujets délicats, où il y a peu de sang, peu de substances charnues. J'ai déjà fait ces remarques; mais comme l'a dit un homme célèbre, quand il s'agit d'établir une vérité, la *répétition* est la plus puissante de toutes les figures de rhétorique.

6° Le rhumatisme articulaire est le seul qui détermine par sympathie, ou autrement, les affections du cœur connues sous le nom de *péricardite*, d'*endocardite*, et même la *méningite*, ou bien des épanchements dans la cavité de certaines membranes séreuses, suite d'un mode d'inflammation de ces membranes. Or, je ne pense pas que les médecins qui se sont occupés spécialement de ces recherches, aient observé ces maladies, à la suite du rhumatisme musculaire. C'est ce qui établit même une grande différence dans le pronostic de ces deux affections; en effet, le rhumatisme articulaire pris à un certain degré est toujours une maladie grave, souvent dangereuse, qu'il faut constamment surveiller, tandis qu'il est bien rare que le rhumatisme musculaire, ou plutôt la névralgie, désignée par ce nom, compromette les jours du malade, quelle que soit d'ailleurs l'intensité des douleurs et même leur persistance.

7° Il y a des observations qui prouvent que le rhumatisme articulaire précède, accompagne ou suit immédiatement certaines inflammations, comme la scarlatine, la rougeole, l'érisypèle, qu'il alterne même avec elles, phénomènes morbides qu'on n'a pas remarqués dans les rhumatismes musculaires.

8° Quoique la mobilité du rhumatisme musculaire soit un des caractères principaux, celle du rhumatisme articulaire est encore bien plus remarquable, surtout chez certains sujets. Sans qu'on puisse en assigner la cause, ce rhumatisme passe quelquefois rapidement d'une articulation à l'autre; souvent il parcourt presque toutes celles des membres, et finit par se concentrer sur une seule; d'autres fois, il se manifeste dès le commencement avec une certaine intensité, puis les symptômes disparaissent facilement pour reparaître ensuite avec plus ou moins de violence; ou bien encore, l'articulation semble peu affectée, dans le commencement, peu gonflée, peu douloureuse, puis les accidents augmentent graduellement et finissent par devenir très-opiniâtres. La singulière mobilité de cette affection fait aussi qu'on est longtemps incertain s'il y a guérison complète, ce qui doit engager les rhumatisants à une surveillance continuelle, car les rechutes sont extrêmement faciles. Au reste, cette mobilité est la seule analogie frappante qu'il y ait entre le rhumatisme articulaire et le rhumatisme musculaire, encore voit-on qu'il y a à cet égard à constater de notables différences.

9° Si ces deux maladies étaient de même nature, elles se transformeraient, ou plutôt se remplaceraient l'une par l'autre ; or, c'est ce qu'on ne voit jamais, en observant les faits avec scrupule et impartialité. Assurément, il n'est pas rare de voir ces maladies affecter simultanément le même sujet; mais qui ne voit qu'il y a ici un fait de *coïncidence* et non un fait d'*identité?* et la preuve, c'est que ces maladies ne se terminent ni de la même manière, ni à la même époque. Il y a plus, c'est que si l'une succède à l'autre, on peut regarder ce phénomène morbide, comme le résultat du degré plus intense d'irritation produit par l'une ou par l'autre de· ces affections; c'est ainsi qu'on voit une maladie plus grave faire cesser, ou absorber une maladie légère, en raison de cette grande loi de physiologie qui remonte à Hippocrate, qu'une très-vive douleur en fait disparaître une moindre.

10° Le rhumatisme musculaire est quelquefois d'une guérison difficile, on ne saurait en disconvenir surtout quand le malade est âgé; mais les difficultés sont bien plus grandes quand il s'agit du rhumatisme articulaire qui résiste souvent aux méthodes de traitement les plus actives, les mieux combinés, ou qui du moins, après avoir cédé en apparence reparaît ensuite avec une extrême facilité. Ajoutons, qu'en raison de sa nature, de sa forme, de ses caractères, et à cause de son excessive mobilité, le rhumatisme articulaire est, toutes choses égales d'ailleurs, beaucoup plus dangereux que le rhumatisme musculaire. A dire vrai, on pourrait appliquer à ce genre d'affection la réflexion de *Musgrave*, déjà citée, c'est-à-dire que le rhumatisme articulaire des membres est celui dont on est malade, mais que le rhumatisme viscéral est celui dont on meurt.

Il résulte de ce qui vient d'être dit, que deux affections qui présentent chacune un ordre de phénomènes différent, que deux maladies qui n'ont aucun rapport ni dans leur forme, ni dans leur marche, ni dans leur terminaison, ni dans leur traitement, ne peuvent être identiques et par conséquent placées dans le même cadre. L'inexorable insistance des faits et de la logique établit nécessairement que la divergence des symptômes et du caractère entraîne la différence de nature. Or, si l'évidence est la *vie* de la vérité, comme le veut Descartes, surtout dans les sciences d'observation, cette évidence montre qu'il ne s'agit point ici de paradoxe, mais bien d'un fait mis en lumière par l'histoire même des deux maladies dont il est question. Leurs noms seuls trompent par de fausses analogies. Que si le lecteur médecin n'est pas convaincu, il doit pourtant peser à la balance de la raison et de l'expérience ce qui milite en faveur de l'opinion présentée avec son cortége de preuves, et du moins s'arrêter au doute, ce point culminant de toute sagesse. Au reste, il ne faut pas croire qu'il s'agisse ici d'une vaine dispute de mots ; le traitement d'une maladie est absolument fondé sur les symptômes qui la caractérisent. Il est clair que la méthode curative doit différer en beaucoup de points importants. L'exposition de modes de traitement qui comptent le plus de succès dans le rhumatisme articulaire aigu, viscéral, subaigu et chronique le montrera suffisamment.

Traitement du rhumatisme articulaire aigu. — Un individu atteint de rhumatisme articulaire aigu avec fièvre violente et douleurs vives, doit-il être saigné? Si on adopte ce moyen d'action au début, faut-il y recourir largement ou avec modération? Suivant l'ancienne méthode de Botal puis d'Uffroy, il s'agirait de soustraire dix-huit livres de sang dans trois jours. Ainsi la saignée ne serait pas seulement jugée utile, indispensable, mais on n'arriverait à un véritable amendement ou on n'approcherait de la guérison qu'en la pratiquant sans trêve dans les premiers jours. cette méthode de la saignée excessive était à peu près abandonnée, lorsqu'elle fut ressuscitée par un contemporain, l'illustre Bouillaud, dont le nom a pris tant d'autorité à la suite des études qu'on lui doit sur le rhumatisme cardiaque. Elle fut soumise par lui à des règles précises, de manière à faire succéder la saignée générale et locale dans un ordre donné, de manière à soustraire au bout de cinq à six jours de 8 à 9 livres de sang et même plus, dans les cas les plus graves. Ce n'était pas une évacuation sanguine aussi radicale que l'évacuation prescrite suivant la méthode de Botal; elle n'était pas moins exagérée. Cependant la méthode de Bouillaud a sauvé plus d'un malade. Il fallait un maître pour l'appliquer. Les élèves, les imitateurs en appliquant la méthode dans toute sa vigueur, obtenaient le plus souvent des résultats qui n'étaient pas favorables. De là naquit une réaction violente contre ces saignées *coup sur coup*, qui trompaient fréquemment l'attente du médecin et avaient la défaveur de presque tous les malades. La crainte de la saignée poussée si loin aujourd'hui, commençait à naître au moment où des systèmes récents annonçaient qu'on pouvait s'en passer dans les maladies les plus aiguës. Maintenant il serait impossible de trouver des partisans à une telle méthode. On doit saigner sans doute, quand le rhumatisme articulaire éclate sur un tempérament sanguin et un organisme d'une grande vigueur; il faut le faire avec modération de crainte qu'en voulant *juguler* la maladie, on n'arrive plutôt à la *jugulation* du malade. Des saignées réitérées produisent en effet un épuisement qui rend la convalescence laborieuse et favorise les récidives, sans compter qu'autrement traité, le rhumatisme ne serait pas passé à l'état chronique, état si fécond en souffrances de toutes sortes et si difficile à guérir. Mais même ces saignées discrètes opérées une fois ou répétées deux fois au début de la maladie, dans le but d'en tempérer l'action et d'éviter une complication viscérale, ces saignées doivent-elles être conseillées? Voici comment répond à cette question le Dr Besnier (1) : « Le rhumatisme n'exige pas, par lui-même, de soustraire du sang au malade; l'indication vraie de cette soustraction, en somme relativement assez rare, ne doit être cherchée que dans l'état de la circulation ou dans l'existence de localisations viscérales graves nécessitant une déplétion sanguine par le fait de leur existence, non de leur nature. » Ainsi par lui-même, par sa nature propre, le rhumatisme ne réclamerait pas d'évacuations sanguines; il est autre chose qu'une pure phlegmasie. S'il existe des complications dans les organes internes, il faut absolument y recourir, bien que la complication soit de qualité rhumatismale et ne représente pas plus que le rhumatisme une pure phlegmasie. Sauf l'exception que nous exprimons, les saignées, et à plus forte raison, les saignées excessives, ne sont pas nécessaires. On peut guérir à la suite de leur emploi, mais ce n'est pas par elles que la maladie parvient à une heureuse

(1) Dr Besnier, RHUMATISME du *Dictionnaire encyclopédique des sciences médicales* de Dechambre ; p. 627.

terminaison. Des moyens thérapeutiques d'un autre
ordre ont une plus large part contributive à la guérison. S'il faut accorder une part à la saignée dans
les résultats favorables, surtout dans les cas d'un
tempérament sanguin prononcé, et dans ceux de
complication viscérale, cette part est très-secondaire
comparativement aux autres moyens d'action.

Les *saignées locales* ne méritent pas davantage
d'être encouragées que la saignée générale. Cependant elles sont dans beaucoup de cas d'une utile application. Ainsi quand la fluxion est trop vive dans
une articulation, quand la phlegmasie cardiaque pulmonaire ou pleurale s'établit, quand il se manifeste
une localisation spinale, les saignées opérées au siége
ou près le siége de la fluxion peuvent être d'une
grande ressource. Elles modèrent très-sensiblement
ou même font brusquement cesser les symptômes les
plus graves. Mais ce n'est pas avec les sangsues qu'il
faut procéder à cette opération. Mieux vaut employer
les *ventouses scarifiées*. Les ventouses sèches ne sont
même pas sans utilité, quand la maladie s'est attaquée
à des tempéraments faibles ou anémiques.

Les *sudorifiques*, les *évacuants* et les *diurétiques*
combattent la déplétion ou favorisent l'action de la
peau en entretenant la fonction qui peut être entravée
pendant le paroxysme aigu du rhumatisme. Ils satis-
font à des indications particulières, ils n'ont pas
d'autre part au traitement, bien moins encore cons-

tituent-ils une méthode suffisante pour combattre le rhumatisme quelque léger qu'il soit. Les médicaments pris dans ces diverses catégories sont des adjuvants, des auxiliaires utiles, ils ne représentent rien de plus.

Dans la médication *alcaline*, qui a joui de quelque faveur, faveur qu'elle n'a pas perdu, surtout dans la goutte, le bicarbonate de soude occupe le premier rang. C'est un puissant modificateur du sang ; il en rend la circulation plus facile parce qu'il lui donne plus de liquidité. Sous ce rapport, il pourrait agir comme décongestionnant, il a même été proposé comme anti-phlogistique. Le bicarbonate de soude est depuis longtemps entré dans la pratique médicale pour combattre les inflammations de la gorge. Il a été publié, il y a plus de vingt ans, un travail sur l'efficacité du même sel dans le traitement de la congestion et de l'apoplexie (1). Il est tout naturel qu'à un de ces titres on ait songé à appliquer cet agent thérapeutique au traitement du rhumatisme ; mais il ne peut produire de bons effets qu'à des doses modérées, deux à quatre grammes par jour, dans une tisane appropriée ; et encore ces effets ne se montrent-ils que lorsque la maladie est légère et qu'on ne se borne pas à ce seul médicament. Les hautes doses auxquelles on s'est livré (il fut un temps où elles étaient en honneur) présentent peu d'avantages, malgré les illu-

---

(1) D^r Ed. Carrière, *Traitement rationnel de la congestion et de l'apoplexie*, etc.

sions dont on s'est bercé à leur sujet et sont redoutables pour leurs dangers. Du reste, dans le rhumatisme articulaire aigu, aucun médecin ne les conseille. Les Anglais attribuent des merveilles à des alcalins d'une analogie voisine de celui dont nous traitons ; ces merveilles, la France ne les pas encore vues. Le nitrate de potasse ne mérite pas plus de confiance comme moyen curatif et surtout aux doses élevées qui lui étaient assignées. C'est un diurétique à la dose de quelques grammes par jour, et c'est à ce seul titre qu'il peut rendre des services. Il y a des médicaments qui sont condamnés à l'humble rôle d'auxiliaires et qu'il faut leur laisser. Tel brille au second rang qui s'éclipse au premier.

Un des plus puissants modificateurs du système nerveux, le *sulfate de quinine*, est un des médicaments les plus indispensables dans le traitement du rhumatisme articulaire aigu. Après Stork, van Swieten, Haygart, qui ont fait emploi du quinquina, Briquet est le médecin qui a fait le plus d'efforts pour l'introduire dans la pratique. Il a donné dans les hautes doses, cet excès qui a été le partage d'une époque, mais qui s'est corrigé depuis. Il en est resté l'usage réglé du sulfate de quinine comme dans la fièvre intermittente. Il a paru que ce sel agissant par excitation sur l'encéphale, pourrait être la cause de raptus plus ou moins violents et occasionner dans cet organe, un de ces rhumatismes cérébraux qui, comme on le sait, sont dans

la plupart des cas si funestes. C'est l'opinion très-fon-
dée du docteur Guéneau de Mussy et qui commande
l'attention de tout médecin. Ce n'est pas une raison
pour faire rejeter absolument l'emploi de cet agent
dont on peut tirer de grands services. Il est indispensable seulement, comme pour tous les médicaments
actifs, d'en user avec précaution. « Il est incontestable
dit le docteur Besnier (1), que la rémittence de l'affection, les exacerbations parfois soumises à une certaine
régularité, les excessives sudations, les phénomènes
pernicieux qui peuvent apparaître dans son cours,
sont bien faits pour indiquer l'emploi de cet agent et
pour en faire une ressource précieuse. » Tout cela
est incontestable, il n'y a rien à lui opposer.

Les *calmants généraux* et *locaux* sont les véritables
médicaments qui conviennent au rhumatisme articulaire aigu, puisque cette maladie qui se distingue par
de si violentes souffrances, réclame avant tout une
sédation dans les symptômes nerveux, comme dans
les manifestations vasculaires.

L'*opium* pris à l'intérieur a cet inconvénient qu'il
produit des rêves, de l'agitation, inconvénient qui
amène des déplacements et par suite le retour des
douleurs, et ce qu'il y a de plus pénible dans cet état
de souffrance, l'impossibilité de trouver le sommeil.
Il vaut mieux l'exclure à l'usage interne pour ne l'em-

---

(1) Dr Besnier, Art. RHUMATISME du *Dictionn. encyclop.* déjà cité.

ployer qu'à l'extérieur sur les articulations malades. L'opium perd ces inconvénients et donne des effets plus certains, lorsqu'on lui associe des auxiliaires qui ont leur part d'activité. Le docteur N. Guéneau de Mussy recommande la prescription suivante :

Extrait de belladone.................. } de jusquiame................ }	chacun 3 grammes.
Extrait thébaïque........... .... } Extrait de ciguë................... }	chacun 4 grammes.
Axonge............................	40 grammes.

Le *colchique* (la teinture de semences) peut être comptée parmi les calmants généraux et même locaux. Voici en effet comment il agit d'après le médecin que je viens de citer à propos de la précédente formule. Peu de jours, 3 ou 4, après avoir commencé l'emploi de la teinture de colchique, la fréquence du pouls tombe, la chaleur diminue, mais plus lentement ; la fluxion articulaire, sans disparaître, devient moins aiguë, en même temps que la réaction générale est comprimée. Cette fièvre locale, si l'on peut s'exprimer ainsi, se modère peu à peu et le travail de résolution se poursuit, mais procède avec lenteur. Cette teinture peut être donnée à la dose de 10 à 12 gouttes à prendre en deux doses, et peut être portée jusqu'à 40. Nous conseillerons d'en user avec plus de modération, pour éviter les effets purgatifs trop prononcés de ce médicament énergique. Il faut d'ailleurs mesurer les doses à l'intensité des symptômes et aux effets qu'on se propose d'obtenir. C'est moins avec la teinture de *digitale* et d'*aconit* qu'avec le *bromure de potassium* que la teinture de *colchique* doit être associée. Cette association donne des résultats préférables. Sous l'influence du colchique uni au bromure de potassium, les douleurs se calment, et un sommeil réparateur se produit, ce qui n'arrive pas par l'emploi de l'opium, dont les inconvénients le font souvent repousser par les malades qui s'en plaignent et se refusent à l'employer. La dose du bromure dans son mélange avec le colchique est de 1 à 2 grammes.

Le *chloral* est un anesthésique d'une grande valeur et d'un grand secours. Il procure le repos aux malades qui ne peuvent l'obtenir par d'autres moyens, il calme la douleur dans les régions profondes et dans la périphérie. Mais ce médicament n'est pas toujours accepté ; il arrive même, et ce n'est pas rarement, qu'on se voit obligé de renoncer à son emploi. Le chloral se donne à la dose d'un gramme ; avec moins encore s'obtiennent des effets sensibles. On peut graduellement porter la dose à un degré supérieur ; l'une des indications les plus précises de ce médicament naît, d'après le docteur Besnier, des accidents cérébraux intercurrents, cérébraux et convulsifs qui ont pu être conjurés par des doses de 5 grammes et même plus.

Malgré les témoignages de Magendie, de Piédagnel et de Bouchut, qui ont introduit la *vératrine* dans la thérapeutique et ont fait l'expérience de ses effets dans le rhumatisme articulaire aigu, ce médicament n'est pas à conseiller, car il présente une grande variabilité d'action, à cause des conditions diverses dans lesquelles se trouve le malade et dont la principale tient à la susceptibilité du malade lui-même qui en accepte ou repousse l'emploi. Cependant Piédagnel dit l'avoir employé avec beaucoup de succès chez l'adulte, et Bouchut assure en avoir obtenu de très-beaux résultats chez les enfants. Le docteur Besnier rapporte que les injections sous-cutanées d'*acide phénique* ont été méthodiquement établies par Künze de la manière suivante. On fait usage d'une solution au centième et on injecte de 2 à 5 ou 6 pleines seringues de Pravaz, réparties entre les articulations douloureuses. Il n'y a pas généralement beaucoup de douleur à la suite de ces petites opérations; quand elle se produit, elle s'éteint en peu de temps et l'effet serait d'autant plus sûr que l'articulation se trouverait plus douloureuse et plus tuméfiée. Ce traitement serait suivi pendant l'administration du quinine à haute dose. J'ai sous les yeux le *Compendium* de Künze (1) et je n'y vois pas dans l'énumération des moyens de traitement, la mention de l'acide phénique. Par contre, j'y trouve celle de la *vératrine* administrée par la *méthode endermique* dans le rhumatisme ar-

(1) *Ouv. cit.*
(2) Docteur C.-F. Künze, *ouv. cit.*

ticulaire chronique seulement. Il s'emploie à la
dose d'un centigramme en mélange avec 25 centigrammes de gomme arabique; la même application
est renouvelée au bout de deux jours et la plaie est
pansée avec un onguent de zinc. L'auteur dit que ce
moyen est le plus énergique et le plus puissant des
moyens employés, et finit en déclarant qu'il est de
règle d'obtenir au bout de trois à quatre semaines une
complète guérison. L'expérience n'en a pas encore
été faite en France, à ce qu'il semble; nous n'avons
pas à l'encourager.

L'*acide salicylique* avait déjà été employé en Allemagne, lorsque le professeur G. Sée a fait part à l'A-
cadémie de médecine (1) des résultats qu'il a obtenus
avec ce médicament sous la forme de salicylate de
soude. Il guérirait le rhumatisme aigu et chronique
et même la goutte avec une sûreté et une rapidité
telle, qu'il laisse loin derrière lui la série de moyens
essayés ou en usage contre ces maladies. Ce serait, en
un mot, un spécifique de la meilleure espèce et méritant d'être placé au rang des princes de la thérapeutique, comme le mercure, l'iode et le quinquina. Le
public était dans la confidence avant cette lecture et
on savait déjà dans Paris qu'un moyen d'une efficacité de premier ordre fournissait une carrière qui ne

(1) G. Sée, *Étude sur l'acide salicylique et les salicylates: Traitement
du rhumatisme aigü et chronique, de la goutte et des diverses affections
du système nerveux sensitif, par les salicylates.* Paris, 1877.

comptait que des succès. L'Académie, composée d'esprits sérieux et quelque peu sceptiques, a marqué peu de confiance et beaucoup d'étonnement en entendant cette communication. Les expériences qui vont se poursuivre établiront si l'assertion de M. G. Sée est condamnée à garder le même nom ou si elle mérite d'en prendre un autre.

L'*immobilisation des jointures* est un moyen à conseiller. Rien ne fait plus souffrir que le déplacement des articulations malades; peut-on dire que rien ne peut mieux calmer la douleur que l'immobilité? Ce serait assurément aller trop loin; mais on comprend l'avantage de cette position que les malades prennent d'eux-mêmes. Leur instinct les dirige mieux que les conseils du médecin. Ils savent comment il faut se tenir pour éviter l'acuïté de la douleur. Ils doivent mettre toute leur patience à se garder de tout mouvement qui dérangerait l'immobilisation des jointures. Pour faciliter la durée de cette immobilisation et même pour opérer une contention sur les tumeurs on se sert d'un bandage de carton et de ouate. Lorsqu'il est bien appliqué et qu'il est supporté par le malade, il produit de favorables effets. C'est au point qu'un médecin très-partisan de la méthode a écrit que par ce moyen la douleur a été réduite au minimum, la durée de la fièvre considérablement amoindrie, le cours total de la maladie manifestement diminué. Certes, il y a du vrai dans ces résultats, mais il ne faut pas pousser la confiance jusqu'à une pareille exagération. Le moyen est à conseiller toutefois, car on peut en tirer de bons services.

La température étant très-élevée dans le rhumatisme articulaire aigu, puisqu'elle se porte à 39° et au-dessus, on a pensé naturellement à la combattre par son contraire. Les *bains froids* ont été préconisés dans ce but. Conduits par un habile praticien avec la surveillance et les soins qu'exige un pareil moyen, ils peuvent donner des résultats heureux, comme on en trouve d'éclatants exemples. Dans le plus grand nombre de cas, ils sont loin de justifier les espérances du médecin. Les bains froids ont été prônés dans l'hyperthermie de la fièvre typhoïde. On leur attribuait des miracles; aujourd'hui ces miracles ont perdu de leur crédit, au point que ce traitement est à la veille d'être entièrement délaissé. N'est-ce pas le sort qui le menace dans les cas d'hyperthermie rhumatismale?

J'ai réuni dans le groupe des *moyens calmants* ou *anesthésiques*, des médicaments ou des moyens thérapeutiques qui ne devraient pas s'y trouver. J'ai cru devoir le faire pour ne pas multiplier les divisions et prolonger les détails où j'ai dû entrer. Un ordre trop minutieux peut devenir un élément de désordre. Ces divers agents thérapeutiques concourent d'ailleurs au même but, celui de modérer ou d'éteindre la douleur.

Traitement du rhumatisme viscéral. — Ce qu'il

y a de plus à redouter dans les attaques de rhumatisme, ce sont les complications viscérales. La plus commune est la complication cardio-vasculaire. Pour pouvoir intervenir à temps, il faut que le médecin suive avec attention, jour par jour, pour ainsi dire, l'état de l'organe central de la circulation. S'il néglige ce devoir, le malade devra le rappeler pour peu qu'il éprouve de l'oppression et un sentiment de plénitude ou d'embarras dans la région précordiaque. Les ventouses scarifiées, sont une nécessité du traitement au début ; la digitale, le calomel à doses fractionnées, le bromure de potassium, constituent les principaux agents mis en usage.

Le rhumatisme cérébral se manifeste sous trois aspects différents qui représentent ses trois formes fondamentales : la forme méningitique, apoplectique et maniaque. Sans décrire chacune d'elles, ce qui appartient aux traités spéciaux et nous ferait sortir du cadre auquel nous devons nous astreindre, nous pouvons signaler un caractère commun aux différentes formes qui viennent d'être citées et par lequel se reconnaît l'affection cérébrale de nature rhumatismale. Le sang est diffluent dans le rhumatisme cérébral ; il est plastique dans l'articulaire. Le traitement consiste tout d'abord à raviver la fluxion des jointures, afin de dégager l'organe entrepris ; puis à employer le bromure de potassium pour éteindre l'excitation et procurer le sommeil, à faire usage de diurétiques, de purgatifs légers comme, par exemple, un gramme de magnésie et 25 centigrammes de calomel en une ou deux doses, à recourir même au vésicatoire en application sur le cuir chevelu.

Traitement du rhumatisme articulaire subaigu. — Cette espèce de rhumatisme articulaire pourrait être confondue avec le rhumatisme articulaire aigu, mais faible et bénin, et aussi avec le rhumatisme chronique. Par la passion des classifications qui court, par cette manie qui paraît empruntée aux temps brumeux de la scolastique, on en a fait une espèce séparée et on a enrichi d'une nouvelle figure, le tableau déjà très-chargé de l'histoire du rhumatisme. D'après le docteur Charcot, l'espèce qui doit porter le nom de *rhumatisme articulaire subaigu* se rapporte à une affection dont les lésions comme l'anémie, par exemple, ne s'éloignent pas de celles du rhumatisme typique, mais qui procède avec plus de lenteur dans sa marche, plus de fixité dans le siége de la douleur et moins de fréquence dans les complications viscérales. C'est le plus communément un rhumatisme modéré et moins sujet à faire échouer le malade dans des complications menaçantes pour sa vie. Ce caractère se marque par la moindre intensité de la fièvre, par la moindre chaleur, à tel point quelquefois que cette fièvre semble faire défaut complétement. En somme, le rhumatisme de cette forme fait moins souffrir et donne moins à redouter.

La subacuïté pouvant être considérée comme l'effet de la faiblesse ou de l'affaiblissement de l'action nutritive, c'est à cette action que le traitement doit s'adresser. Il importe d'après cela, de lui restituer le plus qu'il se peut le rôle qu'elle remplit dans le jeu de l'organisme. Les deux puissants modificateurs de l'action nerveuse et de l'action vasculaire, le *quinquina* et l'*iodure de potassium*, offrent les moyens les plus efficaces à employer. N. Guéneau de Mussy a constaté les bons effets de la préparation suivante : 75 centigrammes à 1 gramme d'extrait de quinquina de préférence jaune auquel on peut associer du quinquina gris, mucilage de gomme pour la suspension et enfin 1 gramme d'iodure de potassium. Les moyens externes doivent admettre moins les calmants, puisque l'acuïté de la douleur est absente, que les résolutifs. La formule suivante doit être recommandée.

Extrait de ciguë.................	6	grammes.
Iodure de potassium..............	4	—
Extrait de belladone.............	2	—
Camphre	1	—
Axonge...........................	40	—

S'il y a torpidité, on ajoute à ce mélange pour déterminer une action plus vive du chlorhydrate d'ammoniaque à la dose de 1 gramme ou à peu près; on frictionne, et après chaque friction la partie est recouverte de ouate et de taffetas gommé. On pratique aussi des badigeonnages de teinture d'iode qu'on fait suivre d'applications de cataplasmes chauds, afin de favoriser l'absorption ; il est préférable d'user de l'iode, en solution aqueuse et non en teinture ; avec celle-ci le cataplasme est indispensable, avec l'autre on peut s'en passer. On emploie aussi avec un succès marqué une flanelle mouillée et chaude, sur laquelle on verse une cuillerée d'*essence de térébenthine*. Les premiers moments sont difficiles à supporter à cause de la douleur vive que suscite cette application, mais les bons effets ne tardent pas longtemps à se produire. On peut tirer quelque avantage de l'application de *collodion riciné*. On obtient des effets heureux avec les *bains de vapeurs simples* ou *aromatiques*, ces derniers avec camomille, sureau, bourgeons de sapin ou baies de genièvre. N. Guéneau de Mussy vante enfin, les bains d'arséniate de soude, qui lui ont donné des succès dans sa pratique, mais qui ne paraissent pas, aux yeux de quelques médecins amener les résultats qui leur sont attribués.

Après ce qu'on vient de lire touchant le traitement du rhumatisme articulaire subaigu, il comprend deux moyens principaux qui en sont les facteurs les plus efficaces ; ce sont le quinquina et les préparations d'iode ; les autres moyens sont accessoires ou complémentaires, mais ne remplissent pas moins des indications qu'il faut suivre, si on veut atteindre des résultats favorables. Ainsi la ciguë concourt à dissoudre même les tumeurs de mauvais caractère ; le collodion riciné agit favorablement par la pression douce et égale par tous les points qu'il exerce sur les tumeurs; les bains aromatiques ou les bains de vapeur exercent une action dissolvante et résolutive, en même temps qu'ils assouplissent les parties et qu'ils raniment ou surexcitent la fonction sudorale de la peau.

Traitement du rhumatisme articulaire chronique. — Cette espèce de rhumatisme, qui se distingue par la lentenr de son évolution, succède tantôt au rhumatisme articulaire aigu, tantôt se développe primitivement à la suite de dispositions qui accusent, ce que les partisans de l'identité de la goutte et du rhumatisme nomment la diathèse arthritique. L'influence prolongée de causes déprimantes peut le développer. Il n'est pas le rhumatisme noueux et ne doit pas être confondu avec lui, mais il procède des mêmes causes, quand il ne provient pas de la disposition à ce mal. Pour ne parler que d'une seule, on sait l'influence que produit sur l'économie l'habitation d'un lieu humide. Des douleurs vagues se produisent d'abord sur les diverses parties du corps. Il ne s'agit, au début, que de quelques dérangements dans les fonctions digestives et sudorales. Mais peu à peu et avec une grande lenteur se manifestent des gonflements articulaires douloureux qui montent plus ou moins au-dessus de l'articulation lésée et qui rendent peu à peu la marche extrêmement difficile. Les impotents de la vieillesse appartiennent pour la plupart à cette catégorie, à laquelle on arrive surtout par la misère et les négligences d'hygiène que le défaut de ressources impose aux malheureux. Le rhumatisme articulaire chronique n'est pas le partage exclusif des dénués de la fortune. Il frappe tous les degrés de la société, parce qu'il frappe tous ceux qui vivent longtemps sous des influences débilitantes physiques ou morales. Niemeyer a dit que toutes les vieilles laveuses sont atteintes de rhumatisme chronique; on peut dire que la plupart des hommes menant la vie à grandes guides et épuisant leurs forces par tous les côtés, subissent les mêmes effets. On ne les rencontre pas dans les asiles de la pauvreté, ces hommes, frappés de déchéance par le rhumatisme chronique, on les trouve en nombre dans les stations d'eaux minérales, dans les stations de climat et se faisant promener en équipage parce que leurs jambes leur refusent l'usage auquel elles devraient servir.

L'hérédité peut avoir une part dans le développement du rhumatisme chronique. Un père goutteux peut donner naissance à un fils rhumatisé. Ces conditions peuvent servir d'argument en faveur de l'identité d'origine de la goutte et du rhumatisme; mais il me semble qu'on peut autrement interpréter les faits signalés par l'expérience. Un corps épuisé devient un terrain fécond pour certaines maladies, terrain qui se transmet héréditairement. Plus d'une maladie d'espèce différente peut s'y développer, sans qu'il soit nécessaire de les comprendre toutes dans la même famille. Il nous semble que le moyen d'éviter l'erreur, c'est d'éviter l'équivoque. Ceci n'est pas sans importance. La fatalité d'une diathèse s'impose; en général, elle ne se corrige pas.

Il n'est pas dans notre plan de démontrer en quoi consistent les altérations pathologiques de cette espèce de rhumatisme, qui ne diffèrent pas essentiellement de celles qui appartiennent aux autres espèces. La différence à constater tout d'abord, c'est que les unes sont réductibles par un traitement approprié, tandis que les autres ne le sont pas. Une action durable, prolongée, n'engorge pas seulement les tissus, elle en altère la texture et en dénature les qualités. On remarquera de plus qu'en général ce rhumatisme ne produit pas de déformations articulaires; mais il suscite de la raideur, de l'immobilisation dans le jeu de la jointure, de l'ectropie péri-articulaire, changement qui donne plus de relief aux saillies osseuses normales et les fait prendre pour de véritables déformations pathologiques.

Il y a un rhumatisme intense et grave, et un autre léger et bénin. Celui-ci est extrêmement commun. Nous allons en donner le tableau d'après le docteur Ernest Besnier; plus d'un lecteur s'y reconnaîtra. « Vous verrez, écrit cet auteur (1), combien sont

(1) Article RHUMATISME, *Dictionnaire encyclopédique des sciences médicales.*

nombreux les malades qui présentent dans la série de leurs souffrances rhumatismales des douleurs articulaires passagères, dans les petites et grandes jointures, des phénomènes d'arthrite sèche, marqués par des craquements habituels, des claquements, de la faiblesse et de la raideur. Chez quelques sujets, vous trouverez les genoux, notamment, ne présentant pas de déformations spéciales, presque indolents à la pression, alors que depuis des années déjà on constate, indépendamment des phénomènes subjectifs, des frottements et des craquements considérables perceptibles à la main et craquements constatables à distance, chaque fois que le malade étend la cuisse sur la jambe et notamment dans l'action de monter les escaliers. Quelques rhumatisants ne peuvent se mouvoir, surtout pendant le coucher, sans donner lieu à des bruits articulaires analogues à ceux que l'on produit en faisant claquer les doigts; ces bruits sont certainement en rapport avec un état particulier du tissu lamineux et de la sécrétion synoviale. Comme les claquements normaux des doigts, ils ne peuvent pas être reproduits plusieurs fois immédiatement. Il faut, pour les réaliser que la position des membres soit fixée depuis quelques instants; chez quelques-uns, ces phénomènes cessent plus ou moins complétement sous diverses influences pour reparaître à peu près invariablement à une autre époque. »

Un roi de Castille fut surnommé *le Justicier* à la

suite d'une aventure où les claquements de l'articulation des genoux dénoncèrent un meurtrier. Un homme fut tué la nuit dans la capitale du royaume. Le lendemain matin, le personnage chargé de la police de la ville garda le silence sur l'attentat en faisant son rapport au souverain. Celui-ci lui dit alors qu'un homme avait été tué et qu'il fallait absolument découvrir le coupable. Il m'est connu, répondit-il au roi, et c'est le seul que je ne puisse dénoncer. Pressé de le nommer, il lui dit : « Sire, c'est vous-même. » Le roi en effet était le seul homme de la cité qui fît entendre dans la marche ce bruit de claquements articulaires si caractéristique. Une femme témoin, du haut de sa fenêtre, de l'attaque nocturne, l'avait surpris chez un homme qui s'enfuyait. De là, la découverte. Le roi grand Justicier ne voulut pas démériter de ce titre, bien qu'il n'eût attaqué que pour se défendre contre des malintentionnés qui le poursuivaient l'arme à la main. Il fit exécuter la sentence qu'il porta sur lui-même. La statue royale, placée au carrefour voisin du lieu du meurtre, eut la tête coupée.

Celui qui se fera le surveillant le plus attentif des précautions dont son devoir envers lui-même est de s'entourer, aura contribué pour une part notable au traitement. Le genre de vie est à surveiller. Dans bien des cas, il est pour beaucoup dans le développement de la maladie et en entretient la durée. Dans

les maladies chroniques principalement, il est essentiel de changer de vie, si on veut changer de santé.
On ne remplace pas une santé débile et tourmentée
par la douleur, par une santé tolérable et qui ne
s'oppose ni au mouvement, ni au travail, sans y con-·
tribuer par un rigoureux effort sur soi-même. C'est
la condition fondamentale du traitement qui est sous
la dépendance directe du malade; d'autres précautions sont à prendre qui seront signalées à leur
rang.

Contre les paroxysmes, on a recours naturellement
à la même médication calmante dont le détail a déjà
été donné dans le traitement du rhumatisme aigu.
A l'intérieur, le *chloral*, le *bromure de potassium.*
A l'extérieur, liniments, dont le choix peut se faire
sur une grande échelle, à raison de la variété des formules que la thérapeutique peut offrir. *L'opium*, la
belladone, la *jusquiame* en forment les principaux
éléments. Les révulsifs offrent des ressources de bon
emploi au déclin des paroxysmes dont les retours peuvent être supprimés au moyen du *sulfate de quinine*;
toutefois ce médicament héroïque et qui rend des services dans le rhumatisme, doit être prescrit avec la
plus grande prudence, par crainte des complications
dangereuses qu'il peut amener. Le sulfate de quinine
a une action sur l'innervation cérébrale; on sait que,
pris à haute dose et même à dose modérée, il produit
des tintements d'oreille vertigineux. Si , sous l'in-

fluence de ce sel, on parvient à abréger la durée d'un paroxysme, la fluxion disparaissant de l'articulation où elle est fixée et se portant sur le cerveau, peut y déterminer une complication qui donne beaucoup à redouter. N. Guéneau de Mussy a dit naguère, devant l'Académie de médecine, à l'occasion de la discussion ouverte sur la question du silicylate de soude dans le traitement du rhumatisme, il a dit que depuis vingt-cinq ans qu'il pratiquait à Paris et dans les hôpitaux, il ne s'était pas présenté de cas de rhumatisme cérébral, ce qui dépendait, selon lui, des petites doses de sulfate de quinine qu'il se permettait sans jamais les dépasser. La même précaution qu'il prend avec le composé quinique, il croit devoir la mettre en pratique dans l'administratione du salicylate.

Ce médecin habile s'abstient des hautes doses dans le rhumatisme comme dans la goutte, quand il s'agit de ces médicaments héroïques qui conjurent les grandes crises et leur donnent une courte durée. Avec une affection aussi mobile que le rhumatisme ou la goutte, c'est cette pratique qu'il faut suivre. Elle aura sans doute moins d'éclat que celle qui peut donner l'illusion de la guérison; mais elle ne servira pas du moins à préparer des embûches dont il est si difficile et même si rare de se délivrer.

La *thérapeutique thermale* est celle à laquelle on a le plus généralement recours dans le traitement du rhumatisme chronique. Il y a deux choses à considérer dans l'administration des eaux minérales : l'absence de toute manifestation morbide du côté des viscères, ce qui permet l'assurance que les changements produits par le traitement ne détermineront ni ne faciliteront aucune complication interne; d'autre part, l'intervention du médecin pour soumettre le malade à une règle exigée par son état et les effets qui pourraient survenir avec des eaux comme celles de *Vichy*, dont il a été parlé en détail aux chapitres précédents, et comme les eaux *arsenicales, sulfureuses* ou *salines*. De ces deux sages précautions à suivre, la seconde n'est pas de peu d'importance comme on pourrait le croire d'après la facilité avec laquelle les rhumatisants se portent aux divers établissements qui s'ouvrent en France et au-delà de nos frontières. On va là même sans s'aider de conseils ou sans prendre d'autres conseils que ceux donnés par les prospectus ou l'opinion de personnes étrangères à la médecine. Il peut arriver que ces imprudents ne s'en trouvent pas toujours mal, mais ils s'exposent par légèreté d'esprit à des chances malheureuses qui se reproduisent trop souvent. Les eaux thermales indifférentes, les *indifferenten thermen*, comme les nomment les Allemands, ne portent pas de matériaux chimiques suffisants pour expliquer leur mode d'action et leur efficacité. Mais elles agissent, elles guérissent, cela ne peut se nier. Leur puissance thérapeutique gît dans leur température.

Elles sont chaudes, elles sont thermo-électriques, si l'on veut, qualités d'où viennent leurs propriétés. S'il en est ainsi, et on ne peut guère en douter, ne pourrait-on pas remplacer les eaux thermales par des bains domestiques qui seraient portés à la même température? ne pourrait-on pas les préparer ces bains artificiels à 28 ou 30° R., température préférable et plus favorable que des températures plus élevées, ainsi que le dit le docteur Besnier? Il est probable en effet, qu'en prenant toutes les dispositions pour le maintien de ce degré de thermalité, ainsi que pour empêcher le refroidissement des malades à la sortie du bain, on obtiendrait quelques bons résultats; mais les bains artificiels imitent de loin la nature et ne la reproduisent pas; à vrai dire, les choses de la main de l'homme resteront toujours au-dessous de celles qui proviennent d'une autre main.

Peu d'années avant la mort de Berryer, j'étais au chevet de son lit, au palais Cavalli, à Venise. « Me trouvant une fois dans une ville d'eaux, me dit-il, je voulus comparer, autant que je pouvais le faire, l'eau minérale à l'eau commune. Je fis chauffer celle-ci à la température exacte de l'eau minérale; je pris toutes les précautions pour que rien ne troublât la comparaison que je voulais essayer. Eh bien, docteur, la température artificielle de l'eau commune baissa rapidement, tandis que celle de l'eau thermale ne baissa qu'avec lenteur. » Combien d'autres différences serait-il permis de signaler si l'analyse, si limitée malgré la puissance des moyens qu'elle emploie, pouvait pénétrer jusqu'aux mystérieuses combinaisons qui donnent à chaque eau minérale une valeur thérapeutique propre, et toujours tout autre que celle de l'eau à laquelle, chimiquement, elle ressemble le plus, suivant notre appréciation !

Lorsque, par tous les moyens ci-dessus indiqués, l'articulation malade a repris un peu de sa forme et de sa force, il est important de continuer les précautions utilisées pendant le cours de la maladie. Le *mieux* est, en général, l'écueil où échouent la plupart des malades. Il ne faut, pour éviter d'y toucher et de provoquer le retour des accès, se relâcher qu'en très-peu de chose et graduellement des moyens employés pour le traitement. On a hâte d'en finir avec les médicaments, il convient de diminuer progressivement les doses; d'en finir avec les liniments, les bains de toute sorte, il convient de procéder, en ce qui les concerne, comme avec les médicaments. De cette manière, on obtient par degrés et avec une sûreté relative pour l'avenir, la libération de tous ces soins incommodes, il est vrai, mais qui rachètent le mal qui, sans eux, serait à craindre. Mais après s'être délivré du joug des remèdes, on n'en est pas moins soumis à des soins indispensables, si on ne veut pas se préparer le retour du rhumatisme. Le froid, l'humidité, l'exercice violent de l'articulation

malade sont surtout à redouter ; et par exercice violent, il ne faut pas seulement entendre celui qu'on
ferait dans l'état ordinaire du membre souffrant;
mais toutes les fois que l'effort de l'exercice dépasse
la force actuelle de l'articulation malade. La modération dans l'état sain devient l'excès dans l'état pathologique. Un de nos malades, dans un état d'imminence rhumatismale, eut la fantaisie, pour lutter
contre la disposition générale qu'il éprouvait, de
gravir une haute colline à travers les rochers et les
difficultés des sentiers. Il n'arriva au faîte que grâce
au secours qui lui fut donné, il en descendit péni-
blement ; le reste du trajet pour regagner sa demeure
fut fait dans une voiture dont les secousses ne firent
qu'aggraver la douleur. Le rhumatisme était déclaré
et le malade fut cloué pour deux mois dans son lit. Il
ne s'agit pas, dans cette observation, de rhumatisme
chronique, mais dans cette espèce de rhumatisme les
mêmes accidents peuvent survenir et surviennent de
la même manière.

Pour obtenir la guérison ou un état qui lui ressemble, il faut s'enquérir de la cause, chercher à la
découvrir afin de pouvoir se mettre en mesure de
la combattre. Disons tout d'abord que cette cause est
souvent très-cachée. Le *pourquoi* du rhumatisme et
non de toute autre maladie est un point d'interroga-
tion qui reste sans réponse ; mais les occasions qui
forment un autre ordre de causes sont accessibles à

notre observation. Ainsi les intempéries, la suppression de règles, du flux hémorrhoïdal, des saignements de nez habituels, la vie pauvre, la vie déréglée, comme une nutrition surabondante sont les occasions, plus ou moins directes ou actives de toutes les maladies qui sont groupées sous le nom d'arthritisme, qu'elles soient l'affection goutteuse ou l'affection rhumatismale à tous ses degrés. Quand on étudie avec attention la constitution d'un rhumatisant, ses habitudes, sa manière d'être, sa propre histoire pathologique, les influences sous lesquelles il a vécu ou continué de vivre, il est rare qu'on ne trouve pas quelque indication utile, quelque circonstance qui explique jusqu'à un certain point l'avénement de la maladie, et qui jette quelque lumière sur le moyen de le traiter.

CHAPITRE VI

MOYENS HYGIÉNIQUES OU PRÉVENTIFS

Imiter la nature dans l'institution des moyens hygiéniques ; — le but principal des moyens hygiéniques consiste dans le maintien de la fonction normale de la peau ; — les climats et les applications des autres moyens d'hygiène.

Imiter les procédés de la nature dans l'institution des moyens hygiéniques. — Il a été dit précédemment que le rhumatisme musculaire pouvait être considéré comme une névralgie ; il est tout au moins évident que cette opinion, si elle n'exprime pas la vérité absolue, s'en rapproche d'une notable manière. Il a été remarqué aussi que les jeunes gens et surtout les enfants étaient rarement atteints de cette maladie qui confine à l'âge mûr et même à l'âge avancé, tandis que le rhumatisme articulaire aigu est le triste apanage de l'âge adulte et de la période de la vie qui possède toute la plénitude de la vigueur. Pourquoi les enfants ont-ils ce privilége? La peau est douée chez eux d'une grande somme de vitalité due à l'activité de la circulation capillaire et à la facilité de la transpiration; elle se maintient dans un tel degré d'excitation qu'elle est, dans le jeune âge, sujette aux affections éruptives, qu'elle se refroidit difficilement et que lorsque cet accident arrive, elle reprend par une réaction prompte la plénitude de sa fonction.

Or comme en toutes choses l'art doit, autant que faire se peut, suivre l'exemple de la nature et imiter ses procédés, il faut s'inspirer de cet exemple pour éviter ou pallier l'état rhumatismal, il faut s'efforcer de ramener le système cutané des malades aux conditions physiologiques de celui des enfants. Ainsi maintenir l'activité et l'énergie vitales, exciter doucement la circulation dans les vaisseaux capillaires, favoriser les mouvements du centre à la circonférence par une chaleur périphérique tempérée, éviter enfin les refroidissements subits, tels sont les principes qu'il faut suivre sans en interrompre l'application, car une négligence peut ouvrir une brèche à des modifications qui reproduisent rapidement la maladie. Pour motiver la vigilance, il ne faut pas oublier que le rhumatisme est une affection de nature nerveuse, que les rhumatisants se distinguent par une grande susceptibilité nerveuse et que cette susceptibilité s'accroît en raison de la fréquence des attaques. La sollicitude qui doit faire veiller sans cesse le rhumatisant sur lui-même, est motivée surtout par la crainte d'une fluxion viscérale. Plus d'un rhumatisant est emporté par des maladies qui sont jugées indépendantes de tout rhumatisme. Si cette connexité avait été reconnue, il eût été dans plus d'un cas, possible et même aisé d'éviter un funeste événement; donc, ne fût-ce que pour cette raison, la plus importante assurément, l'emploi des moyens hygiéniques qui entretiennent la peau dans la conservation ou dans l'activité de son état fonctionnel, cet emploi bien dirigé est absolument indispensable.

Dans le rhumatisme articulaire il ne s'agit pas de vitaliser la peau dans la période aiguë; ce serait le moyen d'ajouter un élément de plus à l'état fébrile. Mais lorsque ce rhumatisme décroît, dégénère et qu'il tombe dans la chronicité, les mêmes moyens sont à employer sauf quelques modifications qu'imposent les conditions actuelles de la maladie.

Le but principal des moyens hygiéniques consiste dans le maintien de la fonction normale de la peau. —

L'état de l'air est une des conditions les plus essentielles au traitement préventif du rhumatisme. La peau est une surface nerveuse et criblée de pores, émonctoires salutaires dont le fonctionnement est nécessaire à l'équilibre organique; de plus, elle est exposée directement ou indirectement à toutes les causes à la fois nombreuses et actives qui dérivent de l'atmosphère et tendent à troubler son fonctionnement. Il faut donc en bien connaître les qualités principales pour se soustraire aux effets qui pourraient en survenir, ou s'en défendre par des moyens artificiels. Mais, d'autre part, il convient de ne pas laisser la peau dans le trouble qu'ont produit sur elle les influences atmosphériques; il est nécessaire, en présence d'une altération de la fonction cutanée dont l'intégrité est indispensable à la conservation de la santé, de porter un prompt remède à ce désordre. L'emploi de moyens hygiéniques appropriés au but qu'il faut poursuivre et qu'il importe d'atteindre le plus promptement qu'il se peut, amèneront ce résultat.

Les climats et les applications des autres moyens d'hygiène. — Il s'agit de déterminer les climats les plus favorables au rhumatisme, après avoir montré qu'il y a des climats en concordance avec les influences réclamées par la maladie. La question est complexe et n'est pas de celles qui se résolvent facilement. Dans l'état actuel de la climatologie, bien des questions peuvent rester sans réponse. Ce n'est pas une raison pour négliger les ressources qu'elle peut nous fournir. Nous ne nous sommes pas abstenu pour la goutte et ce n'a pas été sans y gagner; nous ne doutons pas d'en tirer des services analogues en ce qui concerne le rhumatisme.

Les applications des autres moyens d'hygiène se résument dans les suivantes : se soustraire avec soin à tout refroidissement; recourir aux eaux thermales; protéger la peau contre les influences extérieures; employer à l'occasion les stimulants diffusibles; faire enfin un fréquent usage des frictions sous différentes formes et avec des moyens variés. Ces différents points, traités avec le développement nécessaire, donneront l'ensemble des moyens d'hygiène qui peuvent non-seulement préserver du rhumatisme ou du retour de ses attaques, mais qui, dans beaucoup de cas, agissent comme auxiliaires du traitement et concourent à la guérison.

PREMIÈRE SECTION

CLIMATS PROPRES AUX RHUMATISANTS.

Les climats dans le rhumatisme; — Le rhumatisme est de tous les pays; — Les climats humides et froids sont les plus contraires; — Les climats les plus favorables sont les climats chauds; — Le climat domestique.

Le rhumatisme est de tous les pays. — Le rhumatisme sous toutes les formes, depuis celle de la névralgie ou de la névrose jusqu'à celle du rhumatisme articulaire, se retrouve dans toutes les régions; on peut dire de lui qu'il est ubiquitaire. En cela, comme en d'autres points, il diffère de la goutte qui a un centre d'irradiation, l'Angleterre, et qui manque absolument dans d'autre pays. L'Angleterre a un caractère de climat et des coutumes alimentaires qui peuvent servir à donner quelque explication sur la prédilection qu'a l'affection goutteuse pour ce pays; pour l'affection rhumatismale, il n'en est rien. Les pays qui diffèrent le plus entre eux, à quelques exceptions près qui ont été signalées, ont des exemples plus ou moins nombreux du rhumatisme et des états pathologiques qui s'y rattachent. Mühry (1) dit dans son livre peu de mots sur le rhumatisme dans ses rapports avec les climats; il exprime cette généralité banale : là où le rhumatisme est plus rare dans les chaudes régions, là se trouve le fondement de la rareté de la goutte qui est rare comme le rhumatisme, à cause de l'action des hautes températures sur la peau.

Malgré l'importance des travaux qui ont été publiés sur la climatologie depuis moins de quarante ans, elle n'a pas dit avec le détail exigé maintenant et à l'aide de statistiques, quelles sont les conditions de climat qui déterminent le rhumatisme et ses diverses expressions pathologiques sur les populations. On ne l'a pas dit, parce que d'abord on ne peut pas tout

____

(1) Mühry, *ouvr. cit.*

dire; mais cette science n'est pas restée muette pour cela en ce qui concerne des questions de premier ordre de la pathologie; elle n'est pas restée muette en ce qui concerne plus spécialement la phthisie pulmonaire. Comment peut-on se croire autorisé, d'après cela, à écrire (1) que la plupart des assertions émises sur l'influence des climats dans le développement du rhumatisme articulaire étaient erronées ou sans fondement, et cela parce que, pour première raison, la climatologie médicale était à l'état le plus rudimentaire que fut jamais. MM. Rochard et Leroy de Méricourt auraient dit que le climat ne peut être pour le médecin le même que pour l'astronome, le botaniste ou le géologue. C'est vrai, et on ne saurait trop dire combien il est nécessaire de ne pas tomber dans l'excès de la météorologie. Si on a moins reçu de la climatologie médicale que ce qu'on en attendait, le résultat vient de là. Il y a longtemps qu'on s'est efforcé de marquer à cette science une meilleure voie.

J'écrivais, il y a quelques années, les considérations suivantes en préparant un programme à une science qui m'a toujours passionné (2) : « Le *météorologisme* en climatologie appliquée, est comme l'esprit dans les opérations de l'intelligence, il sert à tout, mais il ne suffit à rien. Les médecins climatologistes doivent

- (1) E. Besnier, article : Rhumatisme.
(2) D^r Ed. Carrière, *Fondement et organisation de la climatologie médicale*, p. 57. Paris, Baillière, 1869.

ne pas oublier à quoi les oblige leur titre; l'avancement de la science qu'ils cultivent ne saurait dépendre du nombre ni même de la précision des éléments météorologiques obtenus par la multiplication des observations et l'emploi de plus en plus répandu des instruments à leur usage, mais du rang assigné à cet ordre de faits, en présence des phénomènes de la santé et de la maladie. Voilà la limite qu'il est indispensable de tracer. »

Ainsi, la climatotogie eût été plus féconde si elle eût moins fait abus de la météorologie. Ce n'est pas une raison pour qu'elle s'embarrasse dans les chiffres de la statistique, méthode d'autant plus trompeuse qu'elle paraît conclure, tandis que réellement elle ne conclut pas. Il est à remarquer que les résultats acquis en climatologie médicale ont été moins le fruit de longues recherches et de laborieux calculs que de quelques faits pesés avec intelligence. Morgagni aura toujours raison. Aujourd'hui, il ne s'agit pas plus qu'autrefois de compter les faits, quoique la mode en soit venue; avant tout, il s'agit de les peser.

Dans l'état des choses, la climatologie médicale a constaté l'*ubiquitarité* du rhumatisme. En quelque lieu qu'on observe, le rhumatisme se montre sous des formes variées, tantôt intense sous la forme de rhumatisme articulaire, tantôt prenant les formes modérées et le caractère chronique, se manifestant aussi par cet état effacé de l'affection rhumatismale qui se caractérise par des alternatives légèrement douloureuses, se produisant sur les viscères, sur le système nerveux et sur la peau. Il y a des régions cependant où il ne s'observe pas, mais ce n'est pas en Europe qu'on pourrait les signaler. Ces régions qui présentent un avantage si difficile, si rare à trouver sur le sol européen, sont celles qui réunissent à un degré marqué de fixité dans une haute température, une constitution hygrométrique qui reste dans les minima. Mühry a exprimé cette opinion, en disant que le rhumatisme manque dans les régions chaudes par la raison que la température s'y exerce sur la peau de manière à activer sa fonction.

Il y a de plus à observer que la maladie rhumatismale perd de son intensité et de ses effets douloureux à mesure qu'on avance vers les régions méridionales. Il y a moins de rhumatisme articulaire dans les pays voisins de la Méditerranée que dans ceux qui touchent à la mer du Nord. Même lorsqu'un rhumatisant se porte du nord vers le midi, l'impression qu'il éprouvera sous cette nouvelle influence climatologique, sera sédative au point de faire disparaître dans les rhumatismes modérés toute trace de douleurs. Il n'est pas besoin de chiffrer cet ordre de faits, de manière à le protéger par des statistiques. L'expérience en a été faite et il n'est pas possible d'en repousser la vérité.

Voici d'ailleurs des exemples à l'appui : « J'ai par-devers moi un fait, disais-je moi-même (1), qui montre l'influence sur un rhumatisant du passage d'un ciel froid et couvert de brouillards à un climat doté de qualités contraires. Un homme d'un certain âge partit de Paris où il avait subi, pendant quelques jours, l'impression d'un air glacial et humide, avec des douleurs si vives dans tous les muscles de la partie postérieure du tronc, qu'il ne pouvait se mouvoir sans éprouver de vives souffrances. Il partit et, durant la première journée de son voyage, la trépidation du wagon lui était intolérable. A Bordeaux la douleur s'amenda; pendant un court séjour dans une ville voisine de Toulouse et dont le climat est doux, l'amélioration fit des progrès; après une semaine d'établissement à Pau, tout reste du rhumatisme avait absolument disparu. » Je peux faire suivre cet exemple d'un autre qui n'est pas moins concluant. Une femme tourmentée par des accès fréquents et très-douloureux de rhumatisme noueux sous le climat de Paris et ayant particulièrement souffert en 1870, émigra avant le rigoureux hiver qui allait suivre. C'est à Toulouse qu'elle alla se fixer. Cette ville méridionale ne fut pas exempte des rigueurs de l'hiver, le temps s'y comporta à peu près comme sur les autres points de la France. Malgré ces conditions, les douleurs se calmèrent et les accès ne se renouvelèrent pas l'an-

____

(1) Dᴿ Ed. Carrière, *le Climat de Pau*, etc., etc., pag. 169. Paris, 1870.

née suivante. Cette personne alla faire une saison à des eaux minérales du voisinage, qui sans doute contribuèrent pour une part à l'amélioration qui s'est soutenue depuis.

Les climats humides et froids sont les plus contraires. —Kaemtz dit, dans son cours de météorologie, qu'en pleine mer, à toutes les latitudes, l'air paraît être à l'état de saturation; car, si on place sous un récipient de l'eau pure ou des solutions salines, l'air de ce récipient sera dans un temps suffisant complétement saturé (1). Les observations de la marine anglaise donnent un résultat conforme en ce qui concerne les maladies; le rhumatisme est fréquent à bord des vaisseaux, et garde sensiblement les mêmes proportions dans ses rapports avec les autres maladies, excepté dans les parages du cap de Bonne-Espérance. Ainsi, l'humidité présentant de très-faibles différences dans les diverses latitudes, le nombre des rhumatisants est représenté comme à peu près égal, quels que soient les lieux; d'autre part, l'élévation du chiffre proportionnel des rhumatisés prouve l'influence de l'humidité, comme ayant une action puissante sur le développement de la maladie. Cette influence est si visible, qu'il n'y a pas de médecin qui n'en soit frappé en observant les débuts de l'affection, il n'y a pas de médecin non plus, parmi ceux qui ont étudié les

(1) Kaemtz, professeur à Halle; *Cours complet de météorologie* Paris, 1843, page 91.

causes du rhumatisme, qui n'ait dénoncé l'humidité comme l'un de ses éléments principaux. Il ne s'agit pas de discuter une question litigieuse relativement aux origines de l'affection rhumatismale; la question est résolue par les faits si nombreux de l'expérience qu'il n'y a plus à en recueillir, car rien ne changerait leur signification. Les malades eux-mêmes attribuent à l'humidité, les débuts du rhumatisme avec une unanimité telle que, comme toute vérité démontrée, elle ne trouve pas de contradicteur.

La manière dont l'air froid et humide exerce son action sur l'organisme, donnera la mesure de son influence dans le développement du rhumatisme. Le froid et surtout l'humidité froide diminuent profondément l'exhalation cutanée. Une certaine compensation peut s'établir par les urines qui deviennent plus abondantes, mais cette compensation ne suffit pas. De là, une augmentation de sérosité qui rend le sang moins nutritif et qui affaiblit la force normale des viscères comme des organes; de là aussi un alanguissement des forces musculaires qui n'accomplissent qu'avec difficulté, les mouvements ou les efforts qui leur étaient si faciles sous d'autres états de l'air. C'est dans ces conditions de froid hygrométrique que naissent la plupart des rhumatismes et que se développent surtout les paroxysmes des rhumatismes chroniques. Le mal commence sous l'impression du froid humide par des douleurs profondes, osseuses, qui

vont d'une région à une autre, ou bien encore par
des douleurs de surface, plus ou moins étendues et
désignées sous le nom de dermalgies.

Quand le paroxysme n'est pas violent, ou quand le
rhumatisme qui se développe n'est pas très-aigu, il
suffit souvent d'un amendement dans la température
ou dans le degré d'hygrométrie, comme je l'ai déjà
montré pour faire cesser les douleurs, assez vives
parfois pour s'opposer à l'usage d'un membre. Ces
divers états de l'air impressionnent si vivement les
rhumatisants qu'ils peuvent annoncer d'avance les
changements qui se préparent dans l'atmosphère, et
que les instruments de physique sont impuissants à
exprimer. Combien y en a-t-il qui disent qu'ils sont
leur propre baromètre! ils disent vrai, plus vrai qu'ils
ne croient, car ce baromètre qui est formé par leur
propre organisme, est incomparablement plus sensible que l'instrument de ce nom. Il faut que le changement météorologique soit bien brusque ou bien in-
signifiant, pour que ces rhumatisants barométriques
n'en prédisent pas la venue.

L'influence du froid humide doit être évitée à tout
prix, par les organismes de nature impressionnable.
S'ils n'ont rien ressenti encore de la maladie sous
l'une des formes aiguës ou simplement nerveuses qui
la caractérisent, ils sont facilement susceptibles de la
contracter. Dans de telles conditions, qui placent un
individu dans une sorte d'imminence morbide, il im-

porte de veiller avec soin, à ne pas s'exposer à vivre dans un lieu dont l'état de l'air n'est pas dans la convenance des nécessités du tempérament ou de la constitution en quelque sorte pathologique. Un lieu n'est pas sous l'influence du froid humide, seulement par l'état du sol, mais aussi par le caractère des vents qui le visitent. Si la prépondérance est moins aux vents froids et secs qu'aux vents humides, ceux-ci maintiendront l'atmosphère dans un état hygrométrique plus ou moins prononcé. Il y a des lieux aussi où les vents intermédiaires ont peu de fréquence, la parole, si on nous passe cette expression; la parole est aux vents du nord et à ceux du midi. Là les transitions sont moins ménagées et les différences qui se produisent dans les effets de ces vents sont plus redoutables. Elles amènent ces transitions violentes, non des douleurs superficielles, vagues et passagères, mais des paroxysmes qu'il n'est pas toujours facile de calmer ou de maîtriser. *Terra autem consideranda,* comme l'enseignait Hippocrate dans les belles études d'hygiène qui ont servi de fondement à la climatologie. Considérons le lieu où nous allons vivre ou nous établir passagèrement, afin de conjurer par nos sages précautions les dangers que nous serions exposés à y trouver.

Les auteurs romains qui ont écrit des traités sur l'agriculture, *de Re rustica,* ont montré de quelle importance étaient les qualités des vents en matière d'hygiène. Non-seulement ils donnaient pour règle, qu'une habitation doit être assise sur un sol sec et élevé, mais qu'elle doit être orientée suivant le caractère des vents, pour éviter les influences morbigènes; ils savaient que le vent d'ouest, vent océanien et qui devient vent méditerranéen pour les côtes occidentales de l'Italie, ils savaient que ce vent pouvait porter avec lui des occasions de maladie difficiles à conjurer dans certaines conditions météorologiques. C'est en pleine connaissance de cause, qu'Horace a nommé vents de plomb, les vents australe, *plumbeus auster*; nom justifié par les effets qu'il produit sur l'homme. Or il était prescrit moins par la théorie qu'à la suite d'une longue expérience de se soustraire aux influences hygrométriques, surtout quand elles s'accompagnent de froid. Un climat où la prépondérance appartiendrait aux vents de cette qualité, serait pernicieux aux rhumatisants, comme aux organismes disposés à le devenir. Le rhumatisant ne doit pas y vivre; s'il y évite l'aggravation de son état de maladie, ce n'est que par son recours constant aux pratiques de l'hygiène. Il ne pourrait pas les utiliser, même au point de ne pas ressentir sous une forme ou sous une autre les effets qu'il voudrait éviter. Le principal moyen d'hygiène, c'est le climat; c'est au moins le moyen fondamental hors duquel les autres ont une moindre efficacité et le plus fréquemment, une efficacité nulle. Donc la loi de conduite d'un rhumatisant est d'exclure comme *habitat* même passager, les climats humides et surtout les climats humides et froids : il n'y a pas d'exception à admettre pour cette règle.

Les climats les plus favorables sont les climats chauds. — On peut dire, en théorie, que les climats chauds sont les plus favorables en ce qu'ils entretiennent ou excitent la sudation, tandis qu'une influence qui la ralentit ou la supprime, paraît remplir le premier rôle dans le développement du rhumatisme. Ce résultat ne se dégage pas toujours avec netteté. Les statistiques ne sont pas, dans beaucoup de cas, en accord avec le principe. Ainsi, dans les climats chauds de l'Europe méridionale, on observe une grande différence entre la température des lieux exposés au soleil et de ceux qui sont dans l'ombre; cette condition donne deux impressions contraires à l'individu qui passe rapidement des uns aux autres, ce qui est un inconvénient pour les rhumatisants et peut même devenir un danger. Un arthritique raconte comme il suit, l'aventure qui lui survint dans le climat de Pau, l'un des plus cléments et des plus doux du voisinage de la Méditerranée.

« Le 12 décembre, il faisait très-beau, écrit l'auteur à la fois malade et médecin (1). Ce jour là le thermomètre marquait $+ 36$ au soleil et $+ 8$ à l'ombre. Malgré mon ombrelle, en allant, le côté droit du

(1) Docteur X... *Journal humoristique d'un médecin phthisique.* Paris, 1876.

corps exposé au soleil fut fortement échauffé. En revenant, ce côté se trouva à l'ombre avec un écart de température de 28° : je sens encore la transition. Devant la crainte du refroidissement, j'eus beau agiter le bras, le frictionner fréquemment, la réaction ne put jamais se faire. Dans la nuit même, des douleurs se déclarèrent à l'insertion du deltoïde et aux insertions brachiales du grand pectoral, douleurs très-vives qui me tinrent au lit. Ces douleurs durèrent trois jours; elles disparurent presque subitement et furent remplacées par de l'asthme. »

Cette facilité d'éveiller le rhumatisme ou même d'en susciter le développement, dans un climat qui compte au nombre des climats chauds des bords de la Méditerranée, provient, en effet, de la différence grande qui se marque dans la température des lieux exposés au soleil, comparée à celle des lieux qui n'y sont pas. Cela seul doit faire ranger ce climat dans le groupe des climats tempérés. Le climat n'est pas foncièrement chaud; s'il l'était, si l'élévation de la température était sa formule caractéristique, l'air des lieux d'ombre serait moins froid, relativement à la thermalité des lieux éclairés par le soleil. Les extrêmes se rapprocheraient au lieu de s'exprimer par les chiffres rapportés au climat de Pau et qui se retrouvent, du reste, dans les climats situés dans les mêmes zones. Ce n'est pas une raison, cependant, d'interdire l'hivernation dans ces stations, aux rhumatisants les plus susceptibles. Tous les climats même les mieux appropriés à un état pathologique donné, ont des inconvénients contre lesquels il faut avoir la prudence de se prémunir. On sait, en climatologie, qu'il y a des heures favorables aux malades et d'autres qui leur sont contraires. On est convenu d'appeler les premières, heures médicales, c'est-à-dire celles qui imposent aux malades d'aller respirer l'air libre du dehors, par opposition aux heures qui les condamnent à rester prudemment renfermés dans leur logis. Or, les rhumatisants peuvent s'accommoder de ces climats et les faire servir à leur cure, bien qu'il s'en trouve de plus favorables. Il importe, pour cela, de se défendre contre leurs dangers, de suivre exactement la prescription des heures médicales et de se promener en pleine campagne dans un site abrité des vents froids, la tête ombragée du parasol, mais le corps exposé par tous les points à cette action solaire qui excite la transpiration et que rien ne vient interrompre.

Les statistiques attribuent pour les stations de la Méditerranée, un chiffre assez élevé de rhumatisants, ce qui donnerait à conclure que ces stations de chaleur moyenne devraient leur être interdites. Le défaut des statistiques, c'est d'introduire dans les calculs, des éléments qui ne devraient pas y compter. Ainsi, dans les stations riveraines de la Méditerranée, ou insulaires qui ont quelque renommée, une partie de la population vit des travaux de la mer et y recueille des rhumatismes; on comprend que cette catégorie de malades ne peut pas donner aux statistiques un sens qu'elles ne doivent pas avoir. On ne peut pas en inférer, en effet, que si ces stations comptent annuellement beaucoup de rhumatisants, cela ne suffit pas pour en conclure que le climat est contraire à cet ordre de malades, et que ce n'est pas sur ce point qu'il faut les diriger. Les statistiques sont un bon instrument de recherches, à la condition de le bien connaître et de savoir s'en servir. En tout cas, elles ne sont pas admissibles quand elles se mettent en contradiction avec les principes. Les principes sont que les hautes températures, favorisant l'activité fonctionnelle de la peau, sont avantageuses au rhumatisme, qu'elles ont pour effet d'en pallier les douleurs et d'en conjurer les paroxysmes. Tout consiste, pour obtenir de tels effets, à prendre des précautions contre les inconvénients qui sont le partage des climats tempérés et à se tenir toujours, pendant la durée des exercices à l'air libre, aux heures médicales pendant lesquelles les chances sont aux bonnes influences, tandis que les mauvaises trouvent rarement à se prononcer.

Des opinions basées sur l'observation sont acquises touchant l'influence du climat sur le rhumatisme; les unes montrant que la température ne corrige pas les effets connus de l'humidité sur la maladie, les autres,

que les zones plus chaudes que les zones tempérées
sont celles où le rhumatisme articulaire et les formes
qui s'en rapprochent, se montrent le moins fréquemment et sont, par suite, celles qui conviendraient le
mieux aux malades de l'affection rhumatismale.

Voici sur quelles données se fondent les premières :
« Il n'est pas une seule des stations navales de l'Angleterre, en dehors du cap de Bonne-Espérance, dit
le docteur Besnier (1), qui ne donne une proportion
sensiblement égale de rhumatisme et il n'en est
aucune surtout qui n'en fournisse un beaucoup plus
grand nombre que la métropole. » Cela veut dire que
n'importe le lieu de latitude, qu'il appartienne aux
zones tempérées ou à celles de température supérieure, tous ces lieux à l'exception du privilége du
Cap, amènent les mêmes effets. Or, on sait que l'air
marin est partout en saturation hygrométrique. Évidemment, c'est cette influence qui se manifeste pleinement. C'est au point que la capitale du Royaume-
Uni, ville à atmosphère de brouillards et dont le ciel
est si peu avare de pluies, ne fournit pas un contingent aussi élevé de rhumatisants.

Les secondes sont soutenues par des médecins qui
ont vécu et pratiqué dans les régions hyperthermiques. « Dans les vingt ans de mon exercice médical
à Saint-Pierre Martinique, écrit le docteur Rufz de

____

(1) Docteur Besnier, *loc. cit.*

Lavison (1), je n'ai vu que quatre cas de rhumatisme articulaire fébrile et mobile, comme on le voit fréquemment en Europe ; mais les douleurs musculaires vagues dans les différentes régions du corps sont fréquentes », et plus loin l'auteur ajoute que pendant cette période il n'avait pas observé ces maladies graves qui sont la complication dangereuse et souvent mortelle du rhumatisme. Il découle de ce qui précède que, si le rhumatisme articulaire est rare dans ces climats au point de ne pas tenir de place dans la pathologie, les rhumatismes vagues ou faibles sont communs, ce qui s'explique par les courants d'air si recherchés dans les régions à température supérieure et qui agissent sur une peau incessamment baignée par la transpiration. Il y a un rhumatisme d'été dans nos régions tempérées absolument comparable aux rhumatismes communs des zones hyperthermiques. Saint-Vel (2) arrive aux mêmes conclusions que le docteur Rufz de Lavison. D'autres témoignages se joignent à ceux de ces habiles praticiens. Donc, on peut établir que les zones les plus chaudes ne favorisent pas seulement les affections rhumatismales graves puisque celles-ci n'y sont pas observées, mais qu'elles sont d'une bonne influence sur la susceptibilité rhumatismale, si on sait se soumettre aux précautions jugées utiles dans les pays chauds.

(1) *Archives de médecine navale*, t. XI et XII, 1869.
(2) Saint-Vel, *Traité des maladies intertropicales*. Paris, 1868.

Les climats domestiques. — Aucun titre ne peut mieux exprimer, à mon avis, les conditions et les influences atmosphériques de la maison. La maison est un lieu circonscrit dépendant du dehors, puisqu'elle lui emprunte l'air dont elle s'alimente et par lequel elle renouvelle celui qui s'y est altéré. Mais par l'abri qu'elle forme et la disposition qui lui est donnée, elle représente un climat propre, climat qui n'est pas le même dans les divers compartiments dont se compose la maison, mais qui a sa signification comme ses caractères.

Il faut que la maison soit bien exposée, qu'elle reçoive par de larges ouvertures, si la construction a su les ménager, l'air frais du matin et qu'elle soit frappée par le soleil pendant une grande partie du jour. Les anciens, qui avaient étudié attentivement les conditions hygiéniques de leurs maisons recommandaient non-seulement de les asseoir sur un terrain élevé et en pente douce, mais de leur donner une orientation inclinant moins au midi qu'à l'est. Les matériaux de construction étaient soigneusement choisis et on sait combien leurs ciments résistaient aux causes qui pouvaient les dissoudre. De ces causes, la plus fâcheuse provient de l'humidité contre laquelle il est indispensable de se défendre pour fixer la salubrité dans la maison et pour protéger les organismes contre les effets pathologiques que cette humidité détermine. Au nombre de ces effets pathologiques se place le rhumatisme, soit à son développement, soit pendant son cours, dans les diverses formes qu'il présente. Les statistiques n'ont pas donné, que nous sachions, des relevés qui permettent de comparer les rhumatisants qui auraient contracté leur maladie au dehors à ceux qui l'auraient contractée au dedans. Nous estimons que cette dernière catégorie ne présenterait pas une bien notable différence avec la première.

Les climats domestiques se distinguent par des conditions assez favorables dans les grandes villes, sous le rapport de l'humidité. Les maisons sont construites avec des matériaux de choix; jamais le métier d'architecte et de maçon n'a mieux rempli sa tâche. Si n'étaient la rareté de plus en plus grande des jardins et l'étroitesse et la profondeur des cours où le soleil ne pénètre et où l'air ne circule, il n'y aurait rien à dire. Mais ces cours étroites et profondes engendrent des émanations insalubres et se distinguent par une humidité permanente. Un rhumatisant qui vivrait dans un logis s'ouvrant sur une cour de cette espèce, y pourrait difficilement guérir et y contracterait tout au moins un de ces rhumatismes chroniques qui se font remarquer pour leur ténacité.

Lorsque les maisons étaient construites en pisé et en bois, le dehors avait plus d'action sur le dedans. Celui-ci s'appartenait moins; les agents extérieurs trouvaient une voie plus facile pour pénétrer jusqu'à lui. Dans certains pays, et même en France, il y a des lieux où cette voie reste ouverte. En Autriche, par exemple, et en Hongrie pour ne citer que ces régions la maison du villageois, placée souvent au bas d'une colline ou d'une plus grande élévation de terrain, est faite de manière à ce que sa paroi postérieure soit empruntée au terrain sur lequel elle s'appuie. C'est une construction à pignon qui plonge par une extrémité dans le sol. De là, comme conséquence naturelle, un fond permanent d'humidité contre lequel les habitants n'usent d'aucune précaution. Il s'ensuit naturellement des influences pathologiques dont la plus commune est représentée par le rhumatisme.

Chauffer une habitation humide est sans doute une excellente précaution pour imprimer à l'air des qualités différentes ; mais elle emporte des inconvénients qui ne sont pas sans influence sur le développement du rhumatisme. Lorsqu'une pièce d'appartement est chauffée par un temps d'humidité ou de pluie, l'air devient sec en apparence parce qu'il dissout d'autant plus d'eau que sa température est plus élevée. Mais que le feu s'éteigne et que la température baisse, l'humidité devient sensible, l'hygromètre marque un degré d'humidité relative élevé. Ceci s'applique aux régions septentrionales où le poêle est en honneur, mais où cependant le foyer n'est pas toujours alimenté. La température de la chambre y subit des changements d'une intermittence régulière. Le jour, l'atmosphère, confinée du reste par les précautions prises contre l'invasion du froid du dehors, l'atmosphère est chaude à étouffer; dans les heures avancées de la nuit elle devient glaciale; il faut que le poêle soit rallumé et que la température de l'air soit réchauffée pour que l'humidité sensible et pénétrante disparaisse. On comprend combien ces conditions sont favorables au rhumatisme. Les pays tempérés comme la France, ont des moyens de chauffage plus hygiéniques; mais le rhumatisme trouve des occasions de se produire par des habitudes qui prêtent à la peau une grande susceptibilité, de telle sorte qu'il peut être dangereux, de passer d'une impression à une impression contraire. Avec l'usage des calorifères, les appartements sont surchauffés, car leur température surpasse toujours 14 degrés, chiffre qui devrait être pris pour celui de la moyenne normale. La cheminée, malgré les inconvénients qui créent des courants d'air parfois d'une certaine violence, la cheminée représente un mode de chauffage préférable; si elle détermine en effet des courants incommodes et même nuisibles, elle imprime à l'atmosphère de la pièce qu'elle échauffe une mobilité qui la maintient salubre. Que le pauvre ignore ou néglige ces prescriptions de l'hygiène et qu'il s'expose sans défense aux maladies qui peuvent l'atteindre, cela se conçoit assez. Mais le riche, qui entasse meubles et objets de luxe dans un logis quelquefois trop étroit pour les contenir, doit avoir pour premier soin de ne pas se pré-

parer le rhumatisme dans un milieu qui, comme les
atmosphères libres, a aussi ses intempéries.

DEUXIÈME SECTION.

RÈGLES ET PRÉCEPTES HIGIÉNIQUES.

Les refroidissements dans le rhumatisme; — Utilité de l'emploi des
stimulants diffusibles; — Les bains toniques, les eaux thermales,
les frictions, l'insolation et autres moyens et pratiques hygiéniques.

Les refroidissements dans le rhumatisme. — Tant
que le mal n'existe pas, on songe peu, en général,
aux moyens de s'en préserver; les hommes sont faits
ainsi pour la plupart des maladies. Il en est de même
pour le rhumatisme, qu'on affecte, quand on ne l'a
pas éprouvé d'une manière un peu grave, de traiter
avec légèreté, au risque très-souvent de s'en repentir
plus tard. Toutes les fois donc que la peau est dans
un état de chaleur ou d'*æstuation* manifeste, surtout
quand elle est baignée par une sueur abondante, non-
seulement il ne faut pas s'exposer à un froid subit,
mais il convient que le refroidissement par l'évaporation de la sueur soit gradué et modéré, jusqu'à ce
qu'enfin la surface cutanée ait repris sa température
moyenne. Mettez la main sur la peau d'une personne
qui sue dans les plus grandes chaleurs de l'été, vous
trouverez fraîche la partie exposée à l'air extérieur,
quel que soit le degré du thermomètre. Ce phénomène physico-vital tient, comme on sait, à la sous-

traction du calorique, qui se fait toujours par la vaporisation plus ou moins prompte d'un liquide quelconque. C'est par ce moyen que la température du corps humain se maintient à peu près la même dans les climats les plus opposés, durant les étés les plus ardents; ce qui donne à l'homme le privilége éminent de vivre sous toutes les latitudes. Les deux observations suivantes ajoutent de nouvelles preuves à l'assertion qui précède : la première, c'est que les personnes qui suent difficilement, supportent avec plus de peine et de gêne une température élevée que celles dont la transpiration est facile et abondante; la seconde, que lorsque l'atmosphère est tout à la fois chaude et humide, on éprouve beaucoup plus de malaise que lorsque cette atmosphère est sereine, parce que, dans ce dernier cas, la transpiration se fait plus facilement et plus promptement, l'air n'étant pas saturé.

Ainsi, tout démontre la nécessité d'éviter la subite décalorisation de la peau; car si elle a lieu, presque inévitablement, pour peu qu'on y soit prédisposé, et dans un assez court espace de temps, on sera atteint d'un rhumatisme plus ou moins aigu. Se découvrir le corps ou la tête trop promptement, rester stationnaire sous un courant d'air vif, bien plus encore, si ce courant est produit par une porte, une fenêtre entr'ouvertes; conserver des vêtements mouillés; se mettre à l'ombre dans un endroit frais, ventilé, humide; coucher dans des draps qui sont à peine secs; habiter surtout une maison humide, nouvellement construite, etc.; telles sont les causes générales qui, sous mille formes différentes et dans une incroyable multitude de circonstances, peuvent déterminer le rhumatisme dans une mesure réglée par la constitution de chaque individu. Mais, dira-t-on, faut-il donc vivre ainsi, dans une crainte perpétuelle, et le fil qui tient cette épée sur la tête, ne peut-il se rompre à chaque instant malgré toutes les précautions? A cela il y a une réponse toute simple : la maladie peut bien arriver, quoi qu'on fasse, ce qui vaut mieux c'est de mettre les chances de son côté; en second lieu, entre l'*imprudence* et l'excessive *méticulosité*, il est un milieu que l'homme sage et avisé sait très-bien discerner. Sydenham parle d'un homme qui, pour s'être mis à l'ombre d'une haie pendant qu'il était en sueur, conserva plus de quatorze ans un rhumatisme lombaire. Certes, un peu de prudence dans ce cas n'eût pas été mal à propos.

Il est encore des circonstances importantes à remarquer ici, sous le double rapport de l'atmosphère ambiante et des individus. Si l'air est froid, et plus incomparablement encore, s'il est humide, le rhumatisme est à craindre; cet air semble plus dangereux encore près de la terre que dans une région élevée. Lorsqu'il y a du vent, il faut redoubler de précautions, l'évaporation de la sueur étant encore plus prompte et la réfrigération plus forte; enfin le soir et la nuit sont beaucoup plus à redouter que le jour.

Du côté des individus, l'état actuel de l'économie mérite aussi de l'attention. Il est certain que pendant une convalescence, ou bien quand on a subi l'influence de causes énervantes, comme des excès vénériens ou de table, un travail prolongé de cabinet, etc., il est certain qu'on se trouve dans les conditions les plus propres à être atteint de rhumatisme, si l'on s'expose aux causes extérieures. D'une part, le système nerveux étant affaibli, la réaction du centre à la circonférence est moins active; de l'autre, la circulation capillaire, et par conséquent la chaleur, étant également diminuées, un élément essentiel de résistance manque au système cutané. Il faut bien admettre aussi, que l'électricité joue dans ces phénomènes vitaux et morbides, un rôle important; mais on ne peut le déterminer, les rapports précis de l'électricité atmosphérique avec ceux de l'économie étant peu appréciables, car l'armature de la fibre vivante nous est à peu près inconnue.

Mais, de tous les états de l'économie, le plus à craindre, celui qui, selon nous, exige une surveillance très-active, est assurément le sommeil. On peut voir ici toute la différence qui existe entre l'enfant et l'adulte. A peine le premier est-il endormi, que sa peau s'échauffe, et une transpiration plus ou moins abondante se manifeste en peu de temps; au contraire, chez l'adulte, et plus encore chez le vieillard,

le ralentissement des mouvements du cœur et de la
circulation ayant lieu, la température du corps et de
la peau s'abaisse sensiblement. De là le besoin de se
couvrir la nuit en dormant, plus que dans le jour,
surtout si précédemment la peau a été vivement excitée par la chaleur et la sueur. L'axiome de Sancto-
rius sera toujours vrai : « La transpiration est plus
dérangée, dit-il, par le vent du midi pendant le
sommeil que par un grand froid pendant la veille. »
Combien ne voit-on pas, dans ce martyrologe des rhumatisants, de militaires, de chasseurs, d'agriculteurs,
d'hommes du monde, être atteints de la maladie,
pour avoir négligé sur ce point les précautions les
plus communes. Il y a de plus à faire remarquer que
les accidents sont beaucoup plus fréquents pendant
le printemps et l'été que pendant les autres saisons.
Cependant l'automne est dangereux surtout quand il
débute brusquement avec les conditions d'humidité
qui lui sont ordinaires dans nos climats tempérés. Le
passage de l'été à l'hiver est difficile, et même dans
les automnes les plus cléments, il est sage, il est
prudent d'user de précautions.

Utilité de l'emploi des stimulants diffusibles. —
Les stimulants diffusibles sont les préparations qui
portent à la peau, c'est-à-dire qui la disposent à la
sudation. Nous avons assez parlé des sudorifiques
dans différentes parties de ce livre, pour que nous
n'ayons pas besoin de donner d'autres explications.

Les refroidissements se font d'abord sentir à la peau, les frissons la parcourent et une sorte de dermalgie se prononce sur une étendue plus ou moins grande de la surface cutanée. Si, en ce moment, la peau gardait encore un peu de transpiration, celle-ci serait supprimée, parce que l'action du froid fait son œuvre en paralysant, pour ainsi dire, l'appareil par lequel s'opère la sudation. Contre ces symptômes, il faut se hâter d'agir par quelque chose, afin que l'affection rhumatismale qui débute ne se prononce pas sur les muscles ou sur les articulations, ou, si elle existe déjà, que ces symptômes précurseurs ne deviennent pas le signal d'un nouveau paroxysme.

Ce qu'il faut se hâter de faire dès l'apparition des premiers signes de refroidissement, de ces avant-coureurs certains des accidents qui se produiraient bientôt, si on n'y porte remède, c'est de restituer à la peau la fonction qui n'est plus remplie, c'est de faire cesser cette névralgie superficielle et diffuse qui court sur l'enveloppe cutanée, et ne se borne pas toujours à la surface. L'emploi des stimulants diffusibles répond à ce besoin.

Les premiers, les plus élémentaires de ces stimulants, ce sont : les boissons chaudes, le thé, rendu plus excitant par l'eau-de-vie, ou le rhum qu'on peut y mêler ; la *bourrache*, le *sureau*, le *tilleul*, en infusion bouillante et très-chargée ; le *punch*, le *vin chaud*, tous ces moyens qu'il est facile d'avoir, car ils sont sous la main de tout le monde, agissent le plus souvent avec efficacité. Pour les rendre plus utiles, on peut ajouter aux infusions de thé, de sureau ou de bourrache, de l'*acétate d'ammoniaque* à la dose d'une petite cuillerée à café par tasse. L'acétate d'ammoniaque a pour effet de rappeler rapidement les sueurs et d'entretenir une transpiration très-active. Par suite, c'est un sédatif très-puissant du système nerveux, qui calme promptement ces dermalgies plus ou moins douloureuses qui dénoncent le refroidissement et ouvrent la scène d'accidents plus graves.

Une boisson chaude, et surtout chaude et alcoolisée, est une puissante défense contre le froid et le refroidissement. C'est l'*œs triplex* contre les orages de la santé frappée par une impression de froid humide et sous la menace d'un trouble qui peut rapidement acquérir de la gravité. Le vulgaire appelle un bon gilet la boisson chaude et alcoolique, dont il se prémunit contre les rigueurs de l'hiver. Pétrone ne pensait pas autrement. *Calda potio vestiarius est*, écrivait-il; une boisson chaude vaut un vêtement.

Les bains toniques, les eaux thermales, les frictions, l'insolation et autres moyens et pratiques hygiéniques. — Il est maintenant bien établi, car l'expérience a donné à ce sujet de rudes leçons, que les bains ordinaires ne conviennent pas dans le rhumatisme, bien que la température élevée qu'on peut leur communiquer, les rapproche de ces thermes à composition indifférente, mais qui guérissent par leurs qualités hyperthermiques. Voici la raison pour laquelle il faut, en général, en interdire l'usage et même l'emploi discret aux rhumatisants : c'est que ces bains diminuent singulièrement l'énergie de la peau ; c'est qu'ils la rendent très-*impressionnable* aux influences de l'atmosphère, précisément en raison de la soustraction du calorique plus ou moins grande qui se fait alors. Cela est si vrai, que des douleurs rhumatismales légères augmentent presque inévitablement après un bain tiède prolongé, surtout si l'atmosphère est froide et si on néglige de se vêtir chaudement. La même chose a lieu dans les affections catarrhales ; le vulgaire même n'ignore pas qu'il faut se garder de prendre un bain quand on est enrhumé ; pour cette fois, du moins, la raison et l'expérience sont d'accord avec les opinions de la foule.

Nous conseillons donc aux rhumatisants, d'abord de ne prendre des bains tièdes, même dans une simple vue de propreté, que pendant la fin du printemps ou dans l'été ; puis, de ne jamais les prolonger (un quart d'heure, vingt minutes au plus) ; enfin, de se vêtir assez chaudement en sortant du bain, pour opérer sur-le-champ un mouvement de réaction à la peau, capable de rappeler, de maintenir à la périphérie, la chaleur et la transpiration.

Les inconvénients signalés pour les bains domestiques ne se produisent pas pour les *bains toniques,* ceux-ci contenant des principes propres à corriger la susceptibilité de la peau et à la protéger contre l'invasion du rhumatisme. Ainsi, les *bains aromatiques*, les *bains aiguisés d'alcool*, les *bains d'eaux sulfureuses naturelles* et même *artificielles* quand celles-ci manquent, et d'autres analogues, mais il est bien entendu pris avec mesure et précaution, maintiennent réellement la peau dans un état de vitalité très-propre à résister aux causes extérieures du rhumatisme.

Les *bains de vapeur* ne méritent pas toute la confiance qu'on leur a donnée, bien que médecins et malades aient une tendance trop marquée à y recourir. Ils ont pour effet de restituer les sueurs, mais aussi de rendre l'enveloppe cutanée plus impressionnable aux influences du dehors, ce qui précisément doit être évité avec le plus grand soin. Les *bains de vapeur sèche* sont préférables. Les *bains russes* sont un moyen de donner une meilleure trempe à la peau; mais il faut avoir un tempérament de résistance en harmonie avec de telles impressions. Quand on les accepte bien et qu'on a fait quelque usage de cette pratique, la peau peut affronter les températures les plus basses, sans qu'il en résulte d'effet fâcheux. Le professeur Lallemand de Montpellier avait si bien fait l'éducation de sa sensibilité par la pratique des *bains russes*, qu'au milieu de l'hiver il se jetait avec un vrai plaisir en pleine rivière.

Pendant une journée d'hiver très-froide, nous racontait-il, il nageait dans le Lez qui coule près de Montpellier et il vit arriver vers lui, au milieu du courant, un corps mobile et agitant l'eau, dont à distance il ne pouvait démêler la forme. Quand cet objet se fut rapproché, il reconnut avec étonnement que c'était un homme, car il se croyait le seul dans le pays qui osât affronter un bain de rivière par une aussi basse température. Sa surprise se modéra quand il eut reconnu dans cet intrépide nageur, un Russe, le consul de sa nation à Montpellier. Lallemand avait un tempérament de résistance à toute épreuve ; la manière d'en traiter l'hygiène n'avait pas peu contribué à le former. Les *bains maures*, devenus à la mode maintenant, s'en rapprochent par quelques-uns de leurs effets.

On sait l'utilité des *frictions sèches* ou faites avec des *eaux aromatiques* brossées à la surface cutanée avec des tissus plus ou moins rudes. L'*arénation* où les *bains de sable chaud* sont un moyen plus efficace encore, surtout pour vitaliser les peaux inertes qui semblent absolument privées de sensibilité et qui réclament un excitant énergique pour reprendre leur vie fonctionnelle. L'*insolation* produit les mêmes résultats : elle réveille l'activité cutanée sans obliger le patient à des soins compliqués qui sont un ennui comme pour l'*arénation* ; bien réglée, l'insolation n'entraîne pas d'ailleurs une excitation trop grande. Les an-

ciens avaient en ce moyen d'action une grande confiance; il avait même passé dans les habitudes des
grands. Pline le Jeune, dit de son oncle Pline l'Ancien : *In sole si caret vento, ambulat nudus.* Cette
promenade au soleil en pleine peau, si je puis le
dire, dans une atmosphère paisible ou abritée contre
le vent, était une des pratiques d'hygiène qui comptaient dans cette balnéothérapie romaine, où nous
trouverions encore beaucoup à imiter.

Au nombre des pratiques d'hygiène antirhuma-
tismale, il y en a, comme on vient de le voir, qui sont
des moyens thérapeutiques actifs, tant il est vrai qu'il
est difficile de séparer deux domaines qui se confondent : la thérapeutique et l'hygiène. A ce titre nous ne
saurions trop insister sur le moyen simple qui consiste à envelopper la partie d'une couche de ouate
recouverte elle-même d'un taffetas ciré, pour que
l'appareil reste imperméable. Cela ne convient que
dans les paroxysmes faibles ou aux débuts de la maladie
et suivant la place où la douleur se fait sentir. L'effet
rapide est l'établissement d'une sudation qui place la
partie affectée dans une sorte de bain de vapeur supportable et durable. En général l'apaisement est au
bout. Un vieillard que nous avons connu, dont les
membres inférieurs étaient souvent le siége de douleurs rhumatismales surtout après des fatigues qu'il ne
s'épargnait pas, n'avait jamais recours à d'autres
moyens, tant il était sûr d'en retirer toujours une

amélioration. Seulement dans les cas qui présentaient plus d'intensité, il se faisait appliquer par avance quelques ventouses scarifiées. En 1694, Coulanges écrivait à madame de Sévigné : « Je fus dernièrement attaqué (de rhumatisme) à Versailles; je criai l'épaule; on mit aussitôt les fers au feu, les femmes de chambre de madame de Saint-Géran me repassèrent que rien n'y manque. Oncques depuis je n'ai crié l'épaule, et voilà comme j'en userai à l'avenir pour tout ce qui s'appelle rhumatisme. » Nous ne conseillerons pas de prendre au mot le conseil de Coulanges, il y a des circonstances, et elles sont nombreuses, où ces pratiques peuvent servir, mais sont loin de pouvoir suffire.

La persévérance est aussi une condition importante dans l'emploi des moyens précédents; quitter, reprendre, abandonner de nouveau ces moyens avec insouciance et légèreté, comme on le voit souvent, c'est s'écarter constamment du but. Mais qu'arrive-t-il? C'est que les causes agissant toujours, on se trouve atteint au moment où l'on s'y attendait le moins; alors on s'irrite, ne voulant pas voir que les précautions adoptées n'ont été insuffisantes que par le peu de méthode et de suite qu'on y a mis. Quelquefois il arrive encore qu'on redouble d'attention dans certaines circonstances extrêmes, mais qu'on néglige tout à fait les petites causes; or ces petites causes méritent fort souvent d'être prises en considération, surtout quand il y a dans l'individu une prédisposition rhumatismale prononcée. Ne voit-on pas tous les jours des personnes être atteintes de rhumatismes pour s'être exposées imprudemment à de simples courants d'air, auprès d'une porte, d'une croisée, d'une rue étroite, etc. ; pour avoir négligé de se couvrir un peu plus qu'à l'ordinaire en sortant d'un endroit chaud ; pour ne pas faire attention à une pluie qui a pénétré leurs habits et leur chaussure ; pour s'être arrêté quelque temps sous l'action d'un vent froid, etc., etc. Vivre ainsi est sans doute fâcheux ; mais languir et souffrir continuellement, éprouver sans cesse les atteintes d'une maladie qui ne fait que s'aggraver par l'âge et le temps, est mille fois pis encore ; le choix alors ne peut être douteux. Il faut encore ne pas ignorer que ces précautions ne préviennent pas toujours avec certitude les attaques de rhumatisme, notamment quand on en a déjà été atteint plusieurs fois ; mais à coup sûr elles diminuent leur violence, leur acuïté, et surtout leur fréquence. Or n'eût-on obtenu que ces avantages, on doit encore s'en féliciter et rendre grâce à l'art.

CHAPITRE VII

GOUTTE ET RHUMATISME.

La goutte et le rhumatisme ne sont pas de même nature; — l'hérédité se manifeste-t-elle dans le rhumatisme comme dans la goutte? — La goutte n'est pas un mal incurable.

La goutte et le rhumatisme ne sont pas de même nature. — Le goutte et le rhumatisme doivent-ils être confondus dans une même espèce morbide ou considérés comme deux espèces indépendantes par leur nature comme par leurs symptômes? Bien des médecins sont partisans de la première opinion. Sous le nom d'*arthritisme*, ils n'en font qu'une même maladie quoique se caractérisant par des manifestations si diverses. Au nombre des notabilités médicales qui ont défendu la thèse de l'identité se place Stoll en première ligne, et parmi les modernes Chomel et le docteur Pidoux. Le nom de rhumatisme goutteux donné au rhumatisme noueux était la marque de cette alliance. L'intervention de Trousseau, qui a marqué le vrai caractère de cette sorte de rhumatisme, a fait cesser à cet égard toute confusion.

Cependant, les différences qui séparent la goutte du rhumatisme sont assez tranchées pour rallier de nombreux partisans à la doctrine de l'indépendance de ces deux maladies. Premièrement, dans la plupart des cas, la goutte est héréditaire; de plus, elle est comme le privilége du sexe masculin. Quand elle s'attaque à la femme, il faut que celle-ci ait par devers elle, des mœurs, des habitudes et une constitution qui la rapprochent de ce sexe. Le rhumatisme est quelquefois héréditaire, mais sans comparaison avec l'hérédité de l'affection goutteuse. De plus, il est commun à tous les sexes. Secondement, la goutte a son origine dans ces modifications profondes de l'économie fournies par l'hérédité ou préparées par la conduite de la vie. Cela posé, il ne faut pas un grand cortége d'occasions pour faire éclater la maladie, qui survient parce qu'elle devait éclater, ou en d'autres termes, parce que le fruit était à maturité. Dans le rhumatisme, il faut l'occasion pour produire l'attaque; dans la plupart des cas, on pourrait dire que toute la maladie provient des influences du dehors. La cause la plus fréquente de ces attaques, c'est le froid humide. Sur 100 rhumatisants il y en a 99, d'après Bosquillon, chez qui la maladie se rattache à cette provenance. En troisième lieu, la goutte est une maladie géographique, elle habite de préférence certaines régions. Il y a plus, elle semble avoir un centre principal d'où elle rayonne jusqu'à ce qu'enfin elle disparaisse. Le rhumatisme est, au contraire, une maladie ubiquitaire : elle se trouve partout, il n'y a pas de pays, il n'y a pas de profession qui soient d'une manière absolue un abri contre ses atteintes.

L'argument le plus décisif en faveur de la non-communauté de nature de la goutte et du rhumatisme, c'est qu'il y a une matière goutteuse, tandis qu'il n'y a pas, du moins on ne connaît pas, de matière rhumatismale. La goutte se distingue par une surabondance de sels uriques dans le sang, surabondance qui coïncide avec les approches d'une attaque; lorsque les attaques s'éloignent ou qu'elles diminuent d'intensité, la matière s'y fait de plus en plus rare. Il n'est pas question d'une théorie renouvelée des anciens, qui n'avaient pas tort d'y tenir, après l'avoir adoptée. Il est question d'un fait qui n'est pas niable puisque la matière goutteuse n'est pas seulement dégagée du sang et déterminée dans sa composition chimique, mais elle s'accumule à l'état de tophus dans les articulations et se retrouve même dans la sueur, comme quelques auteurs disent l'avoir constaté.

Ce qui précède suffit et au-delà pour faire repousser l'identité de nature de la goutte et du rhumatisme. Les affirmateurs de cette identité n'y renoncent pas; c'est au point qu'un homme distingué, M. Bazin, de l'hôpital Saint-Louis, a classé sous le nom d'arthritides un groupe d'affections cutanées qui seraient une manifestation de l'arthritis, nom sous lequel sont réunis le rhumatisme et la goutte. M. Guibout, du même hôpital, a répondu victorieusement à son collègue par une série d'objections bien fondées, et on conçoit qu'il s'écrie en finissant (1) : « Comment

(1) Leçons recueillies par M. Gœtz, interne des hôpitaux.

donc un esprit aussi élevé que M. Bazin a-t-il pu voir ce qui n'existe pas et prendre ainsi l'ombre pour la réalité? »

L'identité de nature a fait tant de prosélytes que bien des médecins n'osent pas encore s'avouer que le mot d'arthritisme est moins fait pour simplifier la question que pour la rendre plus obscure; ils préfèrent les hésitations et même les contradictions, plutôt que de s'avouer vaincus. Il nous semble qu'un peu de réflexion les eût bientôt conduits à adopter d'autres idées. Voici comment procède un savant professeur à qui n'ont pas coûté les recherches les plus attentives. « Cependant, dit M. Charcot (1), nous sommes profondément convaincu que les mots de goutte et de rhumatisme répondent à deux types morbides essentiellement distincts et qui ne doivent pas être confondus. » Mais cette affirmation ne se soutient pas, elle se détruit dans une autre phrase : « Ce sont, au dire d'un éminent pathologiste, continue-t-il, des branches issues d'un même tronc; mais qu'il me soit permis de faire observer qu'une fois détachés du tronc commun, ses rameaux portent des fruits bien différents. » La goutte et le rhumatisme surgis d'un même tronc! La goutte qui est la maladie du riche et le rhumatisme qui est celle du pauvre; la première, qui est le fruit amer de la fortune et des jouissances qu'elle procure; la seconde, qui est l'apa-

(1) Charcot, *Leçons cliniques sur les maladies des vieillards*

nage de la misère et des privations qu'elle fait supporter! La comparaison se rapprocherait mieux de la vérité si elle disait que les troncs sont indépendants, mais que les rameaux peuvent se pénétrer de manière à faire méconnaître leur provenance.

L'hérédité se manifeste-t-elle dans le rhumatisme comme dans la goutte? — L'hérédité des maladies comme des formes du corps était une des croyances les plus absolues de l'ancienne médecine. Hippocrate en enseignait la doctrine. Cette opinion s'est maintenue à travers les siècles; elle était même considérée comme si raisonnable qu'elle était passée dans le domaine commun à l'état de croyance indiscutable. « On voit, disait Montaigne (1), escouler du père aux enfants, non-seulement les marques du corps, mais encore une ressemblance d'humeur, de complexion et d'inclination de l'âme. » La transmission des maladies est encore mieux établie. C'est un phénomène dont tout observateur peut s'assurer. Portal (2) cite l'exemple d'une ville d'un département français, peuplée de scrofuleux, qui avait été primitivement infectée par deux ou trois mauvais mariages. « Des enfants, dit le savant rapporteur de cet exemple, des enfants qui en sont issus se sont mariés ensemble et ainsi les maux héréditaires s'y sont successivement multipliés. »

(1) Montaigne, *Essais.*
(2) Portal, *Mém. sur la nature et le traitement de plusieurs maladies,* 1808.

Dans une analyse très-remarquable (1) du livre de M. Ribot sur l'hérédité, le docteur Brierre de Boimont, après une exposition bien faite et une habile critique de toutes les questions afférentes à l'hérédité, fait observer que la tendance chez les êtres vivants à se reproduire est une nécessité de nature, car comment concevrait-on un être qui ne ressemblât pas à ses parents? C'est donc une loi du monde moral, comme du monde physique, loi par laquelle les caractères se transmettent de manière à conserver à cette race une sorte de personnalité. Mais cette transmission qui, lorsqu'elle s'interrompt, reparaît par l'*atavisme*, comme on l'a si souvent constaté, embrasse-t-elle tout l'homme dans son état physique comme dans ses manifestations morales? Le système nerveux, qui est le levier le plus puissant des phénomènes de l'organisation, est-il la condition physique absolue et exclusive des phénomènes de l'ordre supérieur? Les explications mécaniques ne conviennent pas à tout, et il y a certainement des effets qui ne dépendent pas du jeu de la matière, mais d'une force qu'il faut bien accepter : j'ajouterai que voilà pourquoi, l'hérédité morale rencontre de si violents démentis dans l'histoire. J'ai entendu dire à un homme d'une grande élévation de caractère, d'une grande vertu et d'une grande piété : « Il vaut mieux ne pas connaître nos ancêtres ; peut-être rencontrerions-nous

(1) *Annales d'hygiène publique et de médecine légale*, janvier 1875.

parmi eux de grands coquins. » Il n'est ni de bonne justice ni de bon ordre social d'admettre que le vice et la vertu soient héréditaires.

Ces problèmes sont d'un très-grand intérêt pour les chercheurs, qui y trouvent de quoi exercer leur perspicacité et leur goût pour les questions obscures. Mais la question qui doit nous occuper est moins difficile et ressort tout simplement des faits de l'observation; c'est celle-là qu'il nous appartient tout au moins de signaler.

Les maladies ne se transmettent pas toutes faites, excepté dans certaines conditions exceptionelles; ce sont, comme le dit Burdach (1), les prédispositions qui se transmettent par l'hérédité. Or, ces prédispositions doivent être plus ou moins marquées, suivant l'état des ascendants. De là, les diathèses, c'est-à-dire les prédispositions qu'il n'est plus possible de renfermer dans la physiologie, mais qui sont du domaine de la pathologie. Il ne faut qu'une occasion pour que la maladie éclate, peu de chose suffit pour que l'héritier se montre en pleine possession de l'héritage qui lui est survenu.

La diathèse goutteuse est admise par tous les médecins et l'hérédité est indéniable; l'hérédité n'est pas seulement une opinion scientifique; c'est une opinion commune à tout le monde, rendue telle par la quan-

____

(1) Burdach, *Traité de physiologie*, trad. Jourdan.

lité considérable de faits qui en donnent l'éclatante confirmation.

La diathèse rhumatismale a d'autant plus sa raison d'être, que le rhumatisme s'établit de préférence et par une sorte d'élection sur les organismes qui se distinguent par une grande susceptibilité aux influences extérieures. Ainsi, une peau sensible aux changements qui ont lieu dans l'air, des membranes muqueuses sujettes aux mêmes influences et à beaucoup d'autres, sont les conditions par lesquelles, la maladie s'établit. Un homme qui a su se faire un tempérament de résistance par une longue habitude prise dès la jeunesse, se trouve à l'abri du rhumatisme, malgré des imprudences auxquelles un autre ne pourrait resister. Ainsi, la susceptibilité aux influences qui occasionnent les affections rhumatismales est déjà une prédisposition. Or cette prédisposition peut acquérir incontestablement un degré plus marqué, devenir un vice de tempérament, c'est-à-dire une diathèse et se transmettre par voie d'hérédité. Ici les faits doivent seuls avoir la parole et ils répondent affirmativement. Le rhumatisme dans ses différents modes d'expression se transmet héréditairement, non avec cette généralité qui s'observe dans la goutte mais enfin il est recounu, il est admis qu'il se transmet. Il y a de l'hérédité même dans les complications viscérales qui surviennent. Tel qui nait d'ancêtres qui ont eu des affections du cerveau et qui a hérité d'un état diathésique de l'organe sera disposé au rhumatisme cérébral. Ceux qui portent une susceptibilité héréditaire des autres viscères se trouvent dans le même cas et sont exposés aux affections rhumatismales de ces organes.

La goutte n'est pas un mal incurable. — « La goutte est incurable, dit M. Guibout dans une leçon à l'hôpital Saint-Louis (1); elle se termine souvent par des affections gastro-intestinales, des congestions, des hémorrhagies cérébrales ou pulmonaires dues à la dégénérescence athéromateuse des artères. » Il est vrai que ces terminaisons sont les plus communes et que par la marche de la maladie, sa marche lente et cachée, la maladie aboutit à ces résultats. Mais la goutte est-elle réellement incurable, et aucun fait ne vient-il donner l'espérance d'une curabilité possible à l'aide des moyens tirés de la médecine et de l'hygiène qui sont à notre disposition?

Je trouve une réponse à cette question dans l'œuvre remarquable de M. Galtier-Boissière (2) qui nous a été d'un si grand secours dans le cours de notre travail. « Une suite de quatre générations au moins, écrit cet auteur dès la première page, m'a transmis sa prédisposition à la goutte et deux fois à une année d'intervalle, j'en avais subi des attaques caractérisées

(1) Guibout, *Conférences sur l'arthritis (Union médicale* 29 mars 1877)...

(2) Galtier-Boissière, *De la goutte* thèse de doctorat.

quand, par un traitement qui n'a rien de bien nouveau… je m'en suis depuis plus de treize ans presque complétement guéri. Je préfère, ajoute-t-il, dire préservé plutôt que guéri, parce que à diverses reprises j'ai été averti que je ne pourrais pas sans inconvénient négliger de mettre en pratique les règles diététiques et somascétiques recommandées déjà dans les livres d'Hippocrate et que ma conformation m'impose particulièrement. » Ainsi après les moyens thérapeutiques le régime sévère, ou du moins conduit sagement et l'exercice qui dépense les forces au lieu d'en faire une avare économie : voilà les facteurs d'un traitement qui doit conduire à un degré de préservation tel, qu'il peut être pris en quelques cas pour une guérison définitive.

Cette opinion est partagée par le docteur Baring-Garrod (1), si souvent cité dans ce livre. L'auteur y pose aux goutteux cette alternative : une simple attaque de goutte est un avertissement qui invite à changer son genre de vie; ou bien, les recidives se succédant plus fréquentes et plus douloureuses, le danger se prépare et l'existence peut être rapidement abrégée. « Eh bien, dit ce savant, je suis persuadé que le malade peut échapper en partie à cette alternative. Le mal, au lieu de croître en intensité, s'atténuera graduellement et n'exigera plus à la fin que

_____

(1) Dr A. Baring-Garrod, *la Goutte, sa nature et son traitement*, etc. Paris, 1867.

des précautions peu gênantes pour le goutteux. » La conclusion ressemble à celle de M. Galtier-Boissière. L'un et l'autre auteur éclairé par une longue expérience citent des faits qui lui donnent le plus solide point d'appui. Sans doute, ce n'est pas la guérison absolue, mais, quand on s'en approche de si près, on n'a pas à désespérer d'y atteindre.

Le docteur Guibout a peut-être compromis un peu son autorité scientifique en posant carrément cette assertion en forme d'axiome : la goutte est incurable ! Les contradicteurs devaient lui arriver. Le docteur Grandclément écrit à ce propos à un journal de médecine une lettre (1) dont il n'est pas inutile de citer quelques passages. « Il ne faut pas avoir, dit-il, des relations bien étendues pour n'avoir pas connu des individus tourmentés par la goutte, qu'un revers de fortune a plongés dans la gêne et réduits à vivre chichement. Après un an ou deux, pendant lesquels les vins fins étaient remplacés par les vins communs et quelquefois par de l'eau; les rôtis, les pâtés, le gibier par de rares morceaux de bœuf, des légumes en abondance, de grosses juliennes comme en font les paysans, la goutte avait déserté toutes les articulations et le goutteux stupéfait et enchanté, quand il avait du bon sens, bénissait les rigueurs du sort. » M. Grandclément fait suivre l'exemple qui précède d'un autre qui a une plus grande valeur, les obser-

(1) *Union médicale* du 20 avril 1877.

vations ayant été recueillies par des hommes de l'art.
« Les médecins, ajoute-t-il, chargés du service dans
les maisons centrales et autrefois dans les bagnes ont
constaté que les goutteux devenus leurs clients gué-
rissaient parfaitement sous l'influence du régime alimentaire auquel ils étaient forcés de se soumettre. »
Que devient l'axiome : la goutte est incurable! Il nous
semble qu'il est victorieusement combattu, car il
faut admettre que la goutte peut guérir et qu'un
goutteux peut prétendre à ce résultat, s'il adapte son
régime, le régime du paysan, pour ne pas dire celui
du prisonnier, aux nécessités de son organisme comme
de sa maladie.

Quand l'hygiène sera mieux comprise, mieux appliquée aux besoins du corps dans l'état de santé,
comme dans les conditions diverses qui s'en écartent,
on pourra voir se réaliser cette pensée de Giannini,
que si la goutte a précédé la naissance de la médecine, la médecine en aura vu la mort.

TABLE DES MATIÈRES

PREMIÈRE PARTIE.

LA GOUTTE.

DEUXIÈME PARTIE.

LE RHUMATISME.

FIN DE LA TABLE DES MATIÈRES.

BULLETIN MENSUEL
DES NOUVELLES PUBLICATIONS
DE LA
LIBRAIRIE J.-B. BAILLIÈRE ET FILS
Rue Hautefeuille, 19, à Paris, près du boulevard Saint-Germain

NOUVEAU DICTIONNAIRE

DES PLANTES MÉDICINALES

DESCRIPTION, HABITAT ET CULTURE, RÉCOLTE, CONSERVATION
PARTIE USITÉE, COMPOSITION CHIMIQUE, FORMES PHARMACEUTIQUES ET
DOSES, ACTION PHYSIOLOGIQUE
USAGES DANS LE TRAITEMENT DES MALADIES

Suivi d'une Étude générale sur les Plantes médicinales
au point de vue botanique, pharmaceutique et médical
AVEC UNE CLEF DICHOTOMIQUE

TABLEAU DES PROPRIÉTÉS MÉDICALES ET MÉMORIAL THÉRAPEUTIQUE

Par le Dʳ A. HÉRAUD

Professeur d'histoire naturelle à l'École de médecine de Toulon

1 vol. in-18 jésus de 600 pages, avec 261 figures, cart., 6 fr.

Autrefois, tout le monde croyait aux vertus des plantes médicinale-, et l'on attribuait aux *simples* le pouvoir de guérir les maladies les plus graves et les plus diverses chez l'homme et chez les animaux.

Aujourd'hui, par une injuste réaction, on les néglige trop, on les laisse dans un oubli immérité, ou bien on les abandonne aux empiriques et aux charlatans.

Je n'ignore point que, pour justifier ce dédain, on a mis en avant les conquêtes de la chimie moderne. Quoi de plus séduisant, en effet, que de remplacer une plante par un de ses principes immédiats, d'une activité incontestable sous un faible volume, d'une identité constante, d'un dosage facile, d'une administration commode ?

S'il en était ainsi, les médicaments végétaux n'auraient plus de raison d'être. Malheureusement l'expérience a démontré qu'on ne saurait attribuer à l'un des principes immédiats d'une plante, quelque actif qu'il soit d'ailleurs, les mêmes propriétés médicales qu'à la plante elle-même ; la quinine ne représente pas plus le quinquina que la morphine ne représente l'opium.

Je crois donc qu'en thérapeutique végétale il y a deux écueils à redouter et à éviter : la vérité est entre la crédulité des anciens, dont la singulière confiance accordait les propriétés les plus actives aux végétaux les plus inoffensifs, et le dédain systématique et exagéré des modernes, qui se privent des précieuses ressources offertes par les plantes en général, par les plantes indigènes en particulier. Beaucoup de nos plantes indigènes acquerraient en effet un prix élevé aux yeux des malades et des médecins, si elles croissaient sur

Figures extraites du *Dictionnaire des plantes médicinales*
par A. Héraud.

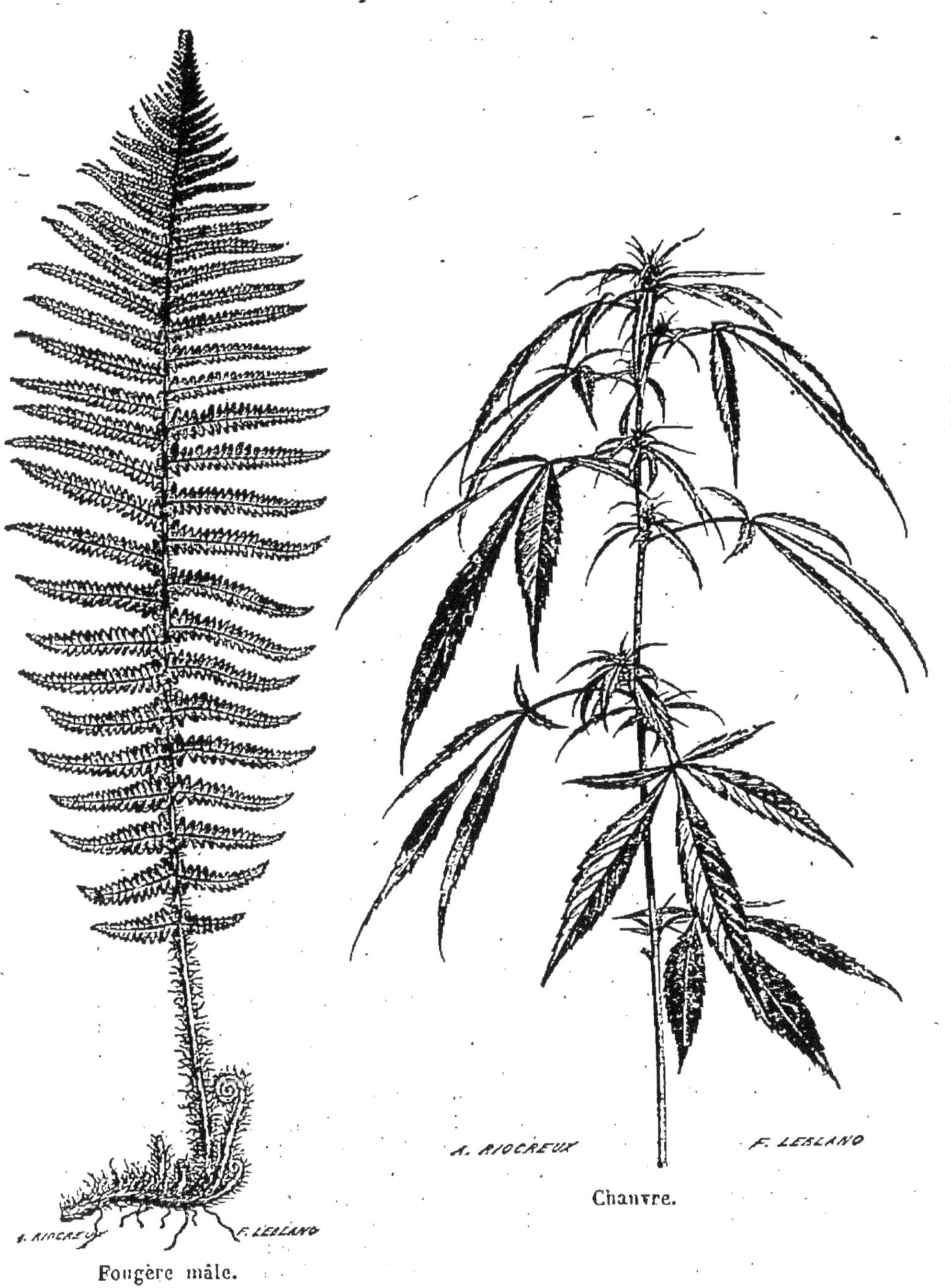

les Andes ou sur l'Himalaya. Mais l'homme est ainsi fait : il dédaigne ce qu'il voit auprès de lui, il préconise ce qui vient de loin.

J'ai essayé de me tenir dans un juste milieu, et la liste des plantes à laquelle je me suis arrêté correspond sensiblement à celle des médicaments végétaux, qui, d'après le Codex, doivent se trouver dans toutes les pharmacies.

Dans la description qui vient ensuite, je me suis efforcé de rendre aussi exact et aussi complet que possible le tableau des caractères propres à faire reconnaître le végétal ; ces descriptions ont été tracées soit d'après nature, soit, pour les espèces exotiques, d'après les auteurs les plus recommandables ; quand la chose est possible, je désigne l'époque à laquelle la fleur arrive à l'épanouissement, le fruit à la maturité. Je complète les indications relatives à la botanique, en faisant connaître le pays dans lequel croît la plante, et les soins à lui donner, au cas où il est indispensable de la cultiver.

Je m'occupe ensuite d'énumérer les parties du végétal usitées en médecine, d'exposer les précautions que l'on doit avoir pour les récolter et les conserver ; je passe alors à l'étude des propriétés physiques et chimiques de ces substances, et à l'indication :

1° Des modifications qu'on leur fait subir pour faciliter leur emploi en médecine ;

2° Des doses auxquelles on les prescrit ;

3° Des médicaments qu'il faut éviter de leur associer et de ceux qui peuvent les suppléer.

Je termine enfin par l'exposé de l'action que chaque plante exerce sur l'économie animale, et des applications, soit rationnelles, soit empiriques, dont elle a été l'objet :

1° Des considérations générales sur le choix, la récolte, la conservation des plantes, leurs formes pharmaceutiques les plus usuelles;

2° Par une classification des plantes d'après leurs propriétés médicales avec clef dichotomique ;

3° Par un mémorial thérapeutique.

L'ouvrage est accompagné de figures exécutées avec un grand soin, comme on pourra en juger par le spécimen que nous donnons ; elles représentent les traits des plantes les plus intéressantes, ainsi que les produits les plus remarquables qu'elles fournissent au commerce.

J'ai voulu être utile à ceux qui, à la campagne, où l'on est souvent éloigné de tout secours médical, s'adonnent à l'étude des plantes ; ce travail leur permettra soit de substituer à une espèce absente, une espèce analogue, soit d'enrayer la marche de la maladie en attendant l'arrivée du médecin, soit de distinguer les plantes inertes des plantes actives ou vénéneuses, soit enfin d'indiquer aux pauvres gens dont les ressources ne sont pas toujours en harmonie avec le luxe des pharmacies de la ville des remèdes qu'ils ont pour ainsi dire sous la main.

J'ai cherché à me mettre à la portée de tous par la clarté des descriptions, par la précision des détails, par l'abondance des renseignements.

Je serai heureux si j'ai pu inculquer au lecteur le goût de la botanique et augmenter sa confiance dans les propriétés des plantes.

A. HÉRAUD.

NOUVELLE
MÉDECINE DES FAMILLES

A LA VILLE ET A LA CAMPAGNE

A L'USAGE

Des Familles, des Maisons d'éducation, des Écoles communales
des Curés, des Sœurs hospitalières,
des Dames de Charité et de toutes les personnes bienfaisantes qui se
dévouent au soulagement des malades

PAR LE DOCTEUR

A. C. DE SAINT-VINCENT

QUATRIÈME ÉDITION

In-18 jésus, avec 134 figures. Cartonné. 3 fr. 50

OUVRAGE APPROUVÉ PAR NN. SS. LES ARCHEVÊQUES ET ÉVÊQUES D'ALBI,
DE BOURGES, DE TOULOUSE ET D'ARRAS.

Ce livre est le résultat d'une pratique de quinze ans à la campagne
et à la ville. En le rédigeant, nous n'avons eu qu'un but, ç'a été de
mettre entre les mains des personnes bienfaisantes qui se dévouent
au soulagement de nos misères physiques, qui vivent souvent loin
d'un médecin ou d'un pharmacien, et qui sont appelées non pas seulement à donner des consolations, mais encore des conseils, un ouvrage tout à fait élémentaire et pratique, un guide sûr pour les soins
que l'on doit donner aux malades et aux convalescents.

Dans cet ouvrage, nos lecteurs ne trouveront ni théories médicales,
ni remèdes secrets, ni adoption exclusive de tel ou tel médicament ;
mais ils apprendront la manière de récolter et de conserver les plantes
médicinales, de préparer certains médicaments faciles et agréables,
tels que tisanes, sirops, sucs, baumes, liniments, cataplasmes, etc.,
toutes choses que chacun devrait savoir et qu'on ignore trop souvent.
Nous avons appelé cette première partie : *Remèdes sous la main.*

Figures extraites de la *Nouvelle médecine des familles*
par SAINT-VINCENT.

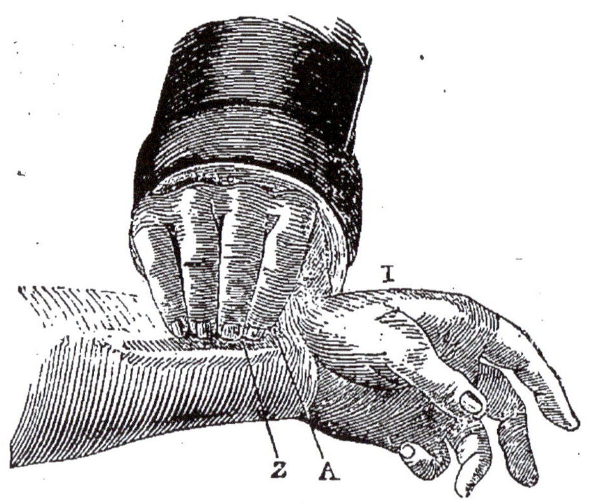

Comment on tâte le pouls.

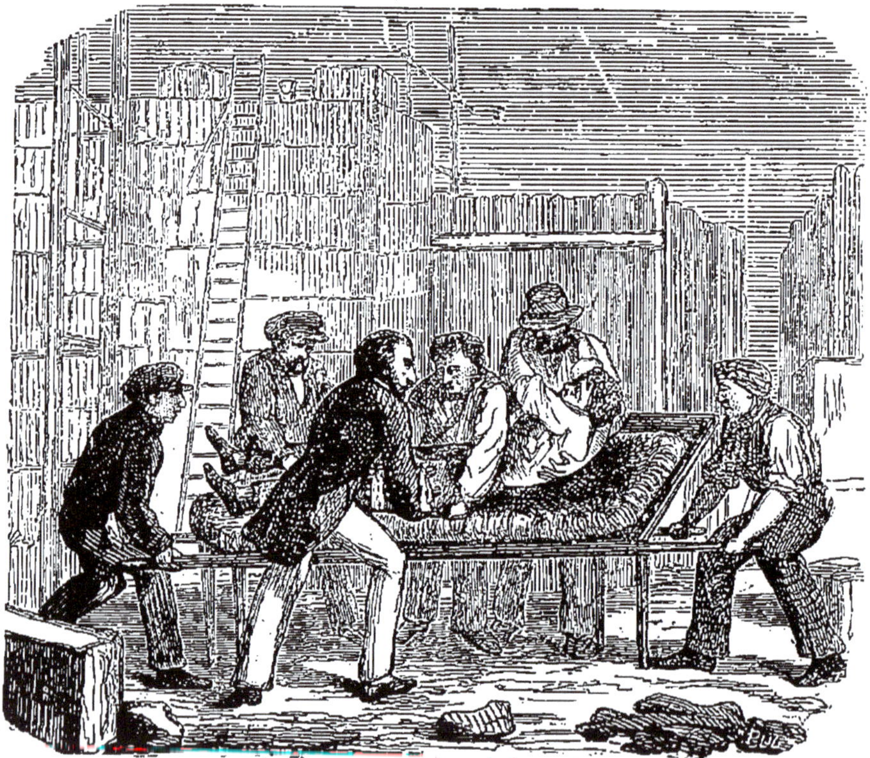

Comment on relève un blessé dans la rue.

A la ville comme à la campagne, on n'a pas toujours le médecin près de soi, ou au moins aussitôt qu'on le désirerait ; souvent même on néglige de recourir à ses soins pour une simple indisposition, dans les premiers jours d'une maladie. Pour obvier à ces inconvénients, nous avons donné la description succincte des maladies les plus communes ; nous en avons fait connaître les principaux symptômes et nous les avons fait suivre du traitement approprié, éloignant avec soin toutes les formules compliquées dont les médecins seuls connaissent l'application. Nous avons gardé le silence sur tous les médicaments que prône le commérage ou le charlatanisme et auxquels l'expérience n'a reconnu aucune propriété. Le traitement des empoisonnements et des asphyxies termine cette deuxième partie, à laquelle nous avons donné pour titre : *En attendant le médecin.*

En présence d'un accident, on est troublé, effrayé, on ne sait que faire ; et souvent l'empressement et l'émotion suggèrent des soins inutiles ou nuisibles aux malades. Nous avons cherché à donner les conseils les plus salutaires ; et nous avons traité avec détails tout ce qui a rapport à ce qu'on appelle la petite chirurgie, c'est-à-dire au pansement des vésicatoires, des cautères, des plaies, aux applications des bandages, des sangsues, etc. Cette troisième partie est faite pour les soins à donner *en attendant le chirurgien.*

Mais tout cela ne suffit pas encore. Les soins les plus éclairés, les plus dévoués doivent être prodigués aux malades. Il leur faut non-seulement les soins du corps, mais encore ceux du cœur et ceux de l'âme. Nous avons, dans la quatrième partie, donné *les préceptes généraux sur l'art de soigner les malades et les convalescents,* c'est-à-dire sur l'hygiène qu'ils réclament, sur les soins extérieurs qu'ils exigent, sur leur régime pendant la maladie et pendant la convalescence.

A côté des soins matériels se placent les soins moraux et religieux. Les malades ont besoin d'affection, de sympathie, de ces mille petits soins qui soulagent le cœur, soutiennent le moral et qui sont le plus puissant auxiliaire de la médecine proprement dite. La confiance en un médecin éclairé, le dévouement intelligent de l'entourage, entrent pour une bonne part dans la guérison d'une maladie et il n'est pas de détail, si petit qu'il soit, qui n'ait une grande importance.

Pendant notre pratique à la campagne nous avons entendu quelques prêtres nous manifester le regret de ne pas posséder un petit manuel qui leur indiquât les pronostics graves. Un tel ouvrage n'a pas sa raison d'être, car en général le médecin tient la famille au courant des péripéties de la maladie ; mais, ce qu'il est important de connaître, c'est le moment où tout se perd, où l'agonie va commencer. Nous en avons fait un chapitre particulier.

Ce livre s'adresse aux familles, à la ville comme à la campagne, aux maisons religieuses, aux maisons d'éducation, aux écoles communales, aux curés, aux sœurs hospitalières, aux dames de charité, etc.

Mais que le lecteur n'imagine pas qu'une fois en possession de ce Manuel il pourra se dispenser de l'aide du médecin et du pharmacien. On n'est pas plus médecin avec un livre de médecine qu'on n'est littérateur avec le Dictionnaire de l'Académie, homme de loi avec un Code, ni cultivateur avec un traité d'agriculture. Ce qu'il faut avant tout pour bien soigner les malades, c'est un jugement sain, c'est l'expérience qu'on appelle la pratique, le tact médical, et qui constitue le vrai médecin. Avec notre livre, nous ne cherchons pas à remplacer le médecin, mais nous désirons lui fournir des aides intelligents.

Nous avons voulu, par la simplicité des expressions, nous placer à la portée de tous ; nous nous sommes servi du langage usuel pour être toujours compris, et pour mieux fixer nos conseils dans l'esprit de nos lecteurs, nous avons illustré cet ouvrage de cent trente-quatre figures.

Notre but a été d'être utile à nos semblables ; puissions-nous avoir réussi !

Docteur A. C. DE SAINT-VINCENT.

BEAUNIS. **Physiologie humaine,** comprenant les principes de la physiologie comparée et de la physiologie générale. 1 vol. in-8, avec 300 figures, cartonné.. 14 fr.

BEAUNIS ET BOUCHARD. **Anatomie et dissection.** 1 vol. in-18 de 450 pages.. 4 fr. 50

BÉCLU. **Manuel de l'herboriste.** 1 vol. in-18........ 2 fr. 50

BOUCHUT (E.). **Hygiène de la première enfance.** 6ᵉ *édition*, in-18, avec 49 figures..................................... 4 fr.

—**La Vie et ses attributs.** 2ᵉ *édition*. 1 vol. in-18 jésus. 4 fr. 50

— **Signes de la mort** et moyens de ne pas être enterré vivant. 2ᵉ *édition*, 1 vol. in-18 jésus........................... 4 fr.

BOUDET (Félix). **Mouvement de la population** en France, in-8... 50 c.

BOURGEOIS (L.-X.). **Les Passions dans leurs rapports avec la santé et les maladies.** 4ᵉ *édition*. 1 vol in-18 jésus. 2 fr.

— **Influence des maladies de la femme** pendant la grossesse sur la santé de l'enfant, in-4...................... 3 fr. 50

BRAUN, BROUWERS et DOCX. **Gymnastique scolaire.** 1 vol. in-8... 3 fr. 50

BRESCHET. **L'œuf** dans l'espèce humaine et dans quelques-unes des principales familles des animaux. 1 vol. in-4, avec 6 planches.. 5 fr.

BRUCKE. **Des couleurs** au point de vue physique, physiologique, artistique et industriel. 1 vol. in-18 jésus, avec 46 figures. 4 fr.

ENVOI FRANCO CONTRE UN MANDAT POSTAL

HYGIÈNE MORALE

Par le docteur Paul JOLLY
Membre de l'Académie de médecine

1877, in-12 de 276 pages. — Prix : 2 francs.

La médecine a, elle aussi, sa philosophie où chacun peut trouver le plus de lumière dans l'étude abstraite des lois de la vie, de la santé et de la maladie. Elle n'a en vue que des faits bien déterminés. C'est d'abord cette puissance d'action qui, sous le nom de FORCE VITALE, anime la matière organique dans tous les êtres vivants, celle qui, dans la condition humaine, tient sous sa dépendance le sentiment, le mouvement celle qui préside également à l'harmonie de la santé, à la marche des maladies, aux effets des traitements; c'est l'INSTINCT qui apparaît comme l'expression vivante des besoins de l'organisme; c'est la CURIOSITÉ, ce premier attribut de l'homme social, qui révèle en lui les premiers rayons d'intelligence, qui lui ouvre la porte des sens pour mieux l'éclairer dans toutes les conditions de sa vie; c'est l'IMITATION qui se manifeste bientôt pour faire vivre à côté de l'instinct, comme pour épier tous ses actes, tous ses mouvements, les saisir, les reproduire fidèlement jusqu'à se les approprier, pour les imprimer à la famille, à la société, à toute une nation; c'est encore l'HABITUDE, cette perfide servante de l'imitation aussi bien que de l'instinct, qui s'implante pour ainsi dire dans l'organisme au point d'y exercer contre la raison, contre la santé même, tout l'empire d'une puissance tyrannique; c'est la MÉMOIRE qui vient prendre la première et la plus large place dans l'évolution de l'intelligence humaine, comme un registre qui s'ouvre à toutes les impressions de la vie, pour s'offrir également aux souvenirs du passé, à l'intérêt du présent, aux conseils et aux avertissements de l'avenir.

Et voici venir presque en même temps l'IMAGINATION, cette fille affranchie de la mémoire qu'elle sait embellir de ses images, de ses couleurs, de tout le prestige de l'éloquence et de la poésie; et enfin la VOLONTÉ ou la puissance morale par excellence, celle qui résume par elle seule l'humanité tout entière en élevant l'homme au-dessus de tous les êtres vivants.

Voilà autant de sujets qui ne pouvaient rester indifférents à la science de l'homme en santé ou en maladie.

ENVOI FRANCO CONTRE UN MANDAT POSTAL

LE TABAC ET L'ABSINTHE

LEUR INFLUENCE SUR LA SANTÉ PUBLIQUE, SUR L'ORDRE MORAL ET SOCIAL

Par le Dr Paul JOLLY

Membre de l'Académie de médecine

Paris, 1875, 1 volume in-12 de 206 pages. — 2 fr.

Les conséquences physiques, morales et sociales de l'abus du tabac et de l'absinthe méritaient de fixer l'attention d'un médecin dont la parole ferait autorité, d'un philosophe dont les études trouveraient une base solide dans des connaissances scientifiques bien acquises.

M. le docteur Jolly a préludé à la rédaction de ce livre par des recherches et des observations poursuivies pendant plusieurs années. Ces travaux ont mis en évidence des faits de haute hygiène publique, des faits de nature à éveiller la sollicitude de l'administration sanitaire, à émouvoir le gouvernement. Ils ont été le signal d'études spéciales, ils ont inspiré pour le tabac des procédés de culture, de fabrication et de consommation susceptibles d'en atténuer les effets toxiques.

L'étude de l'ALCOOL et de ses composés forme la seconde partie de cet ouvrage ; ce sujet ne touche pas seulement à une grande question d'hygiène, mais aussi, comme le tabac, à une grande misère, à un grand fléau de notre société moderne.

MÉMOIRES D'UN ESTOMAC

ÉCRITS PAR LUI-MÊME

POUR LE BÉNÉFICE DE TOUS CEUX QUI MANGENT ET QUI LISENT
ET ÉDITÉS PAR UN MINISTRE DE L'INTÉRIEUR

Traduit de l'anglais par le docteur GROS

Troisième édition, in-18. — 2 fr.

ENVOI FRANCO CONTRE UN MANDAT POSTAL.

LIBRAIRIE J.-B. BAILLIÈRE et FILS

Rue Hautefeuille, 19, près du boulevard Saint-Germain, à Paris

————— AVRIL 1877 —————

DERNIÈRES NOUVEAUTÉS

MANIPULATIONS DE PHYSIQUE. Cours de travaux pratiques professé à l'École de pharmacie de Paris, par H. Buignet, professeur à l'École de pharmacie. 1 vol. in-8 de 800 p., avec 263 fig. et 1 pl. col., cart. 16 fr.

LES SCIENCES NATURELLES et les problèmes qu'elles font surgir (*Lay Sermons*), par Th. Huxley, membre de la Société royale de Londres. Édition française publiée avec le concours de l'auteur et accompagnée d'une Préface nouvelle. 1 vol. in-18 jésus d'environ 500 p.. . . . . 4 fr.

PRÉCIS D'OPÉRATIONS DE CHIRURGIE, par le docteur J. Chauvel, professeur agrégé de médecine opératoire à l'École du Val-de-Grâce. 1 vol. in-18 jésus, 692 p., avec 281 fig. dessinées par le docteur E. Charvot.. 6 fr.

AIDE MÉMOIRE DE MÉDECINE, DE CHIRURGIE ET D'ACCOUCHEMENTS, Vade mecum du médecin praticien, par le docteur A. Corlieu, bibliothécaire adjoint de la Faculté de médecine de Paris. *Troisième édition.* 1 vol. in-18 jésus, viii, 690 pages avec 420 fig., cart. . . 6 fr.

ARSENAL DU DIAGNOSTIC MÉDICAL, mode d'emploi et application des procédés et des instruments d'exploration employés en seméiologie et en thérapeutique, avec les applications au lit du malade, par le docteur Maurice Jeannel. 1 vol. in-8, xvi, 440 pag. avec 262 fig. . . 7 fr.

MANUEL PRATIQUE DES MALADIES DE L'ENFANCE, par A. Despine, professeur de pathologie interne à l'Université de Genève, et C. Picot, médecin de l'infirmerie du Prieuré de Genève. 1 vol. in-18 jés., viii-596 p. 6 fr.

PRÉCIS D'ANATOMIE ET DE DISSECTION, par Beaunis, professeur à la Faculté de médecine à Nancy, et Bouchard, professeur agrégé à la Faculté de médecine de Nancy. 1 vol. in-18, 450 p.. . . . . 4 fr. 50

MANUEL DE GYMNASTIQUE MÉDICALE, comprenant les exercices du corps et leurs applications au développement des forces, à la conservation de la santé et au traitement des maladies, par le docteur N.-A. Le Blond. 1 vol. in-18 jésus, 500 p. avec 80 fig.. . . . . 4 fr. 50

LA SOPHISTICATION DES VINS, coloration artificielle et mouillage, moyens pratiques de reconnaître la fraude, par M. A. Gautier, professeur agrégé à la Faculté de médecine. 1 vol. in-18 jésus de 200 p. 2 fr. 50

HYGIÈNE MORALE, par le docteur Paul Jolly, membre de l'Académie de médecine. 1 vol. in-18 jésus, 300 pages. . . . . 2 fr.

MANUEL DU PÉDICURE, ou l'Art de soigner les pieds, par Galopeau. 1 vol. in-18, 132 p., avec 28 fig. . . . . 2 fr.

NOUVEAU DICTIONNAIRE

DE

MÉDECINE ET DE CHIRURGIE

PRATIQUES

ILLUSTRÉ DE FIGURES INTERCALÉES DANS LE TEXTE

RÉDIGÉ PAR

ANGER, E. BAILLY, BARRALLIER, BENI-BARDE, BERNUTZ, P. BERT,
BŒCKEL, BUIGNET, CUSCO, DEMARQUAY, DENUCÉ, DESNOS,
DESORMEAUX, A. DESPRÉS, DEVILLIERS, M. DUVAL, FERNET,
Alf. FOURNIER, Ach. FOVILLE, T. GALLARD, H. GINTRAC, GOMBAULT,
GOSSELIN, Alph. GUERIN, A. HARDY, HÉRAUD, HEURTAUX, HIRTZ,
JACCOUD, JACQUEMET, JEANNEL, KŒBERLÉ, LAENNEC,
LANNELONGUE, S. LAUGIER, LEDENTU, LÉPINE, P. LORAIN, LUNIER,
LUTON, MARTINEAU, A. NÉLATON, Aug. OLLIVIER, ORÉ, PANAS,
M. RAYNAUD, RICHET, Ph. RICORD, A. RIGAL, Jules ROCHARD,
Z. ROUSSIN, SAINT-GERMAIN, Ch. SARAZIN, Germain SÉE,
Jules SIMON, SIREDEY, STOLTZ, I. STRAUS, A. TARDIEU,
S. TARNIER, TROUSSEAU, VALETTE, VERJON, A. VOISIN.

Directeur de la rédaction : le Dr JACCOUD.

Son titre suffit à indiquer à la fois son but, son esprit.

Son but. C'est de rendre service à tous les praticiens qui ne peuvent se livrer à de longues recherches faute de temps ou faute de livres, et qui ont besoin de trouver réunis et comme élaborés tous les faits qu'il leur importe de connaître bien ; c'est de leur offrir une grande quantité de matières sous un petit volume, et non pas seulement des définitions et des indications précises comme en présente le *Dictionnaire de Littré et Robin*, mais une exposition, une description détaillée et proportionnée à la nature du sujet et à son rang légitime dans l'ensemble et la subordination des matières.

Son esprit. Le *Nouveau Dictionnaire* ne sera pas une compilation des travaux anciens et modernes ; ce sera une analyse des travaux des maîtres français et étrangers, empreinte d'un esprit de critique éclairé et élevé ; ce sera souvent un livre neuf par la publication de matériaux inédits qui, mis en œuvre par des hommes spéciaux, ajouteront une certaine originalité à la valeur encyclopédique de l'ouvrage ; enfin ce sera surtout un livre pratique.

CONDITIONS DE LA SOUSCRIPTION

Le *Nouveau Dictionnaire de médecine et de chirurgie pratiques*, illustré de figures intercalées dans le texte, se composera d'environ 30 volumes grand in-8 cavalier de 800 pages.

Prix de chaque vol. de 800 pages, avec fig. intercalées dans le texte. 10 fr.

Les Tomes I à XXIII *complets* sont en vente. — Il sera publié trois volumes par an.

Les volumes seront envoyés *franco* par la poste aussitôt leur publication aux souscripteurs des départements, sans augmentation sur le prix fixé.

On souscrit chez J.-B. BAILLIÈRE ET FILS, et chez tous les libraires des départements et de l'étranger.

LISTE DES AUTEURS

DU NOUVEAU DICTIONNAIRE DE MÉDECINE ET DE CHIRURGIE PRATIQUES

ANGER (Benj.), chirurgien des hôpitaux.

BARRALLIER, professeur à l'École de médecine navale de Toulon.

BENI-BARDE, médecin en chef de l'établissement hydrothérapique d'Auteuil.

BERNUTZ, médecin de l'Hôpital de la Pitié.

BERT (P.), professeur de physiologie à la Faculté des sciences de Paris.

BŒCKEL, professeur agrégé à la Faculté de médecine de Strasbourg.

BUIGNET, professeur à l'École supérieure de pharmacie de Paris.

CUSCO, chirurgien de l'Hôpital Lariboisière.

DEMARQUAY, chirurgien de la Maison municipale de santé.

DENUCÉ, professeur de clinique chirurgicale à l'École de médecine de Bordeaux.

DESNOS, médecin des Hôpitaux de Paris.

DESORMEAUX, chirurgien de l'Hôpital Necker.

DESPRÉS (A.), professeur agrégé de la Faculté de médecine, chirurgien des hôpitaux.

DEVILLIERS, membre de l'Académie de médecine.

DUVAL (M.), professeur agrégé à la Faculté de médecine de Paris.

FERNET (Ch.), professeur agrégé à la Faculté de médecine, médecin des hôpitaux.

FOURNIER (Alfred), professeur agrégé à la Faculté, médecin des Hôpitaux de Paris.

FOVILLE (Ach.), directeur de l'asile des aliénés de Quatre-Mare.

GALLARD (T.), médecin de l'Hôpital de la Pitié.

GINTRAC (Henri), professeur de clinique médicale à l'École de médecine de Bordeaux.

GOSSELIN, professeur à la Faculté de médecine de Paris, chirurgien de la Charité.

GUÉRIN (Alphonse), chirurgien de l'Hôpital Saint-Louis.

HARDY (A.), professeur à la Faculté de Paris, médecin de l'Hôpital Saint-Louis.

HERAUD, professeur de l'École de médecine navale à Toulon.

HEURTAUX, professeur à l'École de médecine de Nantes.

HIRTZ, professeur à la Faculté de médecine de Strasbourg.

JACCOUD, professeur agrégé à la Faculté de médecine, médecin des Hôpitaux de Paris.

JACQUEMET, professeur agrégé à la Faculté de Montpellier.

JEANNEL, pharmacien en chef de l'hôpital Saint-Martin, à Paris.

KŒBERLÉ, professeur agrégé à la Faculté de médecine de Strasbourg.

LANNELONGUE, professeur agrégé de la Faculté de médecine, chirurgien des hôpitaux.

LAUGIER (S.), professeur à la Faculté de médecine, chirurgien de l'Hôtel-Dieu.

LEDENTU, professeur agrégé de la Faculté de médecine.

LÉPINE, médecin des Hôpitaux.

LORAIN (P.), professeur à la Faculté de médecine, médecin des Hôpitaux de Paris

LUNIER, inspecteur général des établissements d'aliénés.

LUTON, professeur à l'Ecole de médecine de Reims.

MARTINEAU, médecin des hôpitaux

ORY, professeur à l'École de médecine de Bordeaux.

PANAS, professeur agrégé à la Faculté de médecine, chirurgien des Hôpitaux.

RAYNAUD (Maurice), médecin des Hôpitaux, agrégé à la Faculté de médecine.

RICHET, professeur à la Faculté de Paris, chirurgien de l'Hôtel-Dieu.

RICORD (Ph.), membre de l'Académie de médecine, ex-chirurgien de l'Hôpital du Midi.

RIGAL (A.), professeur agrégé à la Faculté de médecine.

ROCHARD (Jules), directeur du service de santé de la marine au port de Brest.

ROUSSIN (Z.), professeur agrégé à l'École du Val-de-Grâce.

SAINT-GERMAIN, chirurgien des Hôpitaux.

SARAZIN (Ch.), professeur agrégé à la Faculté de Strasbourg.

SÉE (Germain), professeur à la Faculté de médecine, médecin de la Charité.

SIMON (Jules), médecin des Hôpitaux de Paris.

SIREDEY, médecin des Hôpitaux.

STOLTZ, professeur d'accouchements à la Faculté de médecine de Strasbourg.

STRAUS (I.), chef de clinique médicale à la Faculté de médecine.

TARDIEU (Amb.), professeur de la Faculté de médecine de Paris, médecin de l'Hôtel-Dieu, membre de l'Académie de médecine.

TARNIER (S.), professeur agrégé à la Faculté de Paris, chirurgien des Hôpitaux.

TROUSSEAU, professeur de clinique médicale à la Faculté de médecine de Paris.

VALETTE, professeur de clinique chirurgicale à l'École de médecine de Lyon.

VOISIN (Auguste), médecin de la Salpêtrière.

PRINCIPAUX ARTICLES

DES VINGT-TROIS PREMIERS VOLUMES

TOME XI (796 pages avec 49 figures).

DENT. . . . . SARAZIN.
DIABÈTE. . . . . JACCOUD.
DIGESTION. . . . . BERT.
DYSENTERIE. . . . . . BARRALLIER.

TOME XII (820 pages avec 110 figures).

EAU, EAUX MINÉRALES BUIGNET, VERJON et TARDIEU.
ÉLECTRICITÉ. . . . . BUIGNET, JACCOUD.

TOME XIII (800 pages avec 80 figures).

ENCÉPHALE. . . . LAUSIER et JACCOUD.
ENDOCARDE. . . . . . JACCOUD.
ENTOZOAIRES. . . . L. VAILLANT et LUTON.

TOME XIV (780 pages avec 68 figures).

ÉRYSIPÈLE. . . M. RAYNAUD et GOSSELIN.
FACE . . . . . . LEDENTU, GINTRAC.
FER . . . . BUIGNET et HIRTZ.
FIÈVRE. . . . . . . HIRTZ.

TOME XV (786 pages avec 121 figures).

FOIE. . . . . J. SIMON.
FOLIE . . . FOVILLE, TARDIEU et LUNIER.
FORCEPS. . . . . . . TARNIER.
FRACTURE. . . . . . VALETTE.
GÉNÉRATION. . . . . M. DUVAL.

TOME XVI (754 pages avec 41 figures).

GENOU. . . . . PANAS.
GÉOGRAPHIE MÉDICALE H. REY.
GLAUCOME. . . . . . CUSCO et ABADIE.
GOITRE. . . . . LUTON.

TOME XVII (800 pages avec 99 figures).

GROSSESSE. . . . . . . STOLTZ.
HÉRÉDITÉ. . . . . . . A. VOISIN.
HERNIE. . . . . LEDENTU.
HISTOLOGIE. . . . . . DUVAL.

TOME XVIII (844 pages avec 44 figures).

HYDROTHÉRAPIE. . . . BENI BARDE.
ICTÈRE, ... JULES SIMON.
INFANTICIDE. . . . . TARDIEU
INFLAMMATION. . . . HEURTAUX.

TOME XIX (776 pages avec 101 figures).

INOCULATION. . . . . A. FOURNIER.
INTERMITTENTE (fièvre) HIRTZ.
INTESTIN. . . . . . LUTON et DESPRÉS.
JAMBE. . . . . . . PONCET et CHAUVEL.

TOME XX (800 pages avec 100 figures).

LANGUE. . . . . . . DEMARQUAY.
LARYNX. . . . . . . BŒCKEL.
LEUCOCYTHEMIE. . . JACCOUD.
LEUCORRHÉE. . . . . STOLTZ.
LITHOTRITIE. . . . . DEMARQUAY.
LUXATIONS. . . . . . VALETTE.

TOME XXI (800 pages avec 80 figures).

LYMPHATIQUE. . . LEDENTU et LONGUET.
MACHOIRES. . . . . . A. DESPRÈS.
MAIN. . . . . LEDENTU et DUVAL.
MALADIE. . . . . . . M. RAYNAUD.
MAMELLE. . . . . . LANNELONGUE.
MECONIUM. . . . . . DEVILLIERS.

TOME XXII (817 pages, avec 32 figures).

MÉDICAMENT, MÉDICATION. . HIRTZ.
MENINGES. JACCOUD et LABADIE-LAGRAVE.
MENSTRUATION. . . . . . STOLTZ.
MICROSCOPE. . . . . M. DUVAL.
MINEURS. . . . . GAUCHET.
MOELLE-ÉPINIÈRE. . HALLOPEAU, ORÉ et POINSOT.

TOME XXIII (800 pages avec figures).

MONSTRUOSITÉ. . . . R. VERNEAU.
MORT. . . . DIEULAFOY et TARDIEU.
MUSCLE . . M. DUVAL et STRAUSS.
NERFS. . . . . M. DUVAL et LABADIE.
NEZ . . . . ORÉ et POINSOT.
NOURRICE. . . . . . , , DEVILLIERS.

LIBRAIRIE J.-B. BAILLIÈRE ET FILS.

ANDOUARD. Nouveaux éléments de pharmacie, par Andouard, professeur à l'Ecole de médecine de Nantes. Paris, 1874. 1 vol. in-8 de 880 p. avec 120 figures. . . . . 14 fr.

ANGER. Nouveaux éléments d'anatomie chirurgicale, par Benjamin Anger, chirurgien des hôpitaux, professeur agrégé à la Faculté de médecine. Paris, 1869. 1 vol. grand in-8 de xvi-1056 pages, avec 1079 figures et Atlas in-4 de 12 planches gravées et coloriées, et représentant les régions de la tête, du cou, de la poitrine, de l'abdomen, de la fosse iliaque interne, du périnée et du bassin. . . . . 40 fr.
   Séparément, le texte. 1 vol. in-8. . . . . 20 fr.
   Séparément, l'Atlas. 1 vol. in-4. . . . . 25 fr.

ANGLADA. Études sur les maladies nouvelles et les maladies éteintes, pour servir à l'histoire des évolutions séculaires de la pathologie, par Ch. Anglada, professeur de la Faculté de médecine de Montpellier. Paris, 1869. 1 vol. in-8 de 700 pages. . . . . 8 fr.

Annales d'hygiène publique et de médecine légale. par MM. Brierre de Boismont, Chevallier, L. Colin, Delpech, Devergie, Fonssagrives, Foville, Gallard, Gauchet, Gaultier de Claubry, A. Gautier, G. Lagneau, Proust, Roussin, Amb. Tardieu, E. Vallin, avec une revue des travaux français et étrangers, par MM. O. Du Mesnil et Strohl.
   Paraissant tous les 2 mois par cahiers de 12 feuilles in-8, avec pl.
   Prix de l'abonnement annuel pour Paris. . . . . 22 fr.
   Pour les départements. . . . . 24 fr.
   Pour l'Union postale . . . . 25 fr.
   La première série, collection complète (1829 à 1853), dont il ne reste que peu d'exemplaires, 50 vol. in-8, figures. . . . . 500 fr.
   Tables alphabétiques par ordre des matières et des noms d'auteurs des Tomes I à L (1829 à 1853). Paris, 1855. In-8 de 136 pages à 2 col. 5 fr. 50
   Chacune des dernières années séparément, jusqu'à 1871 inclus. 18 fr.
   — Depuis 1872 jusqu'à 1875 inclusivement. . . . . 20 fr.
   La seconde série a commencé avec le cahier de janvier 1854.
   On ne vend pas séparément : 1re *série*, tomes I et II (1829), tomes XI et XII (1834), tomes XV et XVI (1836). — 2e *série*, tomes XI et XII (1859), tomes XIII et XIV (1860).

Annuaire pharmaceutique, ou Exposé analytique des travaux de pharmacie, physique, histoire naturelle pharmaceutique, hygiène, toxicologie et pharmacie légale, fondé par O. Reveil et L. Parisel, continué par C. Ménu, pharmacien en chef de l'hôpital Necker. Paris, 1863-1874. 11 vol. in-18, de chacun 360 pag., avec fig. Prix de chacun. 1 fr. 50

BARELLA. Quelques considérations pratiques sur le diagnostic et le traitement des maladies organiques du cœur. Bruxelles, 1872. 1 vol. in-8. . . . . 5 fr.

BARRAULT (E.). Parallèle des eaux minérales de France et d'Allemagne. Guide pratique du médecin et du malade, avec une introduction par le docteur Durand-Fardel. Paris, 1872. In-18 de xxii-372 p. 3 fr. 50

BEALE. De l'Urine, des dépôts urinaires et des calculs, de leur composition chimique, de leurs caractères physiologiques et pathologiques et des indications thérapeutiques qu'ils fournissent dans le traitement des maladies. Traduit de l'anglais et annoté par MM. Auguste Ollivier, médecin des hôpitaux, et G. Bergeron, professeur agrégé de la Faculté de médecine. Paris, 1865. 1 vol. in-18, 40 p. avec 156 figures. . 7 fr.

BEAUMONT (Élie de). Leçons de Géologie pratique, professées au Collége de France. Paris, 1845-1869. 2 vol. in-8 avec planches. . . 14 fr.
Séparément, Tome II, 1869 . . . . 5 fr.

BEAUNIS. Nouveaux éléments de physiologie humaine, comprenant les principes de la physiologie comparée et de la physiologie générale, par H. Beaunis, professeur de physiologie à la Faculté de médecine de Nancy. Paris, 1876. 1 vol. in-8 de 1100 pages avec 350 fig. Cart. . . . . 14 fr.

BEAUNIS et BOUCHARD. Nouveaux éléments d'anatomie descriptive et d'embryologie, par H. Beaunis, professeur à la Faculté de médecine de Nancy, et H. Bouchard, professeur agrégé à la Faculté de médecine de Nancy. *Deuxième édition.* Paris, 1875. 1 v. grand in-8 de 1104 pages avec 421 figures. Cart. . . . . 18 fr.

BEAUREGARD. Des difformités des doigts (dactylolyses). Dactylolyses essentielles (ainhum) dactylolyse de cause interne et de cause externe. Etude de séméiologie par le docteur G. Beauregard (du Havre). Paris, 1875. 1 vol. in-8 de 110 pages, avec 6 planches. . . . . 4 fr.

BECLU (H.). Nouveau manuel de l'herboriste ou traité des propriétés médicinales des plantes exotiques et indigènes du commerce, suivi d'un Dictionnaire pathologique, thérapeutique et pharmaceutique. 1872. 1 vol. in-12 de xiv-256 pages, avec 55 figures. . . . . 2 fr. 50

BELLYNCK. Cours élémentaire de botanique. par A. Bellynck, professeur au collége Notre-Dame de la Paix, à Namur. *Deuxième édition.* 1876, 1 vol. in-8 de 680 pages, avec 905 gravures. . . . . 10 fr.

BERGERET (L.-F.). Des fraudes dans l'accomplissement des fonctions génératrices, causes, dangers et inconvénients pour les individus, la famille et la société, remèdes, par L. F. Bergeret, médecin en chef de l'hôpital d'Arbois (Jura). *Quatrième édition.* Paris, 1874. 1 vol. in-18 jésus de 228 pages. . . . . 2 fr. 50

☞ **De l'abus des boissons alcooliques**, dangers et inconvénients pour les individus, la famille et la société. Moyens de modérer les ravages de l'ivrognerie. Paris, 1870. In-18 jésus de viii-380 pages. . . . . 3 fr.

BERNARD (Claude). Leçons de Physiologie expérimentale appliquée à la médecine, faites au Collége de France, par Cl. Bernard, membre de l'Institut de France, professeur au Collége de France, professeur au Muséum d'histoire naturelle. Paris, 1855-1856. 2 vol. in-8, avec fig. 14 fr.

— **Leçons sur les effets des substances toxiques et médicamenteuses.** Paris, 1857. 1 vol. in-8, avec 32 figures . . . . 7 fr

— **Leçons sur la physiologie et la pathologie du système nerveux.** Paris, 1858. 2 vol. in-8, avec figures. . . . . 14 fr.

— **Leçons sur les propriétés physiologiques et les altérations pathologiques des liquides de l'organisme.** Paris, 1859. 2 vol. in-8, avec fig. 14 fr.

— **Introduction à l'étude de la médecine expérimentale.** Paris, 1865. In-8, 400 pages. . . . . 7 fr.

— **Leçons de pathologie expérimentale.** Paris, 1871. 1 vol. in-8 de 600 pages. . . . . 7 fr.

— **Leçons sur les anesthésiques et sur l'asphyxie.** Paris, 1875. 1 vol. in-8 de 520 pages avec figures. . . . . 7 fr.

— **Leçons sur la chaleur animale,** sur les effets de la chaleur et sur la fièvre. Paris, 1876. In-8 de 469 pages, avec fig. . . . . 7 fr.

BERNARD (Claude) et HUETTE. Précis iconographique de médecine opératoire et d'anatomie chirurgicale, par Claude Bernard et Ch. Huette (de Montargis). *Nouveau tirage.* Paris, 1873. 1 vol. in-18 jésus, avec 113 planches, figures noires. Cartonné. . . . . 24 fr.

— Le même, figures coloriées . . . . 48 fr.

BERNARD (H.). Premiers secours aux blessés sur le champ de ba-

taille et dans les ambulances, par le docteur H. BERNARD, ancien chirurgien des armées, précédée d'une introduction par J. N. DEMARQUAY. chirurgien de la Maison municipale de santé. Paris, 1870. In-18 de 164 p.
avec 79 figures. . . . . 2 fr.

BERT (Paul). Leçons sur la physiologie comparée de la respiration,
par Paul BERT, professeur à la Faculté des sciences. Paris, 1870. 1 vol.
in-8 de 500 pages avec 150 fig.. . . . . 10 fr.

BLANCHARD. Les poissons des eaux douces de la France. Anatomie,
physiologie, description des espèces, mœurs, instincts, industrie, commerce, ressources alimentaires, pisciculture, législation concernant la
pêche, par ÉMILE BLANCHARD, membre de l'Institut, professeur au Muséum
d'histoire naturelle. Paris, 1866. 1 magnifique volume, grand in-8, avec
151 figures dessinées d'après nature. . . . . 12 fr.

BOISSEAU. Des maladies simulées et des moyens de les reconnaître.
par le docteur Edm. BOISSEAU, professeur agrégé. Paris, 1870. 1 vol. in-8
de 500 pages. . . . . 7 fr.

**BOIVIN et DUGÈS. Anatomie pathologique de l'utérus et de ses an-
nexes,** fondée sur un grand nombre d'observations classiques ; par madame BOIVIN, docteur en médecine, sage-femme en chef de la Maison
de santé, et A. DUGÈS, professeur à la Faculté de médecine de Montpellier. Paris ; 1866. Atlas in-folio de 41 planches, gravées et coloriées, *représentant les principales altérations morbides des organes gé-
nitaux de la femme,* avec explication: . . . . 45 fr.

BONNAFONT. Traité théorique et pratique des maladies de l'oreille
et des organes de l'audition, par le docteur J. B. BONNAFONT. *Deuxième
édition.* Paris, 1873. 1 vol in-8, xvi-700 pages, avec 43 figures. 10 fr.

BONNET. Traité de thérapeutique des Maladies articulaires, Paris,
1853, 1 vol. in-8, xviii-684 pages, avec 97 figures.. . . . . . . 9 fr.

— **Maladies des articulations.** Atlas in-4 de 16 planches contenant 58
dessins avec texte explicatif. . . . . 6 fr.

— **Nouvelles méthodes de traitement des Maladies articulaires.** *Seconde édition,* revue et augmentée d'une notice historique, par le docteur GARIN, médecin de l'Hôtel-Dieu de Lyon, accompagnée d'observations
sur la rupture de l'ankylose, par MM. BARRIER, BERNE, PHILIPEAUX et BONNES.
Paris, 1860, in-8 de 356 pages, avec 17 figures. . . . . 4 fr. 50

BOUCHUT. Traité pratique des Maladies des nouveau-nés, des enfants
à la mamelle et de la seconde enfance, par le docteur E. BOUCHUT, médecin de l'hôpital des Enfants malades, professeur agrégé à la Faculté de
médecine. *Sixième édition,* corrigée et augmentée. Paris, 1873. 1 vol.
in-8 de viii-1092 pages, avec 179 figures. . . . . 16 fr.
 Ouvrage couronné par l'Institut de France (Académie des sciences).
 Après une longue pratique et plusieurs années d'enseignement clinique à l'hôpital des Enfants-Malades, M. Bouchut, pour répondre à la faveur publique, a
étendu son cadre et complété son œuvre, en y faisant entrer indistinctement toutes
les maladies de l'enfance jusqu'à la puberté. On trouvera dans son livre la médecine et la chirurgie du premier âge.

— **Hygiène de la Première Enfance,** guide des mères pour l'allaitement,
le sevrage et le choix de la nourrice, chez les nouveau-nés. *Sixième
édition,* revue et augmentée. Paris, 1874. In-18 de viii-523 pages, avec
49 figures.. . . . . 4 fr.

— **La vie et ses attributs dans leurs rapports avec la philosophie,**
et la médecine. *Deuxième édition.* Paris, 1876, 1 vol. in-18 jésus de
450 pages. . . . . 4 fr. 50

— **Atlas d'ophthalmoscopie médicale** et de cérébroscopie, montrant, chez
l'homme et chez les animaux, les lésions du nerf optique, de la rétine et
de la choroïde produites par les maladies du cerveau, par les maladies

de la moelle épinière et par les maladies constitutionnelles et humo-
rales. Paris, 1876, 1 vol. in-4 de viii-148 pages, avec 14 planches en
chromolithographie, comprenant 137 figures et 19 figures intercalées
dans le texte. Cartonné. . . . . 35 fr.

**BOUCHUT. Traité des signes de la mort, et des moyens de ne pas être
enterré vivant.** *Deuxième édition*, augmentée d'une étude sur de nouveaux signes de la mort. Paris, 1874. 1 vol. in-18 jésus de viii-468 p. 4 fr.

— **Nouveaux éléments de Pathologie générale, de Séméiologie et de
diagnostic,** comprenant : la nature de l'homme, l'histoire générale de
la maladie, les différentes classes de maladies, l'anatomie pathologique
générale, de l'histologie pathologique, le pronostic, la thérapeutique générale, les éléments du diagnostic par l'étude des symptômes et l'emploi
des moyens physiques (auscultation, percussion, cérébroscopie, laryngoscopie, microscopie, chimie pathologique, spirométrie, etc.). *Troisième édition.* Paris, 1875. 1 vol. grand in-8 de 1312 pages. 20 fr.

— **Du Nervosisme aigu et chronique et des maladies nerveuses.**
Deuxième édition. Paris, 1877, 1 vol. in-8, viii-408 pages. . . . 6 fr.

**BOURGEOIS (L. X.). Les passions dans leurs rapports avec la santé
et les maladies,** par le docteur X. Bourgeois, lauréat de l'Académie de
médecine de Paris. — **L'amour et le libertinage.** *Troisième édition*
augmentée. Paris, 1871. 1 vol. in-12 de 208 pages. . . . . 2 fr.

— **De l'influence des maladies de la femme** pendant la grossesse sur la
constitution et la santé de l'enfant. Paris, 1861. 1 vol. in-4. 3 fr. 50

BOURGUIGNAT (J. R.). Les Spiciléges malacologiques. Paris, 1862.
1 vol. in-8, avec 15 planches en partie coloriées. . . . . 25 fr.
　　Cet important ouvrage comprend 15 monographies : 1° genre Choanomphalus;
　catalogue des Paludinées recueillies en Sibérie et sur le territoire de l'Amour;
　3° Limaciens; 4° Limaces algériennes; 5° Parmacella; 6° genre Testacella; 7° genre
　Pyrgula ; 8° genre Gundlachia ; 9° genre Pocyia; 10° genre Brondelia ; 11° Limaces
　d'Europe; 12° Paludinées de l'Algérie; 13° et 14° Vivipara ; 15° genre Ancylus.

BRAIDWOOD (P. M.). De la Pyohémie ou fièvre suppurative, traduction par Edw. Alling, revue par l'auteur. Paris, 1870. 1 vol. in-8 de 300
pages avec 12 planches chromo-lithographiées. . . . . 8 fr.

BRAUN, BROUWERS et DOCX. Gymnastique scolaire en Hollande,
en Allemagne et dans les pays du Nord, par MM. Braun, Brouwers et Docx,
suivie de l'état de l'enseignement de la gymnastique en France. Paris,
1874. In-8 de 168 pages. 3 fr. 50

BREHM. La vie des animaux illustrée, ou description populaire du
règne animal, par A. E. Brehm. Édition française, revue par Z. Gerbe.
Caractères, mœurs, instincts, habitudes et régime, chasses, combats, cap-
tivité, domesticité, acclimatation, usages et produits.

— **Les Mammifères.** 2 vol. grand in-8 avec 800 figures et 40 planches,
broché. . . . . 21 fr.

— Cartonné en toile, doré sur tranches, avec fers spéciaux. . . . 28 fr.

— Relié en demi-maroquin, doré sur tranches. . . . . 50 fr.

— **Les Oiseaux.** 2 vol. grand in-8, avec 700 fig. et 40 pl. broché. 21 fr.

— Cartonné en toile, doré sur tranches, fers spéciaux. . . . . . . 28 fr.

— Relié en demi-maroquin, doré sur tranches. . . . . 30 fr.

BRIAND et CHAUDÉ. Manuel complet de Médecine légale, ou Résumé
des meilleurs ouvrages publiés jusqu'à ce jour sur cette matière, et des
jugements et arrêts les plus récents, par J. Briand, docteur en médecine
de la Faculté de Paris, et Ernest Chaudé, docteur en droit, et contenant
un *Traité élémentaire de chimie légale,* par J. Bouis. professeur agrégé
de toxicologie à l'Ecole de pharmacie de Paris. *Neuvième édition.* Paris,
1873. 1 vol. grand in-8 de viii-1088 pages, avec 5 planches gravées et
57 figures. . . . . 18 fr.

BRUCKE. Des couleurs au point de vue physique, physiologique, artistique et industriel, par le docteur ERNEST BRUCKE, professeur à l'Université de Vienne, membre de l'Académie des sciences et du Conseil du musée pour l'art et l'industrie, traduit de l'allemand sous les yeux de l'auteur, par P. SCHÜTZENBERGER. Paris, 1866. In-18 jésus, 344 pages avec 46 figures . . . . 4 fr.

Carnet (Le) du médecin praticien, formules, ordonnances, tableaux du pouls, de la respiration et de la température, comptabilité. 1 cahier oblong avec cartonnage souple. . . . . 1 fr.

CARRIÈRE. Le climat de l'Italie et des stations du midi de l'Europe, sous le rapport hygiénique et médical, par le Dr CARRIÈRE, médecin de Monseigneur le comte de Chambord. *Deuxième édition*, 1876. 1 vol. in-8 de 640 pages. . . . . 9 fr.

CAUVET. Nouveaux éléments d'histoire naturelle médicale. *Deuxième édition*. Paris, 1877, 2 vol. in-18 jésus d'environ 600 pages, avec 790 figures. . . . . 12 fr.

CHAILLY. Traité pratique de l'Art des accouchements. *Cinquième édition*, revue et corrigée. Paris, 1867. 1 vol. in-8 de xxiv-1036 pages, avec 1 pl. et 282 figures. . . . . 10 fr.

CHANTREUIL. Les dispositions du cordon (la procidence exceptée) qui peuvent troubler la marche régulière de la grossesse et de l'accouchement par G. CHANTREUIL, professeur agrégé de la Faculté de médecine de Paris, 1875. in-8 de 176 pages. . . . . 4 fr.

CHATIN (J.) Du siège des substances actives dans les plantes médicinales, 1876, grand in-8, 176 pages avec 2 planches. . . . . 3 fr. 50

CHAUVEAU. Traité d'anatomie comparée des animaux domestiques. 2e édition, revue et augmentée avec la collaboration de M. ARLOING. Paris, 1871. 1 vol. in-8 avec 568 figures. . . . . 20 fr.

CHEVREUL. Des couleurs et de leurs applications aux arts industriels à l'aide des cercles chromatiques, par M. E. CHEVREUL, membre de l'Académie des sciences, professeur au Muséum, directeur de la manufacture des Gobelins. Paris, 1864. Petit in-folio, avec 27 planches gravées sur acier et imprimées en couleur par M. René Digeon, cart. en toile. 55 fr.

CHURCHILL. Traité pratique des maladies des femmes, hors l'état de grossesse, pendant la grossesse et après l'accouchement, par FLEETWOOD CHURCHILL, professeur d'accouchements, de maladies des femmes et des enfants, à l'Université de Dublin. Traduit de l'anglais par les docteurs WIELAND et DUBRISAY. *Deuxième édition* contenant l'exposé des travaux français et étrangers les plus récents, par le Dr LEBLOND. Paris, 1874. 1 vol. grand in-8 de 1258 p., avec 339 figures. . . . . 18 fr.

CIVIALE. Traité pratique sur les Maladies des Organes génito-urinaires, par le docteur CIVIALE, membre de l'Institut et de l'Académie de médecine. *Troisième édition*, augmentée. Paris, 1858-1860. 3 vol. in-8, avec figures. . . . . 24 fr.
　　Cet ouvrage, le plus pratique et le plus complet sur la matière, est ainsi divisé :
TOME I. Maladies de l'urèthre. — TOME II. Maladies du col de la vessie et de la prostate. — TOME III. Maladies du corps de la vessie.

Codex medicamentarius, Pharmacopée française rédigée par ordre du gouvernement, la commission de rédaction étant composée de professeurs de la Faculté de médecine et de l'École supérieure de pharmacie de Paris, et de membres de l'Académie de médecine et de la Société de pharmacie de Paris. Paris, 1866. 1 fort vol. grand in-8, cartonné à l'anglaise. . . . . 9 fr. 50
　　Franco par la poste. . . . . 11 fr. 50

— Le même, interfolié de papier réglé et solidement relié en demi-maroquin. . . . . 16 fr. 50

Le nouveau Codex medicamentarius, Pharmacopée française, édition de 1866, sera et demeurera obligatoire pour les pharmaciens à partir du 1" janvier 1867.
(*Décret du 5 décembre 1866.*)

Commentaires thérapeutiques du Codex. Voy. Gubler, page 18.

COLIN (G.) Traité de physiologie comparée des animaux, considérée dans ses rapports avec les sciences naturelles, la médecine, la zootechnie et l'économie rurale, par G. Colin, professeur à l'école vétérinaire d'Alfort. *Deuxième édition.* Paris, 1871-72. 2 vol. in-8 avec 250 figures. 26 fr.

COLIN (Léon). Traité des fièvres intermittentes, par Léon Colin, professeur à l'École du Val-de-Grâce. Paris, 1870. 1 vol. in-8 de 500 pages, avec un plan médical de Rome. . . . . 8 fr.

— **De la Variole,** au point de vue épidémiologique et prophylactique. Paris, 1873. 1 vol. in-8 de 200 pages avec 3 figures. . . . . 3 fr. 50

Comité consultatif d'Hygiène publique de France (Recueil des travaux et des actes officiels de l'Administration sanitaire), publié par ordre de M. le Ministre de l'agriculture et du commerce. Paris, 1872. Tome I. 1 vol. in-8 de xxiv-451 pages. . . . . 8 fr.

— Tome II. Paris, 1873. 1 vol. in-8 de 432 pages avec 2 cartes. . . 8 fr.

— Tome II, 2ᵉ partie, contenant l'Enquête sur le goître et le crétinisme. Rapport par M. Baillarger. Paris, 1873. 1 vol. in-8 de 376 pages, avec 3 cartes (pas séparément de la collection). . . . . 7 fr.

— Tome III. Paris, 1874. 1 vol. in-8 de 404 pages. . . . . 8 fr.

— Tome IV. Paris, 1875. 1 vol. in-8 avec cartes. . . . . 8 fr.

— Tome V. Paris, 1876. 1 vol. in-8 avec carte coloriée. . . . . 8 fr.

COMTE (A.). Cours de philosophie positive, par Auguste Comte, répétiteur d'analyse transcendante et de mécanique rationnelle à l'École polytechnique. *Quatrième édition,* augmentée de la préface d'un disciple et d'une Étude sur les progrès du positivisme, par E. Littré, et d'une table alphabétique des matières. Paris, 1877, 6 vol. in-8. . . . . 48 fr.

Tome I. Préliminaires généraux et philosophie mathématique. — Tome II. Philosophie astronomique et philosophie physique.— Tome III. Philosophie chimique et philosophie biologique.— Tome IV. Philosophie sociale (partie dogmatique). — Tome V. Philosophie sociale (partie historique : état théologique et état métaphysique). — Tome VI. Philosophie sociale (complément de la partie historique, et Conclusions générales.

— **Principes de philosophie positive,** précédés de la préface d'un disciple, par E. Littré. Paris, 1868. 1 vol. in-18 jésus, 208 pag. . . . 2 fr. 50

Les *Principes de philosophie positive* sont destinés à servir d'introduction à l'étude du *Cours de philosophie*, ils contiennent : 1° l'exposition du but du cours, ou considérations générales sur la nature et l'importance de la philosophie positive; 2° l'exposition du plan du cours, ou considérations générales sur la hiérarchie des sciences.

CONTEJEAN. Éléments de géologie et de paléontologie, par Contejean, professeur d'histoire naturelle à la Faculté des sciences de Poitiers. Paris, 1874. 1 vol. in-8 de 750 pages, avec 467 figures. Cartonné. 16 fr.

CORLIEU (A.). Aide-mémoire de médecine, de chirurgie et d'accouchements, vade-mecum du praticien, par le docteur A. Corlieu. *Troisième édition.* Paris, 1877. 1 vol. in-18 jésus, de viii-690 pages avec 420 fig. Cart. . . . . 6 fr.

CORRE. La pratique de la chirurgie d'urgence, par le docteur A. Corre, ex-médecin de 1ʳᵉ classe de la marine. Paris, 1872. In-18 de viii-216 p., avec 51 figures. . . . . 2 fr.

CRUVEILHIER. Anatomie pathologique du Corps humain, ou Descriptions, avec figures lithographiées et coloriées, des diverses altérations morbides dont le corps humain est susceptible; par J. Cruveilhier, professeur d'anatomie pathologique à la Faculté de médecine de Paris, médecin de l'hôpital de la Charité, président perpétuel de la Société anatomique, etc. Paris, 1830-1842. 2 vol. in-folio, avec 230 pl. col. 456 fr. Demi-rel., dos de maroquin, non rog. Prix pour les 2 v. gr. in-fol. 24 fr. Ce bel ouvrage est complet; il a été publié en 41 livraisons, chacune contenant 6 feuilles de texte in-folio grand raisin vélin, caractère neuf de F. Didot, avec 5 pl. coloriées avec le plus grand soin, et 6 planches lorsqu'il n'y a que 4 planches de coloriées. Chaque livraison. . . . . 11 fr.

CRUVEILHIER. Traité d'Anatomie pathologique générale, par J. CRUVEILHIER, professeur d'anatomie pathologique à la Faculté de médecine de Paris. *Ouvrage complet.* Paris, 1849-1864. 5 vol. in-8. . . . . . 35 fr.
Tome V et dernier, dégénérations aréolaires et gélatiniformes, dégénérations cancéreuses proprement dites, par J. CRUVEILHIER; pseudo-cancers et tables alphabétiques, par CH. HOUEL. Paris, 1864. 1 v. in-8 de 420 p. 7 fr.
Cet ouvrage est l'exposition du Cours d'anatomie pathologique que M. Cruvcilhier fait à la Faculté de médecine de Paris. Comme son enseignement, il est divisé en XVIII classes, savoir : Tome 1er, 1° solutions de continuité; 2° adhésions; 3° luxations; 4° invaginations; 5° hernies; 6° déviations. — Tome II, 7° corps étrangers; 8° rétrécissements et oblitérations; 9° lésions de canalisation par communication accidentelle; 10° dilatations. — Tome III, 11° hypertrophies; 12° atrophies; 13° métamorphoses et productions organiques analogues. — Tome IV, 14° hydropisies et flux; 15° hémorrhagies; 16° gangrènes; 17° inflammations ou phlegmasies. — Tome V, 18° dégénérations organiques.

CURTIS. Du traitement des rétrécissements de l'urèthre par la dilatation progressive, par le docteur T. B. CURTIS. Paris, 1875. In-8 de 113 pages. . . . . 2 fr. 50

CUVIER (G.). Les Oiseaux, décrits et figurés d'après la classification de Georges CUVIER, mise au courant des progrès de la science. Paris, 1870, 1 vol. in-8 avec 72 pl. contenant 464 fig. noires, 30 fr. Fig. color. 50 fr.

— **Description des Animaux sans vertèbres découverts dans le bassin de Paris**, pour servir de supplément à la Description des coquilles. fr.

— **Les Mollusques.** Paris, 1868. 1 vol. in-8 avec 36 pl. contenant 520 figures noires, 15 fr.; fig. coloriées. . . . . 25 fr.

— **Les Vers et les Zoophytes.** Paris. 1869. 1 vol. in-8 avec 37 planches, contenant 550 figures. — Fig. noires, 15 fr.; fig. color. . . . . . 25 fr.

CYON. Principes d'électrothérapie, par le docteur CYON, professeur à l'Académie médico-chirurgicale de Saint-Pétersbourg. Paris. 1873. 1 vol. in-8 de VIII-275 pages avec figures. . . . . 4 fr.

CZERMAK. Du laryngoscope et de son emploi en physiologie et en médecine, par le docteur J. N. CZERMAK, professeur de physiologie à l'Université de Pesth. Paris, 1860, in-8, avec 2 pl. grav. et 31 fig. 3 fr. 50

DAGONET. Nouveau Traité élémentaire et pratique des maladies mentales, suivi de Considérations pratiques sur les asiles d'aliénés, par H. DAGONET, professeur à l'ancienne Faculté de médecine de Strasbourg, médecin en chef de l'asile des aliénés de Sainte-Anne. Paris, 1876, in-8 de 732 pages, avec 8 planches en photoglyptie, comprenant 38 types d'aliénés et une carte statistique des établissements d'aliénés de la France. 15 fr.

DALTON. Physiologie et hygiène des écoles, des colléges et des familles, par DALTON, professeur à l'Université de New-York. Traduit par le Dr E. ACOSTA. Paris, 1870. 1 v. in-18 jés. de 500 p., avec 66 fig. 4 fr.

DAREMBERG. Histoire des sciences médicales, comprenant l'anatomie, la physiologie, la médecine, la chirurgie et les doctrines de pathologie générale, par CH. DAREMBERG, professeur à la Faculté de médecine, membre de l'Académie de médecine, bibliothécaire de la bibliothèque Mazarine, etc. Paris, 1870. 2 vol. in-8. . . . . 20 fr.

DAVASSE. La Syphilis, ses formes, son unité, par J. DAVASSE, ancien interne des hôpitaux de Paris. Paris, 1865. 1 vol. in-8, 570 pag. 8 fr.

DÉGLAND et GERBE. Ornithologie européenne, ou Catalogue descriptif, analytique et raisonné des oiseaux observés en Europe, par DÉGLAND et Z. GERBE, préparateur du Cours d'Embryogénie au Collége de France. *Deuxième édition* entièrement refondue. Paris, 1867. 2 vol. in-8. . 24 fr.

DESHAYES (G.-P.) **Conchyliologie de l'île de la Réunion** (Bourbon). Paris, 1863. Gr. in-8, 144 pages, avec 14 planches coloriées. . . 10 fr.

— **Coquilles fossiles des environs de Paris.** 1837-1874, 166 planches avec explication détaillée en 2 volumes in-4, cart.. . . . . 120 fr.

Quelques exemplaires seulement.

— **Description des animaux sans vertèbres** découverts dans le bassin de Paris, pour servir de supplément à la description des coquilles fossiles des environs de Paris, comprenant une revue générale de toutes les espèces actuellement connues; par G. P. DESHAYES, professeur au Muséum d'histoire naturelle. Paris, 1860-1866. *Ouvrage complet.* 3 vol. in-4 de texte et 2 vol. in-4 de 196 planch., publié en 50 livraisons. Prix de chaque livrais, 5 fr. — Prix de l'ouvrage complet. . . . . . 250 fr.

Dictionnaire général des Eaux minérales et d'Hydrologie médicale, comprenant la géographie et les stations thermales, la pathologie thérapeutique, la chimie analytique, l'histoire naturelle, l'aménagement des sources, l'administration thermale, etc., par MM. DURAND-FARDEL, inspecteur des sources d'Hauterive à Vichy, E. LE BRET, inspecteur des eaux minérales de Baréges, J. LEFORT, pharmacien, avec la collaboration de M. JULES FRANÇOIS, ingénieur en chef des mines, pour les applications de la science de l'ingénieur à l'hydrologie médicale. Paris, 1860. 2 forts volumes in-8 de chacun 750 pages . . . . 20 fr.

Ouvrage couronné par l'Académie de médecine.

Dictionnaire de Médecine, de Chirurgie, de Pharmacie, de l'Art vétérinaire et des Sciences qui s'y rapportent, publié par J.-B. Baillière et Fils. *Quatorzième édition*, entièrement refondue par E. LITTRÉ, membre de l'Institut de France (Académie française et Académie des inscriptions), et CH. ROBIN, professeur à la Faculté de médecine de Paris, membre de l'Académie de médecine. Ouvrage contenant la synonymie *grecque, latine, allemande, anglaise, italienne et espagnole* et le Glossaire de ces diverses langues. Paris, 1877. 1 beau volume grand in-8 de 1,700 pag. à deux colonnes, avec plus de 550 figures. . . . . 20 fr.

Demi-reliure maroquin, plats en toile. . . . . 4 fr.

Demi-reliure maroquin à nerfs, plats en toile, très-soignée. . . 5 fr.

Il y a plus de soixante ans que parut pour la première fois cet ouvrage longtemps connu sous le nom de *Dictionnaire de médecine de Nysten* et devenu classique par un succès de onze éditions.

Les progrès incessants de la science rendaient nécessaires, pour cette treizième édition, une révision générale de l'ouvrage et plus d'unité dans l'ensemble des mots consacrés aux théories nouvelles et aux faits nouveaux que l'emploi du microscope, les progrès de l'anatomie générale, normale et pathologique, de la physiologie, de la pathologie, de l'art vétérinaire, etc., ont créés.

M. Littré, connu par sa vaste érudition et par son savoir étendu dans la littérature médicale, nationale et étrangère, et M. le professeur Ch. Robin, que de récents travaux ont placé si haut dans la science, se sont chargés de cette tâche importante. Une addition qui sera justement appréciée, c'est la Synonymie *grecque, latine, anglaise, allemande, italienne, espagnole,* qui, avec les glossaires, fait de ce Dictionnaire un Dictionnaire polyglotte.

DONNÉ. Hygiène des gens du monde, par AL. DONNÉ, recteur de l'Académie de Montpellier. Paris, 1870. 1 vol. in-18 jésus de 540 pages. 4 fr.

Table des matières. — A mon éditeur. — Utilité de l'hygiène. — Hygiène des saisons. — Exercices et voyages de santé. — Eaux minérales. — Bains de mer. — Hydrothérapie. — La fièvre. — Hygiène des poumons. — Hygiène des dents. — Hygiène de l'estomac. — Hygiène des yeux. — Hygiène des femmes nerveuses. — La toilette et la mode, ***.

— **Conseils aux mères sur la manière d'élever les enfants nouveau-nés.** 5e *édition.* Paris, 1875. 1 vol. in-18 jésus de 350 p. . . . . 5 fr.

DUCHARTRE. **Éléments de Botanique** comprenant l'anatomie, l'organographie, la physiologie des plantes, les familles naturelles et la géographie botanique, par P. DUCHARTRE, de l'Institut (Académie des sciences), professeur à la Faculté des sciences. *Deuxième édition.* Paris, 1877. 1 vol. in-8 de 1110 pages, avec 541 figures. Cart. . . . . 20 fr.

DUCHENNE. De l'Électrisation localisée et de son application à la pathologie et à la thérapeutique; par le docteur DUCHENNE (de Boulogne). lauréat de l'Institut de France. *Troisième édition*, entièrement refondue, Paris, 1872. 1 vol. in-8 avec 279 fig. et 3 pl. noires et coloriées. . 18 fr.

— **Mécanisme de la physionomie humaine, ou analyse électro-physiologique de l'expression des passions,** publié en trois éditions :

1° *Édition grand in-octavo* formant 1 vol. de 264 pages, avec 9 planches représentant 144 fig. photographiées. *Deuxième édition.* . . . 20 fr.

2° *Édition de luxe* formant 1 vol. grand in-8, avec atlas composé de 74 planches photographiées et de 9 planches représentant 144 fig. *Deuxième édition.* Cart. . . . . 68 fr.

3° *Grande édition* in-folio, dont il ne reste que 2 exemplaires, formant 84 pages de texte in-folio à deux colonnes et 84 planches, tirées d'après les clichés primitifs, dont 74 sur plaques normales et représentant l'ensemble des expériences électro-physiologiques. . . . . 200 fr.

— **Physiologie des mouvements,** démontrée à l'aide de l'expérimentation électrique et de l'observation clinique, et applicable à l'étude des paralysies et des déformations. Paris, 1867. In-8, xvi, 872 pag. avec 101 fig. 14 fr.

DUTROULAU. Traité des maladies des Européens dans les pays chauds (régions intertropicales), climatologie et maladies communes, maladies endémiques, par le docteur A. F. DUTROULAU, médecin en chef de la marine. *Deuxième édition.* Paris, 1868. In-8, 650 pages. . . 8 fr.

DUVAL. Cours de physiologie. Voyez KUSS, page 22.

— **Structure et usage de la rétine.** Paris, 1872. 1 vol. in-8 de 142 pages avec figures. . . . . 3 fr.

ÉCOLE DE SALERNE (L'). Traduction en vers français, par CH. MÉAUX SAINT-MARC, avec le texte latin en regard (1870 vers), précédée d'une introduction par M. le docteur CH. DAREMBERG. — **De la Sobriété,** conseils pour vivre longtemps, par L. CORNARO, traduction nouvelle. Paris, 1861. 1 joli vol. in-18 jésus de LXXII-344 pages avec 5 vignettes. . . . 3 fr. 50

ESPANET (Alexis). La pratique de l'homœopathie simplifiée. 1874. 1 vol. in-18 jésus de XXI-346 pages. Cartonn. . . . . 4 fr. 50

— **Traité méthodique et pratique de Matière médicale et de Thérapeutique,** basé sur la loi des semblables. Paris, 1861. In-8 de 808 p. . 9 fr.

FAGET (J.-C.). Monographie sur le type et la spécificité de la fièvre jaune établie avec l'aide de la montre et du thermomètre, par le docteur J.-C. FAGET, de la Faculté de Paris, etc. Paris, 1875. Grand in-8 de 84 pages, avec 109 tracés graphiques (pouls et température). . . . 4 fr.

FALRET (J.-P.) Des maladies mentales et des asiles d'aliénés. Paris, 1864. In-8, LXX-800 pages avec 1 planche. . . . . 11 fr.

FAU (J.). Anatomie artistique élémentaire du corps humain. *Cinquième édition.* Paris, 1876. 1 vol. in-8, 17 pl. gravées, avec texte explicatif, figures noires. . . . . 4 fr.

— LE MÊME, figures coloriées. . . . . 10 fr.

FELTZ. Traité clinique et expérimental des embolies capillaires, par V. FELTZ, professeur à la Faculté de médecine de Nancy. *Deuxième édition.* Paris, 1870. In-8 de 450 pages, avec 11 planches chromolithographiées, comprenant 90 dessins. . . . . 12 fr.

FERRAND (E.). Aide-mémoire de pharmacie, vade-mecum du pharmacien à l'officine et au laboratoire, par E. FERRAND, pharmacien à Paris. Paris, 1872. 1 vol. in-18 jésus, de 700 p. avec 250 figures; cart. . . . . 6 fr.

FERRAND (A.). Traité de thérapeutique médicale, ou guide pour l'application des principaux modes de médication thérapeutique et au traitement des maladies, par le docteur A. FERRAND, médecin des hôpitaux. Paris, 1875. 1 vol. in-18 jésus de 800 pages. Cart. . . . . 8 fr.

FEUCHTERSLEBEN. Hygiène de l'âme, traduit de l'allemand, par SCHLESINGER-RAHIER. *Troisième édition*, précédée d'études biographiques et littéraires. Paris, 1870. 1 vol. in-18 de 260 pages. . . . . . 2 fr. 50

FOISSAC. De l'influence des climats sur l'homme et des agents physiques sur le moral. Paris, 1867. 2 vol. in-8. . . . . 15 fr.

— **La longévité humaine,** ou l'art de conserver la santé et de prolonger la vie. Paris, 1873, 1 vol. grand in-8 de 567 pages. . . . . 7 fr. 50

— **La chance ou la destinée.** Paris, 1876, 1 vol. in-8 de 662 pages. 7 fr. 50

FONSSAGRIVES. Hygiène et assainissement des villes; campagnes et villes; conditions originelles des villes; rues; quartiers; plantations; promenades; éclairage; cimetières; égouts; eaux publiques; atmosphère; population; salubrité; mortalité; institutions actuelles d'hygiène municipale; indications pour l'étude de l'hygiène des villes. Paris, 1874. 1 vol. in-8 de xii-568 pages. . . . . 8 fr.

— **Principes de thérapeutique générale** ou le médicament étudié aux points de vue physiologique, posologique et clinique, par J.-B. FONSSAGRIVES, prof. à la Faculté de médecine de Montpellier, 1875. 1 v. in-8 de 468 p. 7 fr.

— **Hygiène alimentaire** des malades, des convalescents et des valétudinaires, ou du Régime envisagé comme moyen thérapeutique. *Deuxième édition*, revue et corrigée. Paris, 1867. 1 vol. in-8 de xxxii-670 p. 9 fr.

FOURNIER (H.). De l'Onanisme, causes, dangers et inconvénients pour les individus, la famille et la société, remèdes, par le docteur H. FOURNIER. Paris, 1875. 1 vol. in-12 de 175 pages. . . . . 1 fr. 50

FOVILLE (Ach.) Les aliénés aux États-Unis, législation et assistance, par ACH. FOVILLE fils, directeur-médecin de l'asile des aliénés de Quatre-Mares, près Rouen. Paris, 1873. In-8 de 418 pages. . . . . 2 fr. 50

— **Les aliénés.** Etude pratique sur la législation et l'assistance qui leur sont applicables. Paris, 1870. 1 vol. in-8 de xiv-207 pages. . . . . 3 fr.

FRERICHS. Traité pratique des maladies du foie et des voies biliaires, par FR. TH. FRERICHS, professeur à l'Université de Berlin, traduit de l'allemand par les docteurs DUMENIL et PELLAGOT. *Troisième édition.* Paris, 1877. 1 vol. in-8 de xvi-896 pages avec 158 figures. . . . 12 fr.

GALEZOWSKI (X.) Traité des maladies des yeux, par X. GALEZOWSKI, professeur à l'École pratique de la Faculté de Paris. *Deuxième édition.* Paris, 1875. 1 vol. in-8, xvi-896 p. avec 416 fig. . . . . 20 fr.

— **Traité iconographique d'ophthalmoscopie,** comprenant la description des différents ophthalmoscopes, l'exploration des membranes internes de l'œil et le diagnostic des affections cérébrales et constitutionnelles. Paris, 1876, in-4 de 281 p., avec atlas de 20 pl. chromolithographiées, cart. . . . . 50 fr.

— **Du diagnostic des maladies des yeux** par la chromatoscopie rétinienne, précédé d'une étude sur les lois physiques et physiologiques des couleurs. Paris, 1868. 1 v. in-8 de 267 p., avec 31 figures, une échelle chromatique comprenant 44 teintes et cinq échelles typographiques tirées en noir et en couleurs. . . . . 7 fr.

— **Échelles typographiques et chromatiques** pour l'examen de l'acuité visuelle. Paris, 1874. 1 vol. in-8 avec 20 pl. noires et col. Cart. 6 fr

GALIEN. Œuvres anatomiques, physiologiques et médicales, traduites par le docteur Cn. DAREMBERG. Paris, 1854-1857. 2 vol. grand in-8 de 800 pages. . . . . 20 fr.
Séparément, le tome II. . . . . 10 fr.

GALISSET et MIGNON. Nouveau traité des vices rédhibitoires ou Jurisprudence vétérinaire, contenant la législation et les garanties dans les ventes et échanges d'animaux domestiques, d'après les principes du code civil et la loi modificatrice du 20 mai 1828, la procédure à suivre, la description des vices rédhibitoires, le formulaire des expertises, procès-verbaux et rapports judiciaires, et un précis des législations étrangères. *Troisième édition*, mise au courant de la jurisprudence et augmentée d'un appendice sur les épizooties et l'exercice de la médécine vétérinaire. Paris, 1864. In-18 jésus de 542 pages . . 6 fr.

GALLARD. Leçons cliniques sur les maladies des femmes, par le docteur T. GALLARD, médecin de l'hôpital de la Pitié. Paris, 1873. 1 vol. in-8 de xx-792 pages avec 94 figures. . . . . 12 fr.

GALLOIS. Formulaire de l'Union médicale. Douze cents formules favorites des médecins français et étrangers, par le docteur N. GALLOIS, lauréat de l'Institut. *Deuxième édition*. Paris, 1877. 1 vol. in-32 de xxviii-532 pages, cart. . . . . 3 fr.

GAUJOT et SPILLMANN (E.). Arsenal de la chirurgie contemporaine. Description, mode d'emploi et appréciation des appareils et instruments en usage pour le diagnostic et le traitement des maladies chirurgicales, l'orthopédie, la prothèse, les opérations simples, générales, spéciales et obstétricales, par G. GAUJOT, professeur à l'Ecole du Val-de-Grâce, médecin principal de l'armée, et E. SPILLMANN, médecin-major, professeur agrégé à l'Ecole de médecine militaire (Val-de-Grâce). Paris, 1867-1872. 2 vol. in-8 avec 1855 figures. . . . . 32 fr.
Séparément : Tome II, 1 vol. in-8 de 1086 p. avec 1457 figures. . 18 fr.

GERBE. *Voy.* BREHM, DEGLAND.

GERMAIN (de Saint-Pierre). **Nouveau Dictionnaire de botanique**, comprenant la description des familles naturelles, les propriétés médicales et les usages économiques des plantes, la morphologie et la biologie des végétaux (étude des organes et étude de la vie), Paris, 1870. 1 vol. in-8 de xvi-1588 pages avec 1640 fig. . . . . 25 fr.

GERVAIS et VAN BENEDEN. Zoologie médicale. Exposé méthodique du règne animal basé sur l'anatomie, l'embryogénie et la paléontologie, comprenant la description des espèces employées en médecine, de celles qui sont venimeuses et de celles qui sont parasites de l'homme et des animaux. 1859. 2 volumes in-8, avec 198 figures. . . . . 15 fr.

GILLET. Les champignons (fungi, hyménomycètes) qui croissent en France, description et iconographie, propriétés utiles ou vénéneuses, par C.-C GILLET, vétérinaire principal en retraite. Paris, 1875-1876. 2 vol. in-8, de 500 pages, avec 95 planches coloriées. . . . . 45 fr.

GILLETTE. Chirurgie journalière des hôpitaux de Paris, répertoire de thérapeutique chirurgicale, par P. GILLETTE, chirurgien des hôpitaux, ancien prosecteur de la Faculté de médecine. *Deuxième édition*. Paris. 1877. 1 vol. in-8 de 410 pages avec figures.

GIRARD. Études pratiques sur les Maladies nerveuses et mentales, accompagnées de tableaux statistiques, par le docteur H. GIRARD DE CAILLEUX, 1863. 1 vol. grand in-8 de 234 pages. . . . . 12 fr.

GIRARD (M.). Les insectes, Traité élémentaire d'Entomologie, comprenant l'histoire des espèces utiles et leurs produits, des espèces nuisibles et des moyens de les détruire, l'étude des métamorphoses et des mœurs, les procédés de chasse et de conservation, par MAURICE GIRARD,

président de la Société entomologique de France. Tome I, Introduction. — Coléoptères. Paris, 1873. 1 vol. in-8 de 840 pages, avec atlas de 60 pl. et Tome II, 1re partie, névroptères, orthoptères, in-8 de 576 pages, avec atlas de 8 planches, figures noires.. . . . . 40 fr.
Figures coloriées. . . . . 76 fr.
Séparément : Tome II, 1re partie, figurés noires. . . . . 10 fr.
Figures coloriées. . . . . 16 fr.

GLONER. Nouveau dictionnaire de thérapeutique comprenant l'exposé des diverses méthodes de traitement employées par les plus célèbres praticiens pour chaque maladie, par le docteur J.-C. GLONER. Paris, 1874. 1 vol. in-18 de VIII-805 pages. 7 fr.

GODRON (D.-A.). De l'espèce et des races dans les êtres organisés et spécialement de l'unité de l'espèce humaine. 2e *édition*. Paris. 1872 2 vol. in-8.. . . . . 12 fr

GOFFRES. Précis iconographique de bandages, pansements et appareils, par le docteur GOFFRES, médecin principal des armées. Nouveau tirage. Paris, 1873. 1 vol. in-18 jésus, 596 pages avec 81 planches gravées. Figures noires cartonné. . . . . 18 fr.
— LE MÊME, figures coloriées, cartonné. . . . . 36 fr.

GOSSELIN (L.). Clinique chirurgicale de l'hôpital de la Charité, par L. GOSSELIN, membre de l'Institut (Académie des sciences), professeur de clinique chirurgicale à la Faculté de médecine, chirurgien de la Charité. *Deuxième édition*. Paris, 1876. 2 vol. in-8, avec figures.. . . . . 24 fr.

GOURRIER. Les lois de la génération, sexualité et conception, par le docteur H.-M. GOURRIER. Paris, 1875. 1 vol. in-18 jésus de 200 p. 2 fr.

GRAEFE. Clinique ophthalmologique, par A. de GRAEFE, professeur à la Faculté de médecine de Berlin. Edition française publiée par le docteur Ed. Meyer. Paris, 1866, in-8 avec 21 figures. . . . . 8 fr.
Table des matières. — Du traitement de la cataracte par l'extraction linéaire modifiée ; leçon sur l'amblyopie et l'amaurose ; de l'inflammation du nerf optique ; de la névro-rétinite ; sur l'embolie de l'artère centrale de la rétine comme cause de perte subite de la vision ; de l'ophthalmie sympathique ; observations ophthalmologiques chez les cholériques ; notice sur le cysticerque.

GRENIER. Flore de la chaîne jurassique, par Ch. GRENIER, doyen et professeur de botanique à la Faculté des sciences de Besançon. Edition complète, précédée de la *Revue de la Flore du mont Jura,* 3 parties formant 1 vol. in-8 de 1092 pages, cart. . . . . 12 fr.
— **Contributions à la flore de France**, 10 mémoires formant 1 vol. in-8 de 187 pages avec 1 planche. . . . . 3 fr. 50

GRIESINGER. Traité des maladies infectieuses. Maladies des marais, fièvre jaune, maladies typhoïdes (fièvre pétéchiale ou typhus des armées, fièvre typhoïde, fièvre récurrente ou à rechutes, typhoïde bilieuse, peste). choléra, par W. GRIESINGER, professeur à la Faculté de médecine de l'Université de Berlin, traduit par le docteur G. Lemattre, *Deuxième édition* revue et annotée par M. le Dr E. VALLIN, professeur à l'École du Val-de-Grâce. Paris, 1877, 1 vol. in-8, XXXII-742 pages. . . . . . 10 fr.

GRIS(A.) Contributions à la physiologie végétale, par Arth. GRIS, aide-naturaliste au Muséum. Paris, 1876, 10 mémoires in-8.. . . . 2 fr. 50

GRISOLLE. Traité de la pneumonie, par A. GRISOLLE, professeur à la Faculté de médecine de Paris, médecin de l'Hôtel-Dieu, etc. *Deuxième édition,* refondue et augmentée. Paris, 1864, in-8, XVI-744 pages. . . 9 fr.
Ouvrage couronné par l'Académie des sciences et l'Académie de médecine (prix Itard).

1...

GROS (C. H.). **Mémoires d'un estomac**, écrits par lui-même pour le bénéfice de tous ceux qui mangent et qui lisent, et édités par un ministre
de l'intérieur, traduit de l'anglais par le docteur C.-H. Gros, médecin en
chef de l'hôpital de Boulogne-sur-Mer. 2e édition, Paris 1875, 1 vol. in-12
de 186 pages. . . . . 2 fr.

GUARDIA (J. M.). **La Médecine à travers les siècles.** Histoire et philosophie, par J. M Guardia, docteur en médecine et docteur ès lettres.
Paris, 1865. 1 vol. in-8 de 800 pages. . . . . 10 fr.

Table des matières.— Histoire. La tradition médicale; la médecine grecque avant
Hippocrate; la légende hippocratique; classification des écrits hippocratiques,
documents pour servir à l'histoire de l'art. — Philosophie. Questions de philosophie
médicale; évolution de la science; des systèmes philosophiques; nos philosophes
naturalistes; sciences anthropologiques; Buffon; la philosophie positive et ses
représentants; la métaphysique médicale; Asclépiade, fondateur du méthodisme,
esquisse des progrès de la physiologie cérébrale; de l'enseignement de l'anatomie
générale; méthode expérimentale de la physiologie; les vivisections à l'Académie
de médecine; les misères des animaux; abus de la méthode expérimentale; philosophie sociale.

GUBLER. Commentaires thérapeutiques du Codex medicamentarius
ou histoire de l'action physiologique et des effets thérapeutiques des médicaments inscrits dans la pharmacopée française, par Adolphe Gubler, professeur à la Faculté de médecine, médecin de l'hôpital Beaujon. membre
de l'Académie de médecine. *Deuxième édition*, revue et augmentée. Paris,
1874. 1 vol. grand in-8, format du Codex, de 900 pages. Cartonné 15 fr.

GUÉRIN-MENEVILLE (F.-E.). **Rapport sur les travaux entrepris
pour introduire le ver à soie** de l'Aylante, en France et en Algérie.
Paris, 1860, grand in-8, 100 pages . . . . 2 fr.

—**Rapport sur les progrès de la culture de l'Ailante** et de l'éducation
du ver à soie. Paris, 1862, grand in-8 de 104 pag. avec 2 pl. . . . 2 fr

GUIBOURT. Histoire naturelle des drogues simples ou Cours d'histoire
naturelle professé à l'Ecole de pharmacie de Paris, par J. B. Guibourt,
professeur à l'Ecole de pharmacie. *Septième édition*, par G. Planchon,
professeur à l'Ecole de pharmacie, précédée de l'Éloge de Guibourt, par
M. Buignet. Paris, 1876. 4 forts vol. in-8, avec 1077 figures. . . . 56 fr.

GUILLAUME. Hygiène des écoles, conditions économiques et architec-
turales, par le docteur L. Guillaume. Paris, 1874. In-8 de 80 pages avec
25 figures. . . . . 2 fr.

GUNTHER. Nouveau manuel de médecine vétérinaire homœopathique
ou traitement homœopathique des maladies du cheval, des bêtes bovines,
des bêtes ovines, des chèvres, des porcs et des chiens, à l'usage des vétérinaires, des propriétaires ruraux, des fermiers, des officiers de cavalerie
et de toutes les personnes chargées du soin des animaux domestiques, par
F. A. Gunther, traduit de l'allemand sur la troisième édition, par P. J.
Martin, 2e édition. Paris, 1871, 1 vol. in-18 de xii-504 pag. avec 54 figures. . . . . 5 fr.

GUYON. Eléments de chirurgie clinique, comprenant le diagnostic chirurgical, les opérations en général, l'hygiène, le traitement des blessés
et des opérés, par J. C. Félix Guyon, chirurgien de l'hôpital Necker, professeur agrégé de la Faculté de Paris. Paris, 1873. 1 vol. in-8 de xxxviii-
672 pages, avec 63 figures. . . . . 12 fr.

GYOUX. Education de l'enfant au point de vue physique et moral,
depuis sa naissance jusqu'à sa première dentition. Paris, 1870. 1 vol.
In-18 jésus de 300 pages. . . . . 5 fr.

HAHNEMANN. Exposition de la doctrine médicale homœopathique, ou
Organon de l'art de guérir, par S. Hahnemann; traduit de l'allemand, sur
la dernière édition, par le docteur A. J. L Jourdan. *Cinquième édition,*

augmentée de commentaires et précédée d'une notice sur la vie, les travaux et la doctrine de l'auteur, par le docteur Léon Simon. Paris, 1873. 1 vol. in-8 de 640 pages avec le portrait de S. Hahnemann..........   8 fr.

— Traité de matière médicale homœopathique, comprenant les pathogénésies du Traité de matière médicale pure et du Traité des maladies chroniques. Traduit sur les dernières éditions allemandes par Léon Simon, médecin de l'hôpital Hahnemann, et V.-P. Léon Simon, médecin-adjoint de l'hôpital Hahnemann. Paris, 1877, tome I, in-8, xvi-700 p. . . .   8 fr.

— Etudes de médecine homœopathique. Paris, 1855. 2 séries publiées chacune en 1 vol. in-8 de 600 pages. Prix de chacune..........   7 fr.

HARRIS et AUSTEN, Traité théorique et pratique de l'art du dentiste, par Chapin A. Harris et Ph. Austen, traduit de l'anglais et annoté par le docteur Elm. Andrieu. Paris, 1874. 1 vol. in-8 de 976 pages avec 465 figures. Cartonné..........   17 fr.

HÉRAUD. Nouveau dictionnaire des plantes médicinales, description, habitat et culture, récolte, conservation, partie usitée, composition chimique, formes pharmaceutique et doses, action physiologique, usages dans le traitement des maladies, suivi d'une étude générale sur les plantes médicinales au point de vue botanique, pharmaceutique et médical, avec une clef dichotomique, tableau des propriétés médicales et mémorial thérapeutique, par le docteur A. Héraud, professeur d'histoire naturelle à l'Ecole de médecine de Toulon. 1875, 1 vol. in-18, cartonné, de 600 pages, avec 261 figures..........   6 fr.

HERING. Médecine homœopathique domestique, par le Dr C. Hering. Traduction nouvelle, augmentée d'indications nombreuses et précédée de conseils d'hygiène et de thérapeutique générale, par le docteur Léon Simon. Sixième édition. Paris, 1873. In-12, xii-756 pages avec 169 figures, cart..........   7 fr.

HIPPOCRATE. Œuvres complètes, traduction nouvelle, avec le texte en regard, collationné sur les manuscrits et toutes les éditions; accompagnée d'une introduction, de commentaires médicaux, de variantes et de notes philologiques; suivies d'une table des matières, par E. Littré. Ouvrage complet. Paris, 1839-1861. 10 vol. in-8, de 700 p. chacun. 100 fr. Il a été tiré quelques exemplaires sur jésus vélin. Prix de chaque volume..........   20 fr.

HIRSCHEL. Guide du médecin homœopathe au lit du malade, pour le traitement de plus de mille maladies, et Répertoire de thérapeutique homœopathique, par le docteur B. Hirschel. Nouvelle traduction faite sur la 8e édition allemande, par le docteur V. Léon Simon. Deuxième édition. Paris, 1874. 1 vol. in-18 jésus de xxiv-540 pages..........   5 fr.

HOFFMANN (Ach.). L'homœopathie exposée aux gens du monde, par le docteur Achille Hoffmann (de Paris). Paris, 1870, in-18 jésus de 142 pages..........   1 fr. 25

HOLMES. Thérapeutique des maladies chirurgicales des enfants, par T. Holmes, chirurgien de l'hôpital des Enfants malades, chirurgien de Saint-George's Hospital, ouvrage traduit et annoté par O. Larcher.— Paris, 1870. 1 vol. in-8 de 917 pages avec 330 figures..........   15 fr.

HUFELAND. L'art de prolonger la vie ou la Macrobiotique, par C.-W. Hufeland, nouvelle édition française, augmentée de notes par J. Pellagot. Paris, 1871. 1 vol. in-1 jésus de 640 pages..........   4 fr.

HUGHES (R.). Action des médicaments homœopathiques, ou éléments de pharmaco-dynamique, traduit de l'anglais et annoté par le docteur I. Guérin-Méneville. Paris, 1874. 1 vol. in-18 jésus de xvi-647 p.   6 fr.

HUGUIER. Mémoire sur les allongements hypertrophiques du col de l'utérus, dans les affections désignées sous les noms de descente, de *précipitation de cet organe,* et sur leur traitement par la résection ou l'amputation de la totalité du col suivant la variété de cette maladie, par P. C. Huguier, chirurgien de l'hôpital Beaujon. Paris, 1860, in-4, 231 pages, avec 13 planches lithographiées . . . . 15 fr.

HUGUIER. De l'hystérométrie et du cathétérisme utérin, de leurs applications au diagnostic et au traitement des maladies de l'utérus et de ses annexes et de leur emploi en obstétrique. Paris, 1865, in-8 de 400 pages avec 4 planches lithographiées. . . . . 6 fr.

HURTREL-D'ARBOVAL. Dictionnaire de médecine, de chirurgie et d'hygiène vétérinaires, par L. H. J. Hurtrel-d'Arboval. Édition entièrement refondue et augmentée de l'exposé des faits nouveaux observés par les plus célèbres praticiens français et étrangers, par A. Zundel, vétérinaire supérieur d'Alsace-Lorraine. Paris, 1877, 3 vol. grand in-8 à 2 colonnes, avec 1600 figures. *Ouvrage complet.* . . . . 60 fr.

HUXLEY La place de l'homme dans la nature, par M. Th. Huxley, membre de la Société royale de Londres, traduit, annoté, précédé d'une introduction et suivi d'un compte rendu des travaux anthropologiques du Congrès international d'anthropologie et d'archéologie préhistoriques, tenu à Paris (session de 1867), par le docteur E. Dally, secrétaire général adjoint de la Société d'anthropologie, avec une préface de l'auteur. Paris, 1868, in-8 de 368 pages, avec 68 figures. . . . . 7 fr.

— **Éléments d'anatomie comparée des animaux vertébrés.** Traduit de l'anglais par Mᵐᵉ Brunet, revu par l'auteur et précédé d'une préface par Ch. Robin, membre de l'Institut (Académie des sciences). Paris, 1875. 1 vol. in-18 jésus de 600 pages, avec 122 figures. . . . . 6 fr.

IMBERT-GOURBEYRE. Des paralysies puerpérales. Paris, 1861. 1 vol. in-4 de 80 pages. . . . . 2 fr. 50

JAHR. Nouveau Manuel de Médecine homœopathique, divisé en deux parties : 1° Manuel de matière médicale, ou Résumé des principaux effets des médicaments homœopathiques, avec indication des observations cliniques; 2° Répertoire thérapeutique et symptomatologique, ou table alphabétique des principaux symptômes des médicaments homœopathiques avec des avis cliniques, par le docteur G. H. G. Jahr. *Huitième édition,* revue et augmentée. Paris, 1872. 4 vol. in-18 jésus. . . . . . . 18 fr.

— **Principes et règles qui doivent guider dans la pratique de l'Homœopathie.** Exposition raisonnée des points essentiels de la doctrine médicale de Hahnemann. Paris, 1857. In-8 de 528 pages. . . . . . . 7 fr.

— **Notions élémentaires d'Homœopathie.** Manière de la pratiquer avec les effets les plus importants de dix des principaux remèdes homœopathiques, à l'usage de tous les hommes de bonne foi qui veulent se convaincre par des essais de la vérité de cette doctrine; par G. H. G. Jahr. *Quatrième édition,* corrigée et augmentée. Paris, 1861. In-18 de 144 p.. . . . 1 fr. 25

— **Du Traitement homœopathique des Affections nerveuses** et des maladies mentales. Paris, 1854. 1 vol. in-12 de 600 pages. . . . . . . 6 fr.

— **Du Traitement homœopathique des Maladies des Organes de la Digestion,** comprenant un précis d'hygiène générale et suivi d'un répertoire diététique à l'usage de tous ceux qui veulent suivre le régime rationnel de la méthode de Hahnemann. Paris, 1859. 1 vol. in-18 jésus de 520 pages . . . . 6 fr.

JAHR et CATELLAN. Nouvelle Pharmacopée homœopathique, ou Histoire naturelle, Préparation et Posologie ou administration des doses des médicaments homœopathiques, par le docteur G. H. G. Jahr et Catellan frères, pharmaciens homœopathes. *Troisième édition,* revue et augmentée. Paris, 1862. In-18 jésus de 430 pages, avec 144 figures. . . . . . 7 fr.

JAQUEMET (H.). Des Hôpitaux et des Hospices, des conditions que doivent présenter ces établissements au point de vue de l'hygiène et des intérêts des populations, par le docteur Hipp. Jaquemet. Paris, 1866. 1 vol. in-8 de 184 pages, avec figures. . . . . 3 fr. 50

JEANNEL (J.). Formulaire officinal et magistral, international, comprenant environ 4,000 formules tirées des Pharmacopées légales de la France et de l'étranger ou empruntées à la pratique des thérapeutistes et des pharmacologistes, avec les indications thérapeutiques, les doses des substances simples et composées, le mode d'administration, l'emploi des médicaments nouveaux, etc., suivi d'un mémorial thérapeutique, par J. Jeannel, pharmacien-inspecteur, membre du Conseil de santé des armées. *Deuxième édition.* Paris, 1876. 1 vol. in-18 de xxxvi-966 pages cartonné. . . . . 6 fr.

—— **De la prostitution dans les grandes villes, au dix-neuvième siècle**, et de l'extinction des maladies vénériennes ; questions générales d'hygiène, de moralité publique et de légalité, mesures prophylactiques internationales, réformes à opérer dans le service sanitaire ; discussion des règlements exécutés dans les principales villes de l'Europe. Ouvrage précédé de documents relatifs à la prostitution dans l'Antiquité. *Deuxième édition*, refondue et complétée par des documents nouveaux. Paris, 1874. 1 vol. in-18 de 650 pages avec figures. . . . . 5 fr.

JEANNEL (M.). Arsenal du diagnostic médical, mode d'emploi et appréciation des instruments d'exploration employés en séméiologie et en thérapeutique, avec les applications au lit du malade, par le docteur Maurice Jeannel. Paris, 1877, 1 vol. in-8 de xvi-440 p., avec 262 fig. 7 fr.

JOBERT. De la réunion en chirurgie, par Jobert (de Lamballe), chirurgien de l'Hôtel-Dieu, professeur de clinique chirurgicale à la Faculté de médecine de Paris, membre de l'Institut. Paris, 1864. 1 volume in-8, xvi-720 pages, avec 7 planches dessinées d'après nature, gravées en taille-douce et coloriées. . . . . 12 fr.

JOLLY. Le tabac et l'absinthe, leur influence sur la santé publique, sur l'ordre moral et social, par le docteur Paul Jolly, membre de l'Académie de médecine. Paris, 1876, 1 vol. in-18 jésus, de 216 pages. . . . 2 fr.

JOUSSET (P.). Éléments de pathologie et de thérapeutique générales, par le docteur P. Jousset, médecin de l'hôpital Saint-Jacques, à Paris. Paris, 1873. 1 vol. in-8 de 243 pages. . . . . 4 fr.

JULLIEN. De la transfusion du sang, par le docteur Louis Jullien, prof. agrégé de la Faculté de médecine de Nancy, ancien interne des hôpitaux de Lyon, 1875. 1 vol. in-8 de 329 pages, avec figures. . . . . 5 fr.

KIENER (L.-C.). Species général et iconographie des coquilles vivantes, comprenant la collection du Muséum d'histoire naturelle de Paris, la collection Lamarck et les découvertes récentes des voyageurs, par L. C. Kiener, continuée par le Dr Fischer, aide-naturaliste au Muséum d'histoire naturelle. Paris, 1837-1876. Livraisons 1 à 146. Prix de chacune, de 6 planch. color. et 24 pages de texte, grand in-8, fig. color. 6 fr.— In-4, fig. col. . . . . 12 fr.

I. Famille des Enroulées (genres Porcelaine, 57 pl. ; Ovule, 6 pl. ; Tarière, 1 pl. ; Ancillaire, 6 pl. ; Cône, 111 pl.).

II. Famille des Columellaires (genres Mitre, 34 pl. ; Volute, 52 pl. ; Marginelle, 13 pl.).

III. Famille des Ailées (genres Rostellaire, 4 pl. ; Ptérocère, 10 pl. ; Strombe, 34 pl.).

IV. Famille des Canalifères, 1re partie (genres Cérite, 32 pl. ; Pleurotome, 27 pl. ; Fuseau, 34 pl.).

V. Famille des Canalifères, 2ᵉ partie (genres Pyrule, 15 pl.; Fasciolaire, 13 pl.; Turbinelle, 21 pl.; Cancellaire, 9 pl.).

VI. Famille des Canalifères, 3ᵉ partie (genres Rocher, 47 pl.; Triton, 18 pl.; Ranelle, 15 pl.).

VII. Famille des Purpurifères, 1ʳᵉ partie (genres Cassidaire, 2 pl.; Casque, 16 pl.; Tonne, 5 pl.; Harpe, 6 pl.; Pourpre, 46 pl.).

VIII. Famille des Purpurifères, 2ᵉ partie (genres Colombelle, 16 pl.; Buccin, 51 pl.; Éburne, 3 pl.; Struthiolaire, 2 pl.; Vis, 14 pl.).

IX. Famille des Turbinacées (genres Turritelle, 14 pl.; Scalaire, 7 pl.; Cadran, 4 pl.; Roulette, 3 pl.; Dauphinule, 4 pl.; Phasianelle, 5 pl.; Troque, 49 pl.; Turbo, 38 pl.).

X. Famille des Plicaces (genres Tornatelle, 1 pl.; Pyramidelle, 2 pl.);

XI. Famille des Myaires (genre Thracie, 2 pl.).

Les livraisons 139 et 140 contiennent le texte complet du genre TURBO rédigé par M. FISCHER. 128 p. et 6 pl. nouv.

Les livraisons 141 à 146 contiennent le commencement du genre TROQUE par M. FISCHER.

KUSS et **DUVAL. Cours de physiologie,** d'après l'enseignement du professeur Kuss, publié par le docteur MATHIAS DUVAL, professeur agrégé de la Faculté de médecine de Paris, professeur d'anatomie à l'École des Beaux-Arts. *Troisième édition*, complétée par l'exposé des travaux les plus récents. Paris, 1876. 1 v. in-18 jés., VIII–660 p., avec 160 fig., cart. 7 fr.

LANDOUZY. Contributions à l'étude des convulsions et paralysies liées aux méningo-encéphalites fronto-pariétales, par le docteur Louis LANDOUZY. Paris, 1876, in-8, de 248 pages. . . . . 5 fr.

LA POMMERAIS. Cours d'Homœopathie, par le docteur Ed. COUTY DE LA POMMERAIS. Paris, 1863. In-8, 555 pages. . . . . 4 fr.

LAYET. Hygiène des professions et des industries, précédé d'une étude générale des moyens de prévenir et de combattre les effets nuisibles de tout travail professionnel, par le docteur ALEXANDRE LAYET, professeur agrégé à l'École de médecine navale de Rochefort. Paris, 1875. 1 v. in-12 de XIV–560 pages. 5 fr.

LEBERT. Traité d'Anatomie pathologique générale et spéciale, ou Description et iconographie pathologique des affections morbides, tant liquides que solides, observées dans le corps humain; par le docteur H. LEBERT, professeur de clinique médicale à l'Université de Breslau. *Ouvrage complet.* Paris, 1855-1861. 2 vol. in-fol. de texte, et 2 vol. in-fol. comprenant 200 planches dessinées d'après nature, gravées et coloriées. 615 fr.

Le tome Iᵉʳ, comprend : texte, 760 pages, et tome Iᵉʳ; planches 1 à 94 (livraisons I à XX).

Le tome II comprend : texte, 734 pages, et le tome II, planches 95 à 200 (livraisons XXI à XLII).

On peut toujours souscrire en retirant régulièrement plusieurs livraisons. Chaque livraison est composée de 30 à 40 p. de texte, sur beau papier vélin, et de 5 pl. in-folio gravées et coloriées. Prix de la livraison. 15 fr.

Cet ouvrage est le fruit de plus de douze années d'observations dans les nombreux hôpitaux de Paris. Aidé du bienveillant concours des médecins et des chirurgiens de ces établissements, trouvant aussi des matériaux précieux et une source féconde dans les communications et les discussions des Sociétés anatomiques, de biologie, de chirurgie et médicale d'observation, M. Lebert réunissait tous les éléments pour entreprendre un travail aussi considérable. Placé depuis à la tête du service médical d'un grand hôpital à Breslau, dans les salles duquel il a constamment cent malades, l'auteur continua à recueillir des faits pour cet ouvrage, vérifiant et contrôlant les résultats de son observation dans les hôpitaux de Paris par celle des faits nouveaux à mesure qu'ils se produisaient sous ses yeux.

Après l'examen des planches de M. Lebert, un des professeurs les plus compétents et les plus illustres de la Faculté de Paris, écrivait : « J'ai admiré l'exactitude, la beauté, la nouveauté des planches qui composent la majeure partie de cet ouvrage : j'ai été frappé de l'immensité des recherches originales et toutes propres à l'auteur qu'il a dû exiger. *Cet ouvrage n'a pas d'analogue en France ni dans aucun pays.* »

LEFORT (Jules). **Traité de chimie hydrologique** comprenant des notions générales d'hydrologie et l'analyse chimique des eaux douces et des eaux minérales, par J. Lefort, membre de l'académie de médecine. *2e édition* Paris, 1873. 1 vol. in-8, 798 pages avec 50 figures et une planche chromolithographiée . . . . 12 fr.

LEGOUEST. **Traité de Chirurgie d'armée**, par L. Legouest, médecin-inspecteur de l'armée, ex-professeur de clinique chirurgicale à l'Ecole d'application de la médecine et de la pharmacie militaires. (Val-de-Grâce.) *Deuxième édition.* Paris, 1872. 1 fort vol. in-8 de 800 p. avec 149 fig. 14 fr.

LETIEVANT. **Traité des sections nerveuses**, physiologie pathologique, indications, procédés opératoires, par le docteur Letievant, chirurgien des hôpitaux de Lyon. Paris, 1873. 1 vol. in-8 avec 20 figures . . . . . 8 fr.

LEUDET. **Clinique médicale** de l'Hôtel-Dieu de Rouen, par le docteur E. Leudet, médecin en chef de l'Hôtel-Dieu de Rouen. 1874. 1 vol. in-8 de 650 pages . . . . 8 fr.

LEURET et GRATIOLET. **Anatomie comparée du système nerveux** considérée dans ses rapports avec l'intelligence, par Fr. Leuret, médecin de l'hospice de Bicêtre, et P. Gratiolet, aide-naturaliste au Muséum d'histoire naturelle, professeur à la Faculté des sciences de Paris. Paris, 1839-1857. *Ouvrage complet.* 2 vol. in-8 et atlas de 32 planches in-folio, dessinées d'après nature et gravées avec le plus grand soin. Figures noires. . . . . 48 fr.

Le même, figures coloriées . . . . 96 fr.

Tome I, par Leuret, comprend la description de l'encéphale et de la moelle rachidienne, le volume, le poids, la structure de ces organes chez l'homme et les animaux vertébrés, l'histoire du système ganglionnaire des animaux articulés et des mollusques, et l'exposé de la relation qui existe entre la perfection progressive de ces centres nerveux et l'état des facultés instinctives, intellectuelles et morales.

Tome II, par Gratiolet, comprend l'anatomie du cerveau de l'homme et des singes, des recherches nouvelles sur le développement du crâne et du cerveau, et une analyse comparée des fonctions de l'intelligence humaine. Séparément le tome II. Paris, 1857. In-8 de 692 pages, avec atlas de 16 planches dessinées d'après nature, gravées. Figures noires. . . . 24 fr.

Figures coloriées. . . . . 48 fr.

LÉVY. **Traité d'Hygiène publique et privée.** *Cinquième édition*, revue, corrigée et augmentée. Paris, 1869. 2 vol. in-8. Ensemble, 1900 p. 20 fr.

LORAIN. De l'Albuminurie, par Paul Lorain, professeur à la Faculté de médecine, médecin de l'hôpital de la Pitié. Paris, 1860. In-8, avec une planche. . . . . 2 fr. 50

— **Études de médecine clinique et physiologique.** *Le Choléra observé à l'hôpital Saint-Antoine.* Paris, 1868. 1 vol. grand in-8 raisin de 300 pages avec planches graphiques, dont plusieurs coloriées. . . . . 7 fr.

— *Le Pouls, ses variations et ses formes diverses dans les maladies.* Paris, 1870. 1 vol. gr. in-8, 372 pages avec 488 fig. . . . . 10 fr.

— Voy. Valleix, *Guide du Médecin praticien.*

LUTON. Traité des injections sous-cutanées à effet local. Méthode de traitement applicable aux névralgies, aux points douloureux, au goître, aux tumeurs, etc. par le docteur A. Luton, professeur de pathologie externe à l'École de médecine de Reims, médecin de l'Hôtel-Dieu de cette ville. Paris, 1875, 1 vol. in-8 de viii-380 pages. 6 fr.

LUYS (J.-B.). **Recherches sur le système nerveux cérébro-spinal, sa structure, ses fonctions et ses maladies,** par J. B. Luys, médecin de l'hôpital de la Salpêtrière, lauréat de l'Académie de médecine et de l'Institut. Paris, 1865. 1 vol. grand in-8 de 660 pages avec atlas de 40 pl. lithographiés et texte explicatif. Fig. noires. . . . . 35 fr.
 Le même, figures coloriées. . . . . 70 fr.

— **Iconographie photographique des centres nerveux.** Paris, 1873. 1 vol. gr. in-4° de texte et d'explication des planches viii-74, 40 pages avec atlas de 70 photographies et 65 schémas lithographiés, cart. en 2 vol. . . . . 150 fr.

— **Des Maladies héréditaires.** Paris, 1863. In-8 de 140 pages. 2 fr. 50

— **Études de physiologie et de pathologie cérébrales.** Des actions réflexes du cerveau dans les conditions normales et morbides de leurs manifestations. Paris, 1874. 1 vol. grand in-8 de xii-200 pages, avec 2 planches contenant 8 figures tirées en lithographie et 2 figures tirées en photoglyptie. . . . . 5 fr.

LYELL. L'Ancienneté de l'homme, prouvée par la géologie, et remarques sur les théories relatives à l'origine des espèces par variation, par sir Charles Lyell, membre de la Société royale de Londres, traduit avec le consentement et le concours de l'auteur par M. Chaper. *Deuxième édition* française revue et corrigée par Hamy. Paris, 1870. In-8 de xvi, 560 pag. avec 68 figures. — **Précis de Paléontologie humaine,** par Hamy, servant de supplément. Paris, 1870. 1 vol. in-8, avec figures. 16 fr.

— *Séparément,* **Précis de Paléontologie humaine,** par Hamy. Paris, 1870. 1 vol. in-8 avec fig. . . . . 7 fr.

MAGITOT (E.). **Traité de la carie dentaire.** Recherches expérimentales et thérapeutiques. Paris, 1867. 1 vol. in-8, 228 pages, avec 2 planches, 19 figures et 1 carte. . . . . 5 fr.

— **Mémoire sur les tumeurs du périoste dentaire** et sur l'ostéo–périostite alvéolo-dentaire. *Deuxième édition.* Paris, 1873. In-8, avec 1 planche.. . . . . 3 fr.

MAGNE. Hygiène de la vue, par le docteur A. Magne. *Quatrième édition,* revue et augmentée. Paris, 1866, in-18 jés. de 350 p. avec 30 fig. 3 fr.

MAHÉ. Manuel pratique d'hygiène navale, ou des moyens de conserver la santé des gens de mer, à l'usage des officiers mariniers et marins des équipages de la flotte, par le docteur J. Mahé, médecin-professeur de la marine. Ouvrage publié sous les auspices du ministre de la marine et des colonies. Paris, 1874. 1 vol. in-18 de xv-451 pages. Cartonné. 3 fr. 50

— **Programme de sémiologie et d'étiologie, pour l'étude des maladies exotiques** et principalement des maladies des pays chauds, 1877, 1 vol. in-8, 400 pages. . . . .

MAILLIOT. Traité pratique d'auscultation appliquée au diagnostic des maladies des organes respiratoires. 1874, grand in-8 de 542 pages. 12 fr.

MANDL (L.). **Traité pratique des maladies du larynx et du pharynx.** Paris, 1872. In-8° de xx-816 pages, avec 7 planches gravées et coloriées et 164 figures, cartonné. . . . . 18 fr.

— **Hygiène de la voix parlée ou chantée,** suivie du formulaire pour le traitement des affections de la voix, par le docteur L. Mandl. 1876, 1 vol. in-12 de 308 pages, cart. . . . . 4 fr. 50

— **Anatomie microscopique,** par le docteur L. Mandl, professeur de microscopie. Paris, 1838-1857. Ouvrage complet. 2 vol. in-folio, avec 92 planches.. . . . . 200 fr.

MARCÉ. Traité pratique des Maladies mentales, par le docteur L. V. Marcé, professeur agrégé à la Faculté de médecine de Paris, médecin des aliénés de Bicêtre. Paris, 1862. In-8 de 670 pages. . . . . 8 fr.

— **Des Altérations de la sensibilité**, Paris, 1860. In-8 . . . . 2 fr. 50
— **Recherches cliniques et anatomo-pathologiques sur la démence sénile** et sur les différences qui la séparent de la paralysie générale. Paris, 1861. Grand in-8, 72 pages. . . . . 1 fr. 50
— **De l'état mental de la chorée.** Paris, 1860. In-4, 38 pages. 1 fr. 50
MARCHAND (A.-H.). Étude sur l'extirpation de l'extrémité inférieure du rectum, par le docteur A.-H. MARCHAND, professeur agrégé de la Faculté de médecine de Paris. Paris, 1873. In-8 de 124 pages. 2 fr. 50
— **Des accidents qui peuvent compliquer la réduction des luxations traumatiques.** 1875, 1 vol. in-8 de 149 pages. . . . . 3 fr.
MARCHANT (LÉON). **Étude sur les maladies épidémiques,** avec une réponse aux quelques réflexions sur le mémoire de l'angine épidémique. *Seconde édition,* corrigée et augmentée. Paris, 1861. In-12, 92 p. 1 fr.
MARTINS. Du Spitzberg au Sahara. Étapes d'un naturaliste au Spitzberg, en Laponie, en Écosse, en Suisse, en France, en Italie, en Orient, en Égypte et en Algérie par CHARLES MARTINS, professeur d'histoire naturelle à la Faculté de médecine de Montpellier, directeur du jardin des plantes de la même ville. Paris, 1866. In-8, XVI-620 pages. . . . . 8 fr.
MARVAUD (Angel). L'alcool, son action physiologique, son utilité et ses applications en hygiène et en thérapeutique. Paris, 1872. In-8, 160 pages avec 25 planches. . . . . 4 fr.
— **Les aliments d'épargne :** alcool et boissons aromatiques, café, thé, coca, cacao, maté, par le docteur MARVAUD. 2e édition. Paris, 1874. 1 vol. in-8 de 504 pages avec figures. . . . . 6 fr.
MAYER. Des Rapports conjugaux, considérés sous le triple point de vue de la population, de la santé et de la morale publique, par le docteur ALEX. MAYER, médecin de l'inspection générale de la salubrité. *Sixième édition,* revue et augmentée. Paris, 1874. 1 volume in-18 jésus de 422 pages. . . . . 3 fr.
— **Conseils aux femmes sur l'âge de retour,** médecine et hygiène. Paris, 1875. 1 vol. in-12 de 256 pages. . . . . 3 fr.
MEHU. Voir *Annuaire pharmaceutique,* page 6.
MÊLIER. Relation de la fièvre jaune, survenue à Saint-Nazaire en 1861, lue à l'Académie de médecine en avril 1863, suivie d'une réponse aux discours prononcés dans le cours de la discussion et de la loi anglaise sur les quarantaines. 1863. In-4 de 276 pages avec 5 cartes. . . . . 10 fr.
MIARD (A.). Des troubles fonctionnels et organiques, de l'amétropie et de la myopie en particulier, de l'accommodation binoculaire et cutanée dans les vices de la réfraction, par le docteur ANTONY MIARD, ancien chef de clinique ophthalmique. Paris, 1873. 1 vol. in-8 de VIII-460 pag. 7 fr.
MOITESSIER. La Photographie appliquée aux recherches micrographiques, par A. MOITESSIER, docteur ès sciences, professeur à la Faculté de médecine de Montpellier. Paris, 1866. 1 vol. in-18 jésus, avec 41 figures gravées d'après des photographies et 5 planches photographiques. . . . . 7 fr.
MOLÉ. Signes précis du début de la convalescence dans les maladies aiguës, par le docteur Léon MOLÉ. Paris, 1870, grand in-8 de 112 pag. avec 23 figures. . . . . 3 fr.
MOLINARI (Ph. DE). **Guide de l'homœopathiste,** indiquant les moyens de se traiter soi-même dans les maladies les plus communes en attendant la visite du médecin. *Seconde édition.* Bruxelles, 1861, in-18 de 256 pages. . . . . 5 fr.
MONOD. Étude sur l'angiome simple sous-cutané circonscrit, nævus vasculaire sous-cutané, angiome lipomateux, angiome lobulé, suivi de quelques remarques sur les angiomes circonscrits de l'orbite, par CH. MONOD,

professeur agrégé de la Faculté de médecine de Paris. Paris, 1873. In-8 de
86 pages avec 2 planches. 2 fr. 50
— Étude comparative des diverses méthodes de l'Exérèse. 1875. 1 vol.
in-8 de 175 pages. . . . . 2 fr. 50.

MONTANÉ. Étude anatomique du crâne chez les microcéphales, par
Louis Montané (de la Havane), docteur en médecine de la Faculté de Paris.
Paris, 1874. Grand in-8 de 80 pages, avec 6 planches. . . . . . 3 fr. 50

**MOQUIN-TANDON. Histoire naturelle des Mollusques terrestres et
fluviatiles de France,** contenant des études générales sur leur anatomie et
leur physiologie, et la description particulière des genres, des espèces,
des variétés, par Moquin-Tandon, professeur d'histoire naturelle médicale
à la Faculté de médecine de Paris, membre de l'Institut. Ouvrage complet. Paris, 1855. 2 vol. grand in-8 de 450 pages, avec un Atlas de
54 planches dessinées d'après nature et gravées. L'ouvrage complet, avec
figures noires.. . . . . 42 fr.
      L'ouvrage complet avec figures coloriées.. . . . . 66 fr.
      Cartonnage de 3 vol. grand in-8 . . . . 4 fr. 50
   Le tome I⁰ʳ comprend les études sur l'anatomie et la physiologie des mollusques.
   — Le tome II comprend la description particulière des genres, des espèces et des
   variétés.
      L'ouvrage de M. Moquin-Tandon est utile non-seulement aux savants, aux profes-
   seurs, mais encore aux collecteurs de coquilles, aux simples amateurs.

MOQUIN-TANDON. Éléments de Botanique médicale, contenant la description des végétaux utiles à la médecine et des espèces nuisibles à
l'homme, vénéneuses ou parasites, précédée de Considérations sur l'organisation et la classification des végétaux. *Troisième édition.* Paris, 1875.
1 vol. in-18 jésus, avec 128 figures. . . . . 6 fr.
— **Éléments de Zoologie médicale,** contenant la description des animaux utiles à la médecine et des espèces nuisibles à l'homme, venimeuses ou parasites, précédée de Considérations sur l'organisation et
la classification des animaux et d'un résumé sur l'histoire naturelle de
l'homme. *Deuxième édition,* revue et augmentée. Paris, 1862. 1 volume
in-18, avec 150 figures. . . . . 6 fr.

MORACHE. Traité d'hygiène militaire, par G. Morache, médecin-major
de première classe, professeur agrégé à l'Ecole d'application de médecine et de pharmacie militaires (Val-de-Grâce). Paris, 1874. 1 vol. in-8
de 1050 pages avec 175 figures. . . . . 16 fr.

MORELL MACKENZIE. Du laryngoscope et de son emploi dans les maladies de la gorge, avec un appendice sur la rhinoscopie, traduit de
l'anglais sur la deuxième édition par le docteur E. Nicolas-Duranty.
Paris, 1867. Grand in-8, 156 pages avec figures. . . . . 4 fr.

MOTARD (A.). Traité d'hygiène générale, par le docteur Adolphe
Motard. Paris, 1868. 2 vol. in-8, ensemble 1,900 pages, avec figures. 16 fr.

NAEGELE et GRENSER. Traité pratique de l'art des accouchements,
par le professeur H. F. Naegelé, professeur à l'Université de Heidelberg et
M. L. Grenser, directeur de la Maternité de Dresde. Traduit sur la 6ᵉ et
dernière édition allemande, annoté et mis au courant des derniers progrès
de la science, par G. A. Audenas, professeur agrégé à la Faculté de médecine
de Nancy. Ouvrage précédé d'une introduction par J. A. Stoltz, doyen de
la Faculté de médecine de Nancy. Paris, 1869. 1 vol. in-8 de 800 pages,
avec une planche sur acier et 207 figures. . . . . 12 fr.

ORIARD (F.). L'homœopathie mise à la portée de tout le monde.
Troisième édition. Paris, 1863, in-18 jésus, 570 pages. . . . . . 4 fr.

ORIBASE. Œuvres, texte grec, en grande partie inédit, collationné sur
les manuscrits, traduit pour la première fois en français, avec une introduction, des notes, des tables et des planches, par les docteurs Busse-

MAKER et DAREMBERG. Paris, 1851-1875, tomes I à V, in-8 de 700 pages chacun. Prix de chaque volume. . . . . 12 fr.
— Sous presse, le tome VI et dernier.

ORY. Recherches cliniques sur l'étiologie des syphilides malignes précoces, et accompagnées d'observations nouvelles recueillies à l'hôpital Saint-Louis, par le docteur Eugène ORY, ancien interne des hôpitaux, in-8 de 98 pages. . . . . 2 fr.

OUDET. Recherches anatomiques, physiologiques et microscopiques sur les Dents et sur leurs maladies, comprenant : 1° Mémoire sur l'altération des dents désignée sous le nom de carie; 2° sur l'odontogénie; 3° sur les dents à couronnes; 4° de l'accroissement continu des dents incisives chez les rongeurs, par le docteur J. E. OUDET, membre de l'Académie de médecine, etc. Paris, 1862. In-8, avec une pl. . . . . 4 fr.

PARENT-DUCHATELET. De la Prostitution dans la ville de Paris, considérée sous le rapport de l'hygiène publique, de la morale et de l'administration; ouvrage appuyé de documents statistiques puisés dans les archives de la préfecture de police, par A. J. B. PARENT-DUCHATELET, membre du Conseil de salubrité de la ville de Paris. *Troisième édition*, complétée par des documents nouveaux et des notes, par MM. A. TRÉBUCHET et POIRAT-DUVAL, chefs de bureau à la préfecture de police, suivie d'un précis hygiénique, statistique et administratif sur la prostitution dans les principales villes de l'Europe. Paris, 1857. 2 forts volumes in-8 de chacun 750 pages avec cartes et tableaux . . . . 18 fr.
 Le *Précis hygiénique, statistique et administratif sur la Prostitution dans les principales villes de l'Europe* comprend pour la France : Bordeaux, Brest, Lyon, Marseille, Nantes, Strasbourg, l'Algérie; pour l'Etranger : l'Angleterre et l'Ecosse, Berlin, Berne, Bruxelles, Christiania, Copenhague, l'Espagne, Hambourg, la Hollande, Rome, Turin.

PARISEL. *Voy.* ANNUAIRE PHARMACEUTIQUE, page 6.

PARSEVAL (LUD.). Observations pratiques de SAMUEL HAHNEMANN, et Classification de ses recherches sur les **Propriétés caractéristiques des médicaments.** Paris, 1857-1860. In-8 de 400 pages. . . . . 6 fr.

PAULET et LÉVEILLÉ. Iconographie des Champignons, de PAULET. Recueil de 217 planches dessinées d'après nature, gravées et coloriées, accompagné d'un texte nouveau présentant la description des espèces figurées, leur synonymie, l'indication de leurs propriétés utiles ou vénéneuses, l'époque et les lieux où elles croissent, par J. H. LÉVEILLÉ. Paris, 1855. 1 vol. in-folio de 135 pages, avec 217 planches coloriées, cartonné. 170 fr.
 Séparément le texte, par M. LÉVEILLÉ, pet. in-fol. de 135 pages. 20 fr.
 Séparément chacune des dernières planches in-folio coloriées. . 1 fr.

PEIN. Essai sur l'hygiène des champs de bataille, par le docteur THÉODORE PEIN. Paris, 1873. In-8 de 80 pages. . . . . 2 fr.

PENARD. Guide pratique de l'Accoucheur et de la Sage-Femme, par le docteur LUCIEN PENARD, chirurgien principal de la marine, professeur d'accouchements à l'Ecole de médecine de Rochefort. *Quatrième édition.* Paris, 1874. 1 vol. in-18, XXIV-550 pages, avec 142 fig. . . . . 4 fr.

PEROT. Etude expérimentale et clinique sur le thorax des pleurétiques et sur la pleurotomie, par le docteur J.-J. PEYROT, aide d'anatomie à la Faculté de médecine de Paris. Paris, 1876, in-8 de 155 pages. 5 fr.

PHARMACOPÉE FRANÇAISE. Voy. *Codex medicamentarius,* page 10.

PICTET. Traité de Paléontologie, ou Histoire naturelle des animaux fossiles considérés dans leurs rapports zoologiques et géologiques, par F. J. PICTET, professeur de zoologie et d'anatomie comparée à l'Académie de Genève, etc. *Deuxième édition*, corrigée et augmentée. Paris, 1853-1857. 4 volumes in-8, avec atlas de 110 planches grand in-4. . 80 fr.

PINARD. Les vices de conformation du bassin, étudiés au point de vue de la forme et des diamètres antéro-postérieurs. Recherches nouvelles de pelvimétrie et de pelvigraphie, par le docteur Ad. Pinard, ancien interne de la Maternité. Paris, 1874. In-4 de 64 pages, avec 100 planches représentant 100 bassins de grandeur naturelle. . . . . 7 fr.

— **Des contre-indications de la version dans la présentation de l'épaule** et des moyens qui peuvent remplacer cette opération. 1875. In-8 de 140 p. 3 fr.

POINCARÉ. Leçons sur la physiologie normale et pathologique du système nerveux, par le docteur Poincaré, professeur adjoint à la Faculté de médecine de Nancy. 1873-1876, 3 vol. in-8 de 500 pages avec fig. 18 fr. Séparément le tome III.

— **Le système nerveux périphérique** au point de vue normal et pathologique. Ouvrage faisant suite aux *Leçons sur la physiologie du système nerveux*. Paris, 1876, in-8, 600 pages avec fig. . . . . 8 fr.

PROST-LACUZON. Formulaire pathogénétique usuel, ou Guide homœopathique pour traiter soi-même les maladies. *Quatrième édition*, corrigée et augmentée. Paris, 1872. 1 vol. in-18 de xiv-582 pages. . . . 6 fr

PROST-LACUZON et BERGER. Dictionnaire vétérinaire homœopathique ou guide homœopathique pour traiter soi-même les maladies des animaux domestiques, par J. Prost-Lacuzon et H. Berger, élève des Écoles vétérinaires, ancien vétérinaire de l'armée. Paris, 1865, in-18 jésus de 486 pages. . . . . 4 fr. 50

QUATREFAGES. Physiologie comparée. Métamorphoses de l'Homme et des Animaux, par A. de Quatrefages, membre de l'Institut, professeur au Muséum d'histoire naturelle. Paris. 1862. In-18 de 324 p. . . 3 fr. 50

QUATREFAGES et HAMY. Les Crânes des races humaines décrits et figurés d'après les collections du Museum d'histoire naturelle de Paris de la Société d'Antropologie de Paris et les principales collections de la France et de l'Etranger, par A. de Quatrefages, membre de l'Institut professeur au Muséum, et Ern. Hamy, aide-naturaliste au Muséum de Paris 1873-1877. In-4 de 500 p. avec 100 pl. et fig.

L'ouvrage se publiera en 10 livraisons, chacune de 5 à 6 feuilles de texte et d 10 pl. — 5 livraisons sont en vente. — Prix de chaque livraison. . . . . 14 fr

RACLE. Traité de Diagnostic médical. Guide clinique pour l'étude de signes caractéristiques des maladies, contenant un Précis des procédé physiques et chimiques d'exploration clinique, par le docteur V. A. Racle. *Cinquième édition*, revue et augmentée par Ch. Fernet, médecin des hôpitaux. agrégé de la Faculté et le Dr I. Straus. Paris, 1875. 1 vol. in-18 jésus. 796 pag. avec 77 fig. 7 fr.

— **De l'Alcoolisme.** Paris, 1860. In-8. . . . . 2 fr. 50

REMAK. Galvanothérapie, ou de l'application du courant galvanique constant au traitement des maladies nerveuses et musculaires par Robert Remak, professeur extraordinaire à la Faculté de médecine de l'université de Berlin. Traduit de l'allemand par le docteur A. Morpain, avec les additions de l'auteur. Paris, 1860. 1 vol. in-8 de 467 pages. . . . . . . 7 fr.

RENOUARD. Lettres philosophiques et historiques sur la Médecine au XIXe siècle, par le docteur P. V. Renouard. *Troisième édition*, corrigée et considérablement augmentée. Paris, 1861. In-8 de 240 p. . . 3 fr. 50

REVEIL. Formulaire raisonné des Médicaments nouveaux et de médications nouvelles, suivi de notions sur l'aérothérapie, l'hydrothérapie, l'électrothérapie, la kinésithérapie et l'hydrologie médicale; par le docteur O. Reveil, pharmacien en chef de l'hôpital des Enfants, professeur agrégé à la Faculté de médecine et l'Ecole de pharmacie. *Deuxième* *édition*, revue et corrigée. Paris, 1865. 1 vol. in-18 jésus de xii-698 pages avec figures . . . . 6 fr.

— **Annuaire pharmaceutique.** *Voy.* Annuaire, page 6.

RIBES. **Traité d'Hygiène thérapeutique,** ou Application des moyens de l'hygiène au traitement des maladies, par Fr. Ribes, professeur d'hygiène à la Faculté de médecine de Montpellier. Paris, 1860. 1 volume in-8 de 828 pages . . . . 10 fr.

RICHARD. **Histoire de la génération** chez l'homme et chez la femme, par le docteur David Richard. 1875, 1 vol. de 350 pages, avec 8 planches gravées en taille douce et tirées en couleur. Cart. . . . . 12 fr.

RICHELOT. **De la péritonite herniaire** et de ses rapports avec l'étranglement, par L.-G. Richelot, prosecteur de la Faculté de médecine. Paris, 1874. In-8 de 88 pages. . . . . 2 fr.

— **Du tétanos.** 1875. In-8 de 147 pages. . . . . 3 fr.

RICORD. **Lettres sur la Syphilis** adressées à M. le rédacteur en chef de *l'Union médicale,* suivies des discours à l'Académie de médecine sur la syphilisation et la transmission des accidents secondaires, par Ph. Ricord, chirurgien de l'hôpital du Midi, avec une Introduction par Am. Latour. *Troisième édit.* Paris, 1863. 1 v. in-18 jésus de vi-558 pages. 4 fr.

RINDFLEISCH (**Édouard**). **Traité d'histologie pathologique,** traduit et annoté par le docteur F. Gross, professeur agrégé à la Faculté de médecine de Nancy. Paris, 1873. 1 vol. grand in-8 de 739 pages avec 260 figures.. . . . . 14 fr.

ROBIN. **Traité du microscope,** comprenant son mode d'emploi, ses applications à l'étude des injections, à l'anatomie humaine et comparée, à la physiologie, à la pathologie médico-chirurgicale, à l'histoire naturelle animale et végétale et à l'économie agricole, par Ch. Robin, professeur à la Faculté de médecine, membre de l'Académie des sciences. *Troisième édition.* Paris, 1877. 1 vol. in-8 avec 380 figures, cart. . . . . . 20 fr.

— **Leçons sur les humeurs** normales et morbides du corps de l'homme, professées à la Faculté de médecine de Paris. *Deuxième édition.* Paris, 1874. 1 vol. in-8 de 1008 pages avec 35 figures, cart. . . . . . . 18 fr.

— **Anatomie et physiologie cellulaires,** ou des cellules animales et végétales, du protoplasma et de éléments normaux et pathologiques qui en dérivent. Paris, 1873. 1 vol. in-8 de 640 pages, avec 83 figures, cart. . . . . 16 fr.

— **Programme du cours d'Histologie.** *Deuxième édition.* Paris, 1870. 1 vol. in-8 de xl-416 pages. . . . . 6 fr.

— **Mémoire sur la rétraction, la cicatrisation et l'inflammation des vaisseaux ombilicaux** et sur le système ligamenteux qui leur succède. Paris, 1860. 1 vol. in-4 avec 5 planches lithographiées. . . . . 3 fr. 50

— **Mémoire sur les modifications de la muqueuse utérine** pendant et après la grossesse. Paris, 1861. In-4, avec 5 pl. lithographiées. 4 fr. 50

— **Mémoire sur l'évolution de la notocorde,** des cavités des disques intervertébraux et de leur contenu gélatineux. Paris, 1868. 1 vol. in-4, 202 pages avec 12 planches . . . . 12 fr.

— **Mémoire sur le développement embryogénique des Hirudinées.** Paris, 1875, in-4 de 472 p., avec 19 planches . . . . 20 fr.

— **et LITTRÉ.** *Voy. Dictionnaire de médecine,* treizième édition, page 13.

ROBIN et VERDEIL. **Traité de Chimie anatomique et physiologique** normale et pathologique, ou des Principes immédiats normaux et morbides qui constituent le corps de l'homme et des mammifères, par Ch. Robin et F. Verdeil, docteur en médecine, chef des travaux chimiques à l'Institut agricole, professeur de chimie. Paris, 1853. 3 forts volumes in-8, avec atlas de 45 planches dessinées d'après nature, gravées, en partie coloriées: . . . . 36 fr.

ROCHARD. Histoire de la chirurgie française au XIX⁰ siècle, étude historique et critique sur les progrès faits en chirurgie et dans les sciences qui s'y rapportent, depuis la suppression de l'Académie royale de chirurgie jusqu'à l'époque actuelle, par le docteur JULES ROCHARD, directeur du service de santé de la marine. Paris, 1875. 1 vol. in-8 de xvi-800 pages. . . . . 12 fr.

ROUBAUD (Félix). Traité de l'impuissance et de la stérilité, chez l'homme et chez la femme, comprenant l'exposition des moyens recommandés pour y remédier, par le docteur Félix ROUBAUD. 3ᵉ *édition*. Paris, 1876, in-8 de 804 pages . . . . 8 fr.

ROUSSEL. Traité de la pellagre et des pseudo-pellagres, par le docteur J.-B.-Th. ROUSSEL. Ouvrage couronné par l'Institut de France. Paris, 1866. 1 vol. in-8 de 656 pages. . . . . 10 fr.

ROUX. De l'ostéomyélite et des amputations secondaires, d'après les observations recueillies à l'hôpital de la marine de Saint-Mandrier (Toulon, 1859) sur les blessés de l'armée d'Italie, par M. le docteur JULES ROUX, directeur du service de santé de la marine à Paris. Paris, 1860. 1 vol. in-4, avec 6 planches lithographiées.. . . . . 5 fr.

SAINT-VINCENT. Nouvelle médecine des familles à la ville et à la campagne, à l'usage des familles, des maisons d'éducation, des écoles communales, des curés, des sœurs hospitalières, des dames de charité et de toutes les personnes bienfaisantes qui se dévouent au soulagement des malades : remèdes sous la main, premiers soins avant l'arrivée du médecin et du chirurgien, art de soigner les malades et les convalescents, par le docteur A. C. DE SAINT-VINCENT. *Troisième édition*. Paris, 1874. 1 vol. in-18 jésus de 451 pages avec 142 figures. Cartonné. . 3 fr. 50

SAUREL. Traité de Chirurgie navale, par L. SAUREL, chirurgien de la marine, professeur agrégé à la Faculté de médecine de Montpellier, suivi d'un Résumé de leçons sur le **service chirurgical de la flotte**, par le docteur J. ROCHARD, directeur du service de santé de la marine à Brest. Paris, 1861. In-8 de 600 pages, avec 106 figures.. . . . . 8 fr.

SCHATZ. Études sur les hôpitaux sous tente, par le docteur J. SCHATZ, ex-chirurgien des armées des États-Unis d'Amérique. Paris, 1870, in-8 de 70 pages avec figures. . . . . 2 fr. 50

SCHIMPER. Traité de Paléontologie végétale, ou la flore du monde primitif dans ses rapports avec les formations géologiques et la flore du monde actuel, par W. P. SCHIMPER, professeur de géologie à la Faculté des sciences et directeur du Musée d'histoire naturelle de Strasbourg. Paris, 1869-1874. 3 vol. grand in-8, avec atlas de 110 planches grand in-4, lithographiées.. . . . . 150 fr.

Séparément, tome III. Paris, 1874. 1 vol. grand in-8 de 850 pages avec atlas de 20 planches.. . . . . 50 fr.

SÉDILLOT. De l'évidement sous-périosté des os. *Deuxième édition.* Paris, 1867. 1 v. in-8, 458 pages, avec 16 pl. polychromiques. . 14 fr.

— **Contributions à la chirurgie.** Paris, 1869. 2 vol. gr. in-8 de 700 pages chacun, avec figures.. . . . . 24 fr

SÉDILLOT et LEGOUEST (L.). Traité de Médecine opératoire, bandages et appareils, par CH. SÉDILLOT, médecin inspecteur des armées, directeur de l'École du service de santé militaire, professeur de clinique chirurgicale à la Faculté de médecine de Strasbourg, membre correspondant de l'Institut de France et L. LEGOUEST, médecin-inspecteur des armées, professeur à l'Ecole du Val-de-Grâce. *Quatrième édition*. Paris, 1870. 2 vol. grand in-8 de 650 pages chacun, avec figures intercalées dans le texte et en partie coloriées. . . . . 20 fr.

SERRES (E.). Anatomie comparée transcendante, Principes d'embryogénie, de zoogénie et de tératogénie. Paris, 1859. 1 vol. in-4 de 942 pages, avec 26 planches . . . . 16 fr.

SICHEL. Iconographie opththalmologique, ou Description avec figures coloriées des maladies de l'organe de la vue, comprenant l'anatomie pathologique, la pathologie et la thérapeutique médico-chirurgicales, par le docteur J. SICHEL, professeur d'ophthalmologie. Paris, 1852-1859. *Ouvrage complet*. 2 vol. grand in-4 dont 1 vol. de 840 pages de texte, et 1 volume de 80 planches dessinées d'après nature, gravées et coloriées avec le plus grand soin, accompagnées d'un texte descriptif. . . . . 172 fr. 50

Demi-reliure des deux volumes, dos de maroquin, tranche supérieure dorée. . . . . 15 fr.

Cet ouvrage est complet en 23 livraisons, dont 20 composées chacune de 28 pages de texte in-4 et de 4 planches dessinées d'après nature, gravées, imprimées en couleur, retouchées au pinceau, et 3 livraisons (17 bis, 18 bis et 20 bis de texte complémentaires). Prix de chaque livraison. . . . . 7 fr.

On peut se procurer séparément les dernières livraisons.

Le texte se compose d'une exposition théorique et pratique de la science, dans laquelle viennent se grouper les observations cliniques, mises en concordance entre elles, et dont l'ensemble formera un *Traité clinique des maladies de l'organe de la vue*, commenté et complété par une nombreuse série de figures.

Les planches sont aussi parfaites qu'il est possible; elles offrent une fidèle image de la nature; partout les formes, les dimensions, les teintes ont été consciencieusement observées; elles présentent la vérité pathologique dans ses nuances les plus fines, dans ses détails les plus minutieux; gravées par des artistes habiles, imprimées en couleur et souvent avec repère, c'est-à-dire avec une double planche, afin de mieux rendre les diverses variétés des injections vasculaires des membranes externes; toutes les planches sont retouchées au pinceau avec le plus grand soin.

L'auteur a voulu qu'avec cet ouvrage le médecin, comparant les figures et la description, puisse reconnaître et guérir la maladie représentée lorsqu'il la rencontrera dans la pratique.

SIEBOLD. Lettres obstétricales, par E. C. J. VON SIEBOLD, professeur d'accouchements à l'Université de Gœttingue, traduit de l'allemand par le docteur MORPAIN, avec introduction et des notes, par J. A. STOLTZ, professeur d'accouchements à la Faculté de médecine de Strasbourg. Paris, 1866. In-18, 268 pages. . . . . 2 fr. 50

SIMON (LÉON). Des Maladies vénériennes et de leur traitement homœopathique, par le docteur LÉON SIMON fils. Paris, 1860. 1 vol. in-18 jésus, XII-744 pages. . . . . 6 fr.

— *Voy.* HERING.

SIMPSON. Clinique obstétricale et gynécologique, par sir James Y SIMPSON, professeur à l'Université d'Edimbourg. Traduit et annoté par G. Chantreuil, chef de clinique d'accouchements à la Faculté de médecine, de Paris. 1874. 1 vol. grand in-8 de 820 p. avec fig. . . 12 fr.

SOUBEIRAN. Nouveau dictionnaire des falsifications et des altérations des aliments, des médicaments et de quelques produits employés dans les arts, l'industrie et l'économie domestique; exposé des moyens scientifiques et pratiques d'en reconnaître le degré de pureté, l'état de conservation, de constater les fraudes dont ils sont l'objet. par J. LÉON SOUBEIRAN, professeur à l'Ecole supérieure de pharmacie de Montpellier. Paris, 1874. 1 vol. grand in-8 de 640 pages avec 218 fig. Cart. . . . . . 14 fr.

SYPHILIS VACCINALE (De la). Communications à l'Académie de médecine, par MM. DEPAUL, RICORD, BLOT, JULES GUÉRIN, TROUSSEAU,

Devergie, Briquet, Gibert, Bouvier, Bousquet, suivies de mémoires sur la transmission de la syphilis par vaccination animale, par MM. A. Viennois (de Lyon), Pellizari (de Florence), Palasciano (de Naples), Phillipeaux (de Lyon), et Auzias-Turenne. Paris, 1865, in-8 de 392 pages. . . . . . 6 fr.

TARDIEU. Dictionnaire d'Hygiène publique et de Salubrité, ou Répertoire de toutes les Questions relatives à la santé publique, considérées dans leurs rapports avec les Subsistances, les Épidémies, les Professions, les Établissements et institutions d'Hygiène et de Salubrité, complété par le texte des Lois, Décrets, Arrêtés, Ordonnances et Instructions qui s'y rattachent ; par Ambroise Tardieu, professeur de médecine légale à la Faculté de médecine de Paris, médecin de l'Hôtel-Dieu, président du Comité consultatif d'hygiène publique. *Deuxième édition*, considérablement augmentée. Paris, 1862. 4 forts vol. grand in-8. (Ouvrage couronné par l'Institut de France.) . . . . 32 fr.

TARDIEU (A). Étude médico-légale sur la folie. Paris, 1872. 1 vol. in-8 de xxii-610 pages avec 15 fac-simile d'écriture d'aliénés. . 7 fr.

— **Étude médico-légale sur la pendaison, la strangulation et la suffocation.** Paris, 1870. 1 vol. in-8, xii, 352 pages avec planches . . 5 fr.

— **Étude médico-légale et clinique sur l'empoisonnement** (avec la collaboration de M. Z. Roussin, pour la partie de l'expertise médico-légale relative à la recherche chimique des poisons). *Deuxième édition.* Paris, 1875. 1 vol. in-8 de 1072 pages avec 2 planches et 52 figures. . 14 fr.

— **Étude médico-légale sur les Attentats aux mœurs.** *Sixième édition.* Paris, 1873. in-8 de 224 pages, 4 planches gravées. . . 4 fr 50

— **Étude médico-légale sur l'Avortement,** suivie d'une note sur l'obligation de déclarer à l'état civil les fœtus mort-nés et d'observations et recherches pour servir à l'histoire médico-légale des grossesses fausses et simulées. 3e *édition.* Paris, 1868. In-8, viii-280 pages. . . . . . 4 fr.

— **Étude médico-légale sur l'infanticide.** Paris, 1868. 1 vol. in-8, avec 3 planches coloriées. 6 fr.

— **Question médico-légale de l'identité** dans ses rapports avec les vices de conformation des organes sexuels, contenant les souvenirs et impressions d'un individu dont le sexe avait été méconnu. *Deuxième édition.* Paris, 1874. 1 vol. in-8 de 176 pages. . . . . 3 fr.

— **Relation médico-légale de l'affaire Armand** (de Montpellier). Simulation de tentative homicide (commotion cérébrale et strangulation), avec les adhésions de MM. les professeurs G. Tourdes (de Strasbourg), Ch. Rouget (de Montpellier), Émile Gromier (de Lyon), Sirus Pirondi (de Marseille), et Jacquemet (de Montpellier). Paris, 1864, in-8 de 80 pag. 2 fr.

TARDIEU (A.) et LAUGIER. Contribution à l'histoire des monstruosités, considérée au point de vue de la médecine légale, à l'occasion de l'exhibition publique du monstre pygopage Millie-Christine, par MM. A. Tardieu et M. Laugier. 1874. In 8 de 32 pages, avec 4 figures. 1 fr. 50

TEMMINCK et LAUGIER. Nouveau Recueil de planches coloriées d'Oiseaux, pour servir de suite et de complément aux planches enluminées de Buffon; par MM. Temminck, directeur du Musée de Leyde, et Meiffren-Laugier, de Paris. Ouvrage complet en 102 livr. Paris, 1822-1838. 5 vol. grand in-folio, avec 600 planches dessinées d'après nature, par Prêtre et Huet, gravées et coloriées. . . . . 1,000 fr.

Le même avec 600 planches grand in-4, figures coloriées. . . . 750 fr.

Demi-reliure, dos en maroquin, des 5 vol. grand in-fol. . . . 90 fr.

    Dito   des 5 vol. grand in-4. . . . . . 60 fr.

Acquéreurs de cette grande et belle publication, l'une des plus importantes et l'une des ouvrages les plus parfaits pour l'étude de l'ornithologie, nous venons offrir le *Nouveau Recueil de planches coloriées d'oiseaux* en souscription en baissant le prix d'un tiers.

Chaque livraison, composée de 6 planches gravées et coloriées avec le plus grand soin, et le texte descriptif correspondant. L'ouvrage est *complet* en 102 livraisons.

Prix de la livraison in-folio, fig. coloriées, (15 fr.) . . . . 10 fr.
— gr. in-4, fig. col., (10 fr. 50) . . . . 7 fr. 50

La dernière livraison contient des tables scientifiques et méthodiques. Les personnes qui n'ont point retiré les dernières livraisons pourront se les procurer aux prix indiqués ci-dessus.

TESTE. Manuel pratique de Magnétisme animal. Exposition méthodique des procédés employés pour produire les phénomènes magnétiques et leur application à l'étude et au traitement des maladies. *Quatrième édition*, revue, corrigée et augmentée. Paris, 1853. In-12. . . . . . 4 fr.

— **Systématisation pratique de la Matière médicale homœopathique,** par le docteur A. Teste, ancien président de la Société de médecine homœopathique. Paris, 1853. 1 vol in-8 de 616 pages. . . . . 8 fr.

— **Traité homœopathique des maladies aiguës et chroniques des Enfants.** *Deuxième édition.* Paris, 1856. In-18 de 420 pages. . . 4 fr. 50

— **Comment on devient homœopathe.** *Troisième édition*, Paris, 1873. 1 vol. in-18 jésus de 322 pages. . . . . 3 fr. 50

THOMPSON. Traité pratique des maladies des voies urinaires, par sir Henry Thompson, professeur de clinique chirurgicale et chirurgien à University College Hospital, membre correspondant de la Société de chirurgie de Paris. Traduit avec l'autorisation de l'auteur et annoté par Ed. Martin, Ed. Labarraque et V. Campenon, internes des hôpitaux de Paris, membres de la Société anatomique, suivi des **Leçons cliniques sur les maladies des voies urinaires,** professées à University College Hospital, traduites et annotées par les docteurs Jude Hue et F. Gignoux. Paris, 1874. 1 vol. grand in-8 de 1020 pages, avec 280 figures. Cartonné. . . 20 fr.

TRIPIER (Aug.). **Manuel d'électrothérapie.** Exposé pratique et critique des applications médicales et chirurgicales de l'électricité. Paris, 1861. 1 vol. in-18 jésus, xii-624 pages, avec 89 figures. . . . . 6 fr.

TROUSSEAU. Clinique médicale de l'Hôtel-Dieu de Paris, par A. Trousseau, professeur à la Faculté de médecine de Paris, médecin de l'Hôtel-Dieu. *Cinquième édition*, par le docteur Michel Peter. Paris, 1877 3 v. in-8, ensemble 2616 p., avec un portrait gravé de l'auteur. 32 fr.

Cette cinquième édition a reçu des augmentations considérables. Les sujets principaux que j'ai ajoutés à cette édition sont : les névralgies, la paralysie glosso-laryngée, l'aphasie, la rage, la cirrhose, l'ictère grave, le rhumatisme noueux, le rhumatisme cérébral, la chlorose, l'infection purulente, la phlébite utérine, la phlegmatia alba dolens, les phlegmons périhystériques, les phlegmons iliaques, les phlegmons périnéphriques, l'hématocèle rétro-utérine, l'ozène, etc., etc. (*Extrait de la préface de l'auteur.*)

TURCK. Méthode pratique de laryngoscopie, par le docteur Ludwig Turck, médecin en chef de l'hôpital général de Vienne (Autriche). Paris, 1861. In-8 de 80 p., avec une pl. lithographiée et 29 figures. 3 fr. 50

— **Recherches cliniques sur diverses maladies du larynx, de la trachée et du pharynx,** étudiées à l'aide du laryngoscope. Paris, 1862. In-8 de viii-100 pages. . . . . 2 fr. 50

VALETTE. Clinique chirurgicale de l'Hôtel-Dieu de Lyon, par A.-D. Valette, professeur de clinique chirurgicale à l'Ecole de médecine de Lyon, 1875, 1 vol. in-8 de 720 pages avec figures. . . . . 12 fr.

VALLEIX. Guide du Médecin praticien, ou Résumé général de Pathologie interne et de Thérapeutique appliquées, par le docteur F. L. I. Valleix, médecin de l'hôpital de la Pitié. *Cinquième édition*, entièrement refondue et contenant le résumé des travaux les plus récents, par P. Lorain, médecin des hôpitaux de Paris, professeur agrégé de la Faculté de médecine, avec le concours de médecins civils et de médecins appartenant à l'armée et à la marine. Paris, 1866, 5 volumes grand in-8 de chacun 800 pages, avec 411 figures. . . . . 50 fr.

Tome I. Fièvres, maladies pestilentielles, maladies constitutionnelles, névroses. — Tome II. Maladies des centres nerveux, maladies des voies respiratoires. — Tome III. Maladies des voies circulatoires, maladies des voies digestives. — Tome IV. Maladies des annexes des voies digestives, maladies des voies génito-urinaires. — Tome V. Maladies des femmes, maladies du tissu cellulaire, de l'appareil locomoteur, maladies de la peau, maladies des yeux et des oreilles. Intoxications par les venins, par les virus, par les poisons d'origine animale, végétale et minérale, Table générale.

VERLOT. Le Guide du Botaniste herborisant, conseils sur la récolte des plantes, la préparation des herbiers, l'exploration des stations de plantes phanérogames et cryptogames, et les herborisations aux environs de Paris, dans les Ardennes, la Bourgogne, la Provence, le Languedoc, les Pyrénées, les Alpes, l'Auvergne, les Vosges, au bord de la Manche, de l'Océan et de la Méditerranée, par M. Bernard Verlot, chef de l'École de botanique au Muséum d'histoire naturelle, avec une Introduction par M. Naudin, membre de l'Institut (Académie des sciences). Paris, 1865. In-8, 600 pages avec figures intercalées dans le texte. Cart. 5 fr. 50

VERNEAU. Le bassin dans les sexes et dans les races, par le docteur R. Verneau, préparateur d'anthropologie au Muséum d'histoire naturelle. Paris, 1875. in-8 de 156 pages, avec 16 planches. . . . . 6 fr.

VERNEUIL. De la gravité des lésions traumatiques et des opérations chirurgicales chez les alcooliques, communications à l'Académie de médecine, par MM. Verneuil, Hardy, Gubler, Gosselin, Béhier, Richet, Chauffard et Giraldès. Paris, 1871, in-8 de 160 pages. . . . . 3 fr.

VERNOIS. Traité pratique d'Hygiène industrielle et administrative, comprenant l'étude des établissements insalubres, dangereux et incommodes; par le docteur Maxime Vernois, membre de l'Académie de médecine. Paris, 1860. 2 vol. in-8 de chacun 700 pages. . . . . . 16 fr.

— **De la Main des ouvriers et des artisans** au point de vue de l'hygiène et de la médecine légale, Paris, 1862. In-8 avec 4 pl. chromolithographiées. . . . . 3 fr. 50

— **État hygiénique des lycées de l'empire en 1867.** Paris, 1868, in-8. . . . . 2 fr. 50

VIDAL. Traité de Pathologie externe et de Médecine opératoire, avec des Résumés d'anatomie des tissus et des régions, par A. Vidal (de Cassis), chirurgien de l'hôpital du Midi, professeur agrégé à la Faculté de médecine de Paris, etc. *Cinquième édition,* par le docteur Fano, professeur agrégé de la Faculté de médecine de Paris. Paris, 1861. 5 vol. in-8, avec 761 figures. . . . . 40 fr.

VILLEMIN. Études sur la tuberculose, preuves rationnelles et expérimentales de sa spécificité et de son inoculation, par J.-A. Villemin, professeur à l'École du Val-de-Grâce. Paris, 1868. 1 vol. in-8 de 640 pages. . . . . 8 fr.

VIRCHOW. La pathologie cellulaire basée sur l'étude physiologique et pathologique des tissus, par R. Virchow, professeur à la Faculté de Berlin, médecin de la Charité, membre correspondant de l'Institut. Traduction française. *Quatrième édition,* conforme à la quatrième édition allemande, par I. Straus, chef de clinique de la Faculté de médecine. Paris, 1874. 1 vol. in-8 de xxiv-582 pages, avec 157 fig. . . . . 9 fr.

VOISIN (Aug.). De l'Hématocèle rétro-utérine et des Épanchements sanguins non enkystés de la cavité péritonéale du petit bassin, considérés comme accidents de la menstruation ; par le docteur Auguste Voisin, médecin de la Salpêtrière. Paris, 1860. In-8 de 368 pages, avec une planche. . . . . 4 fr. 50

— Le service des secours publics à Paris et à l'étranger. Paris, 1873. In-8 de 54 pages. . . . . 1 fr. 50

— Leçons cliniques sur les maladies mentales, professées à la Salpêtrière. 1876. 1 vol. in-8 de 196 pages, avec photographies, planches lithographiées et figures. . . . . 6 fr.

WATELET (A. D.). Description des plantes fossiles du bassin de Paris. Paris, 1865-1866. 2 vol. in-4 de 300 pages et de 60 planches lithographiées, cartonnés. . . . . 60 fr.

WEHENKEL. Éléments d'anatomie et de physiologie pathologiques générales, nosologie, par le docteur Wehenkell, professeur à l'Ecole de médecine vétérinaire de Cureghem. 1874. 1 vol. in-8 de 320 p. 7 fr. 50

WOILLEZ. Dictionnaire de diagnostic médical, comprenant le diagnostic raisonné de chaque maladie, leurs signes, les méthodes d'exploration et l'étude du diagnostic par organe et par région, par E.-J. Woillez, médecin de l'hôpital La Riboisière. *Deuxième édition.* Paris, 1870. In-8 de 932 pages avec figures. . . . . 16 fr.

WUNDT. Traité élémentaire de physique médicale, par le docteur Wundt, professeur à l'Université de Heidelberg, traduit avec de nombreuses additions, par le docteur Ferd. Monoyer, professeur agrégé de physique médicale à la Faculté de médecine de Nancy. Paris, 1871, 1 vol. in-8 de 704 p. avec 596 fig. y compris 1 pl. en chromolith. 12 fr.

Tous les ouvrages portés dans ce Catalogue seront expédiés par la poste, dans les départements, l'Algérie et les pays de l'union postale, franco et sans augmentation de prix, à toute personne qui en aura envoyé le montant en un mandat sur Paris ou en un mandat postal ou en timbres-poste.

— Tous les ouvrages dont le poids dépassera un kilogr. pour l'union postale ou trois kilogr. pour la France seront divisés pour l'envoi par la poste.

— Toute personne qui désirera que l'envoi à elle fait soit recommandé à la poste, devra joindre 25 centimes par paquet.

EN DISTRIBUTION

CATALOGUE GÉNÉRAL DES LIVRES DE SCIENCES PHYSIQUES NATURELLES ET MÉDICALES.

Grand in-8, 96 pages à 2 colonnes, avec table alphabétique, sera envoyé *gratis* et *franco* à toute personne qui en fera la demande par lettre affranchie.

CATALOGUE GÉNÉRAL DES LIVRES DE MÉDECINE

De Chirurgie, de Pharmacie, des Sciences accessoires et de l'Art vétérinaire, français et étrangers qui se trouvent chez J.-B. Baillière et Fils Un vol. in-8 de xlviii-400 pages. . . . . 1 fr. 50

CATALOGUE GÉNÉRAL

DES LIVRES D'HISTOIRE NATURELLE

Histoire naturelle générale, 16 pages.
Géologie, Minéralogie, Paléontologie, 36 p. (Mai 1874).
Botanique, 80 pages (Avril 1877).
Zoologie, 104 pages (1872).

Les Catalogues spéciaux seront envoyés *franco* à toute personne qui en fera la demande par lettre affranchie.

Nous publions tous les 2 mois une notice de nos nouvelles publications, et nous l'envoyons régulièrement à toute personne qui nous en fait la demande par lettre affranchie.

Pour paraître en 1877 :

LEÇONS SUR LE DIABÈTE, par Claude Bernard, professeur au collége de France et au muséum d'histoire naturelle, membre de l'Académie des sciences. 1 vol. in-8 de 500 pages avec fig. . . . . 7 fr.

CHIRURGIE JOURNALIÈRE, par le docteur Arm. Després, chirurgien de l'hôpital Cochin, professeur agrégé à la Faculté de médecine. 1 vol. gr. in-8 de 600 pages, avec 50 figures,

TRAITÉ DES FIÈVRES, au point de vue doctrinal et pratique, par M. Girbal, professeur agrégé à la Faculté de médecine de Montpellier, 1 vol. in-8 de 600 pages.

ANATOMIE DES CENTRES NERVEUX, par le docteur Huguenin, traduit par le docteur Th. Keller et annoté par le docteur Math. Duval. 1 vol. in-8 de 300 pages, avec 120 figures.

LES PASSIONS, dangers et inconvénients pour les individus, la famille et la société. Hygiène morale et sociale, par le docteur Bergeret, 1 vol. in-18 jésus de 300 pages.

ÉLÉMENTS DE MÉDECINE PRATIQUE, par le docteur P. Jousset. 2e édition. 1 vol. in-8 de 800 pages.

GUIDE DES GOUTTEUX ET DES RHUMATISANTS, par le docteur Réveillé Parise. *Nouvelle édition* par le docteur E. Carrière. 1 vol. in-18 jésus de 500 pages.

TRAITÉ D'HYGIÈNE NAVALE, par le docteur Fonssagrives, médecin en chef de la marine, professeur à la Faculté de médecine de Montpellier. 2e édition. 1 vol. in-8 de 800 p., avec 100 fig.

TRAITÉ PRATIQUE DES MALADIES NERVEUSES, par Hammond, traduction française, augmentée de notes, par M. Labadie Lagrave. 1 vol. grand in-8 de 600 pages, avec figures.

CLINIQUE MÉDICALE, par le docteur Gallard, médecin de la Pitié. 1 vol. in-8 de 650 pages, avec 50 fig.

PROGRAMME DE SÉMÉIOTIQUE ET D'ÉTIOLOGIE, POUR L'É-TUDE DES MALADIES EXOTIQUES, et principalement des maladies des pays chauds, par J. Mahé, prof. à l'École de médecine de Brest, 1 vol. in-8, 400 pages.

NOUVEAUX ÉLÉMENTS D'ANATOMIE PATHOLOGIQUE DESCRIP-TIVE ET HISTOLOGIQUE, par J. A. Laboulbène, prof. agrégé à la Faculté de médecine, médecin des hôpitaux. 1 vol. in-8 de 700 p. avec 150 fig.

TRAITÉ PRATIQUE DES MALADIES VÉNÉRIENNES, par le docteur Jullien, professeur agrégé de la Faculté de médecine de Nancy. 1 vol. de 700 pages avec 150 fig.

Typographie Lahure, rue de Fleurus, 9, à Paris.